古醫籍稀見版本影印存真文庫

濟衆新編

朝鮮·康命吉撰

中醫古籍出版社

責任編輯　賈蕭榮
封面設計　張雅娣

图书在版编目(CIP)数据

济众新编 / (朝鲜) 康命吉撰. —北京 : 中医古籍出版社, 2015.9
(古医籍稀见版本影印存真文库)
ISBN 978 - 7 - 5152 - 0753 - 7

Ⅰ. ①济… Ⅱ. ①康… Ⅲ. ①方书 - 朝鲜 - 近代 Ⅳ. ①R289.2

中国版本图书馆 CIP 数据核字(2015)第 088702 号

古醫籍稀見版本影印存真文庫
濟衆新編　朝鮮・康命吉　撰

出版發行　中醫古籍出版社
社　　址　北京東直門南小街 16 號(100700)
印　　刷　北京金信諾印刷有限公司
開　　本　850mm × 1168mm　32 開
印　　張　20.25
字　　數　219 千字
版　　次　2015 年 9 月第 1 版　2015 年 9 月第 1 次印刷
印　　數　0001 ~ 3000 册
書　　號　ISBN 978 - 7 - 5152 - 0753 - 7
定　　價　38.00 圓

國家古籍出版

專項經費資助項目

據中國中醫科學院圖書
館藏朝鮮内閣刊本影印
原書版框高二四零毫米
寬一八零毫米

出版説明

中醫藥學是中華民族優秀傳統文化的重要組成部分，是我國醫學科學的特色，也是生命科學中具有自主創新優勢的領域。歷代存留下來的中醫典籍是我國寶貴的文化遺產，其承載着中華民族特有的精神價值、思維方法、想象力和創造力，是中醫藥科技進步和創新的源泉。對中醫古籍進行保護與整理，即是保護了我國全部古籍中的一個重要的組成部分。

《古醫籍稀見版本影印存真文庫》在全面調查現存古醫籍版本情況的基礎上，遴選出五十餘種具有較高學術價值、文獻價值的古醫籍，對其稀見的版本進行搶救性地挖掘整理，其内容涵蓋中醫臨床内、外、婦、兒、針灸、五官各科及基礎理論等領域。這些版本多爲亟待搶救的瀕危版本、珍稀版本、孤本、善本，或者曾經流傳但近幾十年來世面上已很難見到的版本，屬於讀者迫切需要掌握的知識載體，具有較大的出版價值。爲方便讀者閱讀與使用，本叢書整理者對所遴選古籍的版本源流及存世狀況進行了考辨，撰寫了提要，簡介了作者生平，評述了著作的學術價值；爲避免在整理過程中出現各種紕漏，最大限度地保留文獻原貌，我社決定採用影印整理出版的方式。

此次所選書目具有兩個特點：一是以學術性和實用性兼顧爲原則，選擇凝結歷代醫藥學家獨到理論精粹及豐富臨床經驗的精品力作，突出臨證實用，并且充分注重各類中醫古籍的覆蓋面，除了喉科之外，其余各類均有涉及；二是選擇稀見版本，影印出版，不僅可以避免目前市場上古籍整理類書籍魚目混雜、貽誤后學之弊，而且能够完整地體現歷史文獻的真實和完整性，爲讀者研習中醫提供真實的第一手資料。該叢書對於保護和利用中醫藥古籍，發揚和傳承中醫藥文化，更好地爲中醫藥科研、臨床、教學服務具有重大的意義。

我社自二十世紀八十年代成立以來，陸續出版了大型系列古籍叢書，影印的有《中醫珍本叢書》《文淵閣四庫全書醫家類》《北京大學圖書館館藏善本醫書》《海外回歸中醫古籍善本集萃》《中醫古籍孤本大全》等，自出版后廣受學界和藏書機構歡迎。實踐證明，以影印爲基礎進行文獻開發，不僅符合學術研究和收藏需要，而且操作性更强，對促進文獻批露意義重大。

在編輯過程中，我們遵循《古醫籍稀見版本影印存真文庫》的編輯規範，進行了嚴格地查重，并查核原書，爲每種圖書制作了新的書名頁，重新編目，讓讀者一目了然。爲了讓讀者真真切切感受古籍的原汁原味，我們對前言和目録均採用繁體竪排形式。需要説明的是，所收珍本中有缺卷或缺頁的情况，由於這些珍本基本上没有復本，我們没有進行配補，僅作了相應的標注，也留下了些許遺憾，敬請廣大讀者諒解。

中醫古籍出版社

二零一五年九月

前言

《濟衆新編》，朝鮮康命吉撰。據《新編國語大辭典》（南朝鮮一九七五年版）和《朝鮮醫學史及疾病史》（日本三木榮撰），康命吉為李朝正祖時的醫官，初名命徵，字君錫，升平人。生於英祖丁巳（一七三七年），戊子（一七六八年）醫科中式，己丑（一七六九年）入太醫院。以醫官歷郡守，至揚州牧使。受知於正祖李算，為內局首醫凡二十年，進階崇祿大夫行知中樞府事，歿於純祖辛酉（一八〇一年）。

《濟衆新編》成書於正祖己未（一七九九年），為康氏初入太醫院時奉王命編纂者，歷時約二十年。其著書緣由以許浚《東醫寶鑒》『雖稱詳悉，然文或繁冗，語或重疊，證或闕漏，而應用之方亦多有不録者』，乃就其書，删繁取約，兼採《醫學正傳》《丹溪心法》《萬病回春》《壽世保元》《醫學入門》諸書方意及內局常用藥方，編為五册，厘為八卷。其內容包括內、外、婦、兒、眼、耳、鼻、舌齒、喉各科諸證及急救、養老、藥性等。分門匯類，提綱挈維，每證之下，症脈分立，當用之方，列書其後，俾脈絡清晰，條理井然。凡作者曾所制方或間附己意著，皆書『新增』字樣，內醫院進上藥則皆書『內局』以別之。卷八除録《萬病回春》《壽世保元》藥性歌括及新增八十三首外，並附朝鮮文固有藥名，示要用部位等。此書詳明賅備，頗切實用，為正祖時期的醫學代表著作。

書成翌年，由內閣刊印，以後數經刊行，傳入我國後，有嘉慶丁丑京都經國堂本，另有咸豐辛亥秋水書屋刊本等。

中國中醫科學院圖書館所藏朝鮮內閣刊本，字跡清晰，書品甚佳。現據此影印，以饗讀者。

中醫古籍出版社

目録

濟衆新編序

焦錫齋

天地之大德曰生既生生之矣厚生保生之道惟食與藥而必資於聖人之代其工是故農嘗際於教耕軒問症於畫井醫之有關於贊化育已自邃古而然也我

聖上粤在

先朝侍湯之暇深推斯民瘝疕之仁使太醫康命吉就古今諸方撥源竄委芟繁補漏候陰陽而辨內外該診息而括經驗分門彙類提綱挈維雖遐鄉窮蔀之民一開卷亦自瞭然於對證之劑書凡八編至是告

成命曰濟衆新編開印內閣廣布中外以臣提舉內局命序之臣竊念堯舜大聖也博施濟衆其猶病諸夫二帝之治蕩乎巍乎煕如皡如薄海蒼生咸囿耕鑿之樂豈有一夫之不濟特聖不自聖自視歉然故夫子言其病諸者乃所以深讚其能事極功之底於濟衆也恭惟

殿下政先重農德洽惠鮮斂福錫福厥民用康而猶恐夫病於廣濟拳拳垂意於斯編者如此

殿下之心卽堯舜之心而厚生保生之德其將同歸於天地生物之仁猗歟盛哉傳曰其數可陳也其義難

知也蓋言乎六藝而醫亦六藝之流耳鍼石湯熨草木虫魚五苦六辛即所謂數也究性命之原辨六氣之運表榮衛之分導民於中和以養生引年即所謂義也數譬則俎豆之事有司存焉義非神而明之孰能與也臣嘗聞　聖教羣聖之言萬理皆備已言者不是多未言者不是不足譬如醫家槩言五味之爲某性而已某性宜寒也反或宜於熱某性宜熱也反或宜於寒此在醫者原其性而變而通之耳既言其性則本宜寒而或宜熱本宜熱而或宜寒者正以其性之元具此理非於性外別有他理大哉言乎斯乃

書外之旨而爲醫者必以意會之然後始可諭其旨由數求義之妙其於是乎在敢竝爲述歲己未季秋

大匡輔國崇祿大夫議政府左議政臣李秉模奉

敎謹序

濟衆新編凡例

一古方雖多症論浩繁後學莫知要領今廣取諸方删繁取要症與脉各立分類當用之方列書其下使覽者開卷瞭然在目焉

一俗方之可用者亦爲取錄

一脉症治三條皆取諸方書中最緊之語合而成文難以區別故不錄引用書名只於藥方下各標所見之書

一老人之病異於少壯故別爲增補

一瘟疫治法古方今多不驗故略存梗槩

一藥性註解著方書雖多皆未免浩繁只抄萬病回春壽世保元歌括又附新增八十三首

一曾所製方經驗及間以己意論症添補者不避僭越亦爲載錄而皆書新增以别之

一內醫院 進上藥則皆書內局以别之

粵在
先王朝己丑臣命吉初入太醫院也今
上殿下時御春邸進臣而俯詢醫理焉蓋自素問難經
以及歷代諸方無不鉤深剔微俾臣得以竭其所
見聞既而
敎曰予以我
大朝久在靜攝之中侍湯之暇汎覽醫書有以知術莫
仁於醫而司民命者尤不可不致意焉我朝醫書
惟許浚寳鑑雖稱詳悉然文或繁冗語或重疊證
或闕漏而應用之方亦多有不錄者內經不云乎

知其要者一言而終不知其要者流散無窮汝其
廣取諸方芟其煩而取其要別作一方書以進臣
性本庸愚學未窮源閫
命悸恐夙夜靡遑謹聚諸方書一遵
聖教芟煩取要編成八卷而每編成獻
御則輒賜
御覽指授筆削閱數十載書始完乃
命內閣印頒中外使天下萬世咸囿我
聖上廣濟生民之德意臣之與聞編役實不勝榮幸謹
綴數語識其顚末云己未四月崇祿大夫行知中

樞府事臣康命吉拜手稽首謹記

濟衆新編引用諸方

保嬰撮要
痘科彙編
赤水玄珠
醫方集略
景岳全書
濟陰綱目
得效方
張氏經驗方
趙氏經驗方
黃氏經驗方

醫林撮要
東醫寶鑑

濟衆新編總目

濟衆新編目録

卷之一

風

傷寒陰症 五積散 人參養胃湯 藿香正氣散 不換金正氣散 辛黃三白湯

傷寒裏症 大承氣湯 大柴胡湯

傷寒陰毒 廻陽救急湯

傷寒陽毒 三黃石膏湯 陽毒升麻湯

陰極似陽 廻陽返本湯

陽極似陰

傷寒煩燥 梔子豉湯

舌胎

傷寒戴陽 陶氏益元湯

傷寒戰慄

壞症 參胡芍藥湯　獨參湯

百合症 陶氏柴胡百合湯

勞復 麥門冬湯　益氣養神湯

食復 梔豉枳實湯　小柴胡六君子湯

陰陽易 燒裩散　竹皮逍遙散

婦人傷寒熱入血室

傷寒無脉 五味子湯

瘥後昏沈 陶氏導赤各半湯

傷寒瘥後雜症 辰砂五苓散　酸棗仁湯　竹茹溫膽湯

中寒症 蔥熨法

暑

燥有內外 當歸承氣湯 瓊脂膏 天門冬膏 生血潤膚飲

火

脉法

火有虛實 四順清涼飲

上焦熱 九味清心元 涼膈散

中焦熱 洗心散

下焦熱 防風當歸飲子 回金丸

骨蒸熱 清骨散 人參清肌散

五心熱 升陽散火湯

潮熱 加減逍遙散 八味逍遙散 四物二連湯

卷之二

內傷

酒傷 對金飲子 三豆解酲湯

勞倦傷治法 補中益氣湯 益胃升陽湯 升陽順氣湯 升陽益胃湯
清神益氣湯

內傷脾胃不思食不嗜食 寬中進食丸 生胃丹 香砂六君子湯
香砂養胃湯

食傷初寒久熱勞倦初熱久寒 凝神散 三補枳术丸 沈香溫胃丸

吞酸吐酸 蒼連湯 增味二陳湯 平肝順氣保中丸 香蔻和中丸 藿香安胃散

嘈雜 消息清鬱湯 養血四物湯

噫氣 破鬱丹

內傷調補 參苓白术散 太和丸 雲林潤身丸 九仙王道糕 砂糖元 天真元 蒼术膏

九氣 正氣天香湯

中氣 八味順氣散

上氣逆氣 蘇子降氣湯 秘傳降氣湯 沉香降氣湯
退熱清氣湯

短氣少氣 人參膏 四君子湯

氣痛 清膈蒼莎丸 神保元 流氣飲子 三和散
復元通氣散

氣鬱 交感丹 上下分消導氣湯

通治 蘇合香元 至聖來復丹

神

脉法

五臟藏七神神統七情

血

清熱解毒湯

咳嗽唾咯血 加味逍遥散 玄霜雪梨膏 清肺湯 清火滋陰湯

尿血 清腸湯 茯苓調血湯 清熱滋陰湯

便血 平胃地榆湯 清臟湯 槐花散 厚朴煎

齒衄舌衄 綠袍散 蚊蛤散

血汗

九竅出血

通治 四物湯

夢

魂魄爲夢 益氣安神湯

痰飲

卷之三

蟲

小便

脉法

小便不利　萬全木通散

小便不通　八正散　清肺散　滋腎丸

轉脬症　滑石散　葱白湯

關格症　枳縮二陳湯　洗熨法

小便不禁　縮泉元　家韭子元

八淋　益元固真湯　增味導赤散　硼砂散　海金沙散　木香湯

諸淋通治　五淋散　白茅湯　禹功散

赤白濁　水火分清飲　萆薢分清飲

莖中痒痛

虛泄 升陽除濕湯　養元散

滑泄

痰泄 萬病二陳湯

食積泄

酒泄

脾泄腎泄 香砂六君子湯　四神丸　六神湯

赤痢白痢赤白痢 導赤地榆湯　茱連丸　黃連阿膠元　真人養臟湯

膿血痢 黃芩芍藥湯　導滯湯

噤口痢 參連湯　倉廩湯　開噤湯

休息痢

痢疾通治 水煮木香膏 六神丸

大便秘結 通幽湯 四磨湯 蓯沈丸

老人秘結 踈風順氣元 蘇麻粥 三仁粥 潤血飲

脾約症 脾約丸 罨臍法 導便法

頭

脉法

頭風 消風散 養血袪風湯

眩暈有六 清暈化痰湯 玉液湯 滋陰健脾湯

正頭痛 川芎茶調散

偏頭痛 清上蠲痛湯

口舌

重舌 青黛散 龍石散 加味龍石散

牙齒

脉法

牙齒痛有七 細辛湯 定痛散 白芷湯 固齒散 溫風散 香椒散 清胃散 荊芥湯

椒盐散

齒[illegible]

去痛齒不犯手方

咽喉

脉法

咽喉病皆屬火

卷之四

乳懸症

腹

脉法

腹痛有六 厚朴溫中湯 和劑抽刀散 薑桂湯 活血湯 四合湯

腹痛有虛實

腹痛諸症 黃連湯 葶藶丸

腹痛通治 芍藥甘草湯 四物苦練湯 開鬱導氣湯

臍

小接命熏臍方 溫臍種子方

腰

脉法

痒痛

癍疹 消癍青黛飲　玄參升麻湯　犀角玄參湯　梔子大青湯

陰症發癍 調中湯　升麻鱉甲湯

內傷發癍

癍疹吉凶

癮疹 清肌散

丹毒 犀角消毒飲

脉

結促代 炙甘草湯

嘔吐

氣嗽血嗽 三子養親湯

酒嗽久嗽 蜂薑丸　清肺湯

風寒喘 參蘇溫肺湯

痰喘氣喘 千緡湯　四磨湯　定喘化痰湯　蘇子導痰降氣湯

火喘陰虛喘 瀉火清肺湯

水喘胃虛喘久喘 平肺湯　定喘湯

喘嗽刼藥

哮證 定喘湯　清金丸　解表二陳湯

肺脹肺痿 門冬清肺飲　噙化仙方　人參平肺散

咳逆治法

咳逆順逆 丁香柿蒂散　橘皮竹茹湯　半夏生薑湯

卷之五

積聚

脉法

鬱爲積聚癥瘕痃癖之本 六鬱湯　越鞠丸

六鬱 解鬱調胃湯　香砂平胃散　升發二陳湯　當歸活血湯

積聚 加味柴平湯　散聚湯　潰堅湯　越鞠保和丸　大七氣湯　消積正元散　真人化鐵湯

養正積自除

諸物傷成積 阿魏元　阿魏丸　桂香丸

積聚癥瘕痃癖痞塊通治法 寬中丸　熨癥法

浮腫

脉法

水腫治法 越婢湯 復元丹 分氣飲 加味腎氣丸 黄米丸 赤小豆湯

結陽 犀角湯

氣分證血分證 桂朮湯 桂苓湯

浮腫通治 補中治濕湯 加減胃苓湯 四苓五皮湯 行濕補氣養血湯 消河餅 導水茯苓湯 沉香琥珀丸 壯原湯

脹滿

脉法

脹滿 木香順氣湯

黃疸 茵蔯丸

黃疸有五 茵蔯五苓散 麻黃醇酒湯 穀疸丸
腎疸湯 芪蔯湯 桂枝黃芪湯

陰黃

黃疸通治 茯苓滲濕湯 退黃散 一清飲 退黃丸
四寶丹

痎瘧

脉法

瘧源

六經瘧 桂枝羌活湯 柴胡桂枝湯 桂枝芍藥湯
桂枝黃芩湯 白虎桂枝湯

諸瘧 散邪湯 正氣湯 果附湯 龍虎湯 柴陳湯
四獸飲 露薑飲 清脾飲 辟邪丹
雙解飲子 觀音元 老瘧丸 消癖元
鱉甲飲子 參歸鱉甲飲

十疰五尸 驗尸疰法 禳法 還魂湯 桃奴元 一方 一方 一方 一方 一方 一方

一方 狐狸精迷人

癰疽

脉法

癰疽

癰疽辨膿淺深

癰疽五善九惡

癰疽五發 替針丸

癰疽治法 連翹敗毒散 加味不換金正氣散 仙方活命飲 十宣散 托裏消毒散

托裏和中湯 托裏消毒飲 托裏散 托裏溫中湯 托裏益氣湯 洗藥 雄黃散

瘰癧 梔子清肝湯　海藻散堅丸　益氣養榮湯　夏枯草散　柴胡通經湯　外治法　蟾酥膏

瘰癧膏　奇效膏　琥珀膏　綠雲膏　糝貼藥　洗傅方　一方　治瘰癧方　生肌膏　毒腐散

一方

癭瘤

痔瘻 蜂房散　雄黃膏　六精膏　熏洗方　取朽骨方　取漏虫法　治心漏方

疥癬 一上散　一掃光　秦艽散　解毒散

癩頭瘡 酒歸飲

陰蝕瘡 消疳敗毒散　洗疳湯　七寶檳榔散　麝香輕粉散　銅綠散

臁瘡 馬齒膏　黃蠟膏　洗藥

凍瘡 臘享膏

箭鏃金刃中脉不出

攧撲墮落壓倒傷

杖瘡

馬驢騾咬踢傷

犬傷

猫鼠咬傷

蛇咬傷

蜈蚣咬傷

蜘蛛咬傷

蚯蚓傷

菌毒

河豚毒

川椒毒

巴豆毒

附子天雄川烏草烏毒

躑躅半夏芫花甘遂毒

海菜毒

馬毒

諸獸肉毒

諸禽肉毒

杏仁毒

誤吞金銀銅鐵鉛針錢木屑

鹽滷毒

甘豆湯　太乙紫金丹

救急

脉法

中惡

尸厥　還魂湯

鬼魘　雄朱散

鬱冒卒死　白薇湯　備急丸

脫陽　大固陽湯

救凍死

救餓死

絞腸沙

入井塚卒死

蛇入七竅

雜方

芙蓉香　衣香　六香膏　神仙太乙膏

萬病無憂膏　神異膏　雲母膏　蛇油丸

造煎藥法　造神麴法　法製半夏　解鬱氣

辟蚊蠅　辟蚤虱　辟蠹

卷之六

婦人

脉法

求嗣 種子方 千金種子方 固本健陽丹 補天育嗣丹 調經種玉湯 百子附歸丸 玉鑰啓榮丸 煖宮螽斯丸 續嗣壯元丹 烏鳳丸 仙傳種子藥酒方

交合避忌

十月養胎

妊娠脉 艾醋湯

辨男女法

辨男女脉

轉女爲男法

子癇 羚羊角湯

子煩 竹葉湯

子腫 鯉魚湯 全生白朮散 茯苓湯 天仙藤散

子淋 澤瀉湯

孕婦轉脬 參朮飲 一法

子嗽 紫菀湯

子痢 當歸芍藥湯 鴨子煎

子瘧 醒脾飲子 濟生石膏湯

子懸 紫蘇飲

妊婦感寒 芎蘇散 黃龍湯

血崩 補氣養血湯

衄血

喘嗽 二母散 小參蘇飲

咳逆 七珍散

產後見鬼譫語 交感地黃煎元

產後發熱 芎歸調血飲 歸木保產湯 理脾湯 牛黃膏 柴胡四物湯

產後乳汁不行

乳癰

妳巖

妳頭破裂

産後大便秘結　滋腸五仁丸

産後浮腫　澤蘭散　小調經散

産後治法　補虛湯

産後虛勞　猪腎湯　當歸羊肉湯　增損四物湯

姙娠通治　芎歸湯　益母膏

過月不産

寡婦師尼之病異乎妻妾　柴胡抑肝湯　芙蓉散

藏燥症　甘麥大棗湯

婦人雜病　逍遥散　加味逍遥散　滋陰至寶湯

婦人陰門諸病

胞

卷之七

小兒

臍風 保命散 香螺膏 一捻金散 宣風散 通心飲

客忤中惡 雄麝散

夜啼 六神散 鎮驚散 燈心散 黃連飲

胎驚癎風 辰砂膏

急驚風 錢氏安神丸 抱龍丸 加味敗毒散

慢驚風 錢氏白朮散 益黃散 加味朮附湯

急慢驚風通治 牛黃抱龍丸 牛黃抱龍丸 星香散

慢脾風 黑附湯 蝎附散

天吊驚風 鈎藤散 鈎藤膏

痓痙 麻黃葛根湯

五軟五硬 涼肝丸　健骨散　薏苡丸　鹿茸四斤丸
菖蒲丸　五加皮散

解顱 人參地黃丸

顖填顖陷

髮不生齒不生 蓯蓉元

龜背龜胸 松蘂丹　百合丹

滯頤 木香半夏丸

丹毒

諸瘡 大連翹飲　生料四物湯　牛黃解毒丹
猪膽散

痘疹

痘瘡預防 稀痘兎紅丸　三豆飲　消毒保嬰丹

痘有五般症

痘瘡治法

濟衆新編目錄終

濟衆新編卷之一

焦錫齋

內局首醫臣康命吉奉　教撰

風

附風痺麻木歷節風破傷風痓痙

脉法 中風脉浮滑兼痰氣微而虛者不可疎散浮遲者吉急疾者凶

卒中風救急 昏倒牙噤潮涎喎斜以大指掐人中刺十指井穴及合谷人中竹瀝薑汁香油童便

調蘓合香元氣門牛黃清心元灌之香油調麝香一二分灌之○痰盛者白礬水吐之○口噤者烏梅肉和南星細辛末以中指蘸擦自開○虛者獨參湯氣門加竹瀝薑汁○中暑中寒中濕痰厥氣厥食厥熱厥虛暈等症皆卒倒不語症類卒中風勿以風治各考本門治之

牛黃清心元內局 寶鑑治卒中風不省人事痰涎壅塞精神昏憒言語蹇澁口眼喎斜手足不遂

山藥七錢甘草炒五錢人參蒲黃炒神麯炒各二錢五分犀角二錢大豆黃卷炒官桂阿膠炒各一

錢七分五里白芍藥麥門冬黃芩當歸防風朱砂水飛白朮各一錢五分柴胡桔梗杏仁白茯苓川芎各一錢二分五里牛黃一錢二分羚羊角麝香龍腦各一錢雄黃八分白歛乾薑炮各七分五里金箔一百二十箔內四十箔爲衣大棗二十枚蒸取肉研膏右末棗膏入煉蜜和勻每兩作十丸金箔爲衣每一丸溫水化下

奪命通關散 保元 治中風中氣痰厥不省牙關緊急湯水不下皂角去皮弦二兩用白礬一兩苧布包入水與皂角同煮化去苧再煮乾出曬乾爲末細辛爲末五錢右合勻每遇痰厥或喉閉不省者先以少許吹鼻有嚏可治無嚏不可治却用蜜湯調服二匙即吐痰不吐再服

星香正氣散 入門 卒中人事稍醒關節動活後用此理氣亦治中惡中氣藿香正氣散 寒門 加南星木香○保元加當歸防風

小續命湯 寶鑑 治一切風初中無汗表實防風一錢五分防己官桂杏仁黃芩白芍藥人參川

芎麻黄甘草各一錢附子炮五分薑三片棗二枚
○一方無防己附子有當歸石膏有熱加白附子

中腑 多着四肢手足拘急脉浮惡風寒面見五色在表宜汗易治

疎風湯 寳鑑 治風中腑手足不仁先宜解表後用愈風湯調理羌活防風當歸川芎赤茯苓陳皮半夏烏藥白芷香附子各八分桂枝細辛甘草各三分薑三片

中臟 多滯九竅脣緩失音耳聾鼻塞目瞀二便秘在裏宜下難治脾約丸大便

滋潤湯 寳鑑 治風中臟二便閉先服此後以愈風湯調理當歸生地黄枳殼厚朴檳榔大黄麻仁杏仁各一錢羌活七分紅花酒焙三分

臟腑俱中

三化湯 寳鑑 治腑臟俱中便尿不利厚朴大黄枳實羌活各等分右剉一兩作一貼煎服日二三次微利即止

羌活愈風湯

寶鑑中腑中臟先服本藥後用此調理凡中風內外邪除盡當服此藥行導諸經療肝腎虛調養陰陽久則大風悉去清濁分榮衛和蒼朮石膏生地黃各六分羌活防風當歸蔓荊子川芎細辛黃芪枳殼人參麻黃白芷甘菊薄荷枸杞子柴胡知母地骨皮獨活杜冲秦艽黃芩白芍藥甘草各四分官桂二分薑三片水煎朝夕服

中血脉

無表裏症但口眼喎斜肢不舉口不言

養榮湯

寶鑑治風中血脉外無六經形症內無便尿阻隔但肢不舉口不言或痰迷不省當歸川芎白芍藥生地黃麥門冬遠志石菖蒲陳皮烏藥白茯苓枳實黃連防風羌活秦艽半夏南星甘草各六分薑三片竹茹一塊

暴瘖

語澀皆屬風○腎虛內奪則舌瘖足廢熱者涼膈散火門加菖蒲遠志朱砂○痰塞心竅滌痰湯熱者加芩連○氣血虛腎虛忽不言十全大補湯號去桂加菖蒲遠志

腎瀝湯（寶鑑）治腎藏風語音蹇吃 羊腎一具 生薑二兩切 磁石碎一兩七錢 以水一斗煑半乃入 玄參 白芍藥 白茯苓各一兩二錢五分 黃芪 川芎 五味子 桂心 當歸 人參 防風 甘草各一兩 地骨皮五錢 並剉再煑取二升去滓分三服

地黃飲子（寶鑑）治風舌瘖足廢腎虛氣厥不至舌下 熟地黃 巴戟 山茱萸 肉蓯蓉 石斛 遠志 五味子 白茯苓 麥門冬各一錢 附子炮 官桂 石菖蒲各五分 薑三片 棗二枚 薄荷少許 空心服

清神解語湯（寶鑑）治中風痰迷心竅言語蹇澁或不省人事 南星 半夏二味同白礬生薑皂角水浸三日曬乾各一錢 當歸 川芎 白芍藥 生地黃 麥門冬 遠志 石菖蒲 陳皮 白茯苓 烏藥 枳實 黃連 防風 羌活 甘草各五分 薑三片 竹茹一團 水煎 調童便 薑汁 竹瀝服

口眼喎斜 風中血脉也 生鵲剖腹帶血熱付 烏鷄亦可 萆麻子去殼搗爛付之 石灰醋炒如泥付之 並左取右 右取左

清痰順氣湯（寶鑑）治風中經絡口眼喎斜南星瓜蔞仁荊芥穗貝母陳皮蒼朮官桂防風各一錢黃連黃芩並酒炒甘草各六分薑三片水煎入木香沈香末各五分調服

手足癱瘓

氣血虛而痰火流注也遷延不死者如木根未衰而一枝先痿男忌左女忌右○左癱四物湯（血門）加竹瀝薑汁桃仁紅花白芥子（保元）去桃紅芥加釣藤○右瘓六君子湯（痰飲）加竹瀝薑汁白芥子（保元）去芥加釣藤○不用風藥淡治用平和藥實者防風通聖散○（入門）云脾實疎風順氣元（大便）脾虛十全大補湯（虛勞）獨活寄生湯（足門）

加減潤燥湯（寶鑑）治左半身不遂屬血虛與死血白芍藥酒炒二錢當歸一錢二分川芎白茯苓白朮南星半夏天麻各一錢生地黃酒炒熟地黃薑汁炒陳皮鹽水洗牛膝酒洗黃芩酒炒酸棗仁炒各八分桃仁羌活防風薄桂各六分紅花酒洗甘草炙各四分黃栢酒炒三分右作二貼水煎入竹瀝薑汁調服

祛風除濕湯（寶鑑）治右半身不遂屬氣虛與濕痰白术一錢二分白茯苓當歸酒洗陳皮赤芍藥半夏蒼术烏藥枳殼羌活黃連黃芩並酒炒各一錢人參川芎桔梗防風各八分白芷七分甘草炙五分右分二貼薑五片

加味大補湯（寶鑑）治左右癱瘓此氣血大虛黃芪蜜炒人參白术白茯苓當歸酒洗川芎白芍藥熟地黃各七分烏藥牛膝酒洗杜冲酒炒木瓜防風羌活獨活薏苡仁各五分附子炮沈香木香官桂甘草各三分薑三片棗二枚

痰涎壅盛風病皆痰爲患故開關化痰爲先急則祛風緩則順氣久則活血○熱者凉膈散（火門）加黃連或牛黃清心元虛者三生飲

導痰湯（寶鑑）治中風痰盛語澁眩暈（方見痰門）○加香附子烏藥沈香木香名順氣導痰湯○加黃芩黃連名清熱導痰湯○加羌活白术名祛風導痰湯○加遠志菖蒲芩連朱砂名寧神導痰湯

滌痰湯〔寶鑑〕治中風痰迷心竅舌强不言此藥豁痰清熱利氣補虛半夏南星並薑製各二錢枳實一錢五分茯苓陳皮各一錢石菖蒲人參竹茹各五分甘草三分薑五片

三生飲〔寶鑑〕治卒中風痰塞昏仆不省脉沈無熱南星生二錢川烏生白附子生各一錢木香五分薑十五片○〔得效方〕烏附皆炮用○〔保元〕南星五錢木香一錢五分薑十片烏附一錢並生用氣虛甚加人參一兩如氣盛人只南星五錢木香一錢薑十四片名星香散

中風熱症

風因熱生熱勝則風動○多食者木盛脾虛求助於食

防風通聖散〔寶鑑〕治熱風燥三者之總劑也滑石一錢七分甘草一錢二分石膏黃芩桔梗各七分防風川芎當歸赤芍藥大黃麻黃薄荷連翹芒硝各四分五里荊芥白朮梔子各三分五里薑五片

人參羌活散〔寶鑑〕治中風痰盛煩熱羌活獨活前胡人參防風天麻赤茯苓薄荷川芎黃芩

枳殼蔓荊子桔梗甘草各七分薑三片桑白皮七寸

中風虛症 中風年逾五旬氣衰之際多有之壯年肥盛者亦有之是形盛氣衰然也

萬金湯 寶鑑治風補虛及手足風累驗續斷杜冲防風白茯苓牛膝細辛人參桂皮當歸甘草各八分川芎獨活秦艽熟地黃各四分

中風宜調氣 氣一流行風亦疎散

烏藥順氣散 寶鑑治一切風疾先服此疎通氣道進以風藥麻黃陳皮烏藥各一錢五分川芎白芷白彊蠶枳殼桔梗各一錢乾薑五分甘草三分薑三片棗二枚

八味順氣散 凡中風當間服此藥又云凡中風先宜服此以順氣氣方閱

諸風通治 烏藥順氣散

秘傳順氣散 寶鑑治中風喎斜癱瘓一切風疾青皮陳皮枳殼桔梗烏藥人參白朮白茯苓

半夏　川芎　白芷　細辛　麻黃　防風　乾薑　白殭蚕　甘草各六分　薑五片

內局　木香保命丹　寶鑑　治中風一切諸症　木香　白附子生　桂皮　杜冲　厚朴　藁本　獨活　羌活　海桐皮　白芷　甘菊　牛膝酒浸　白花蛇酒炒　全蝎炒　威靈仙酒洗　天麻　當歸　蔓荊子　虎骨酒浸酥炙　南星漿水煮　防風　山藥　甘草酥炙　赤箭各五錢　朱砂七錢五分肆爲　麝香一錢五分　右末蜜丸如彈子　朱砂爲衣　每一丸細嚼溫酒下

斑龍固本丹　保元　治諸虛百損羸瘦衰朽中年陽事不舉　左癱右瘓脚膝酸痛小腹疝氣婦人下元虛冷久無孕育神效滋補之聖藥　兔絲子酒煨四兩　人參　山藥　生地黃　熟地黃　天門冬　麥門冬　山茱萸　枸杞子　五味子　巴戟酒浸去心　肉蓯蓉酒浸　牛膝酒洗　杜冲薑炒　白茯苓　柏子仁　木香　虎脛骨酥炙各二兩　覆盆子　地骨皮　車前子各一兩五錢　澤瀉　遠志甘草水泡去心　石菖蒲　川椒　附子炮各一兩　右細末好酒化五仁斑龍膠爲丸如梧子　每百丸空心溫酒下　服至半月陽事雄壯　服至

一月顏如童子目視十里小便清滑服至三月白髮再黑久服神氣不衰身輕體健可昇仙位○五仁斑龍膠治眞陽元精內乏致胃弱下虛及夢泄自汗頭眩四肢無力此膠生精養血益智寧神補心腎暢三焦塡五臟卻病延年乃虛損聖藥鹿角連腦蓋骨者佳自解者不用去蓋至生淨五十兩截作三寸段新汲淡泉井水浸洗去垢吹去角內血腥穢水盡同枸杞子八兩人參天門冬麥門冬牛膝各五兩五品藥以角入淨罈內注水至罈肩用筍殼油紙封固罈口大鍋內注水文武火密煑三晝夜足時常加入沸湯於鍋內以補乾耗取出漉去滓將汁復入潤口砂鍋內熬成膠和藥末聽用和上項藥末作丸時量取五仁斑龍膠酒化用之得宜

預防中風

凡人拇指次指麻木必中風之漸○（保元）云朝服六味地黃丸八味元竝臟五暮服竹瀝枳术痰飲丸

單豨薟丸

（保元）治中風不語喎斜吐涎麻痺骨痛腰膝無力一切風濕五月五日六月六日九

月九日採豨薟葉洗淨曬乾入甑中層層灑酒與蜜蒸之又曬如此九遍爲末煉蜜丸如梧子每服五七十丸溫酒下

風痺

脉浮緩屬濕浮緊屬寒芤濇死血浮濡氣虛浮濇而緊風寒濕三氣合也○有皮脉氣筋骨五痺風勝爲行痺寒勝爲痛痺濕勝爲着痺痺症筋攣肌肉不仁若初起驟用參芪歸地氣血滯而邪鬱不散虛者宜行濕流氣散○麻猶痺痺則雖不知痛痒尚覺氣微行在手多兼風濕在足多兼寒濕木則非惟不知痛痒氣亦不流行麻是氣虛木是濕痰死血盖麻猶痺也俗與風痿通治大誤也痿因血虛火盛肺焦而成也痺因風寒濕三氣合而成也○保元云因濕麻木香蘓散寒門加蒼术麻黃桂枝白芷羌活木瓜

增味五痺湯 寶鑑 治風寒濕合爲痺肌體麻痺不仁
羌活防己薑黃白术海桐皮當歸白芍藥各一錢甘草炙七分五里薑十片

行濕流氣散（寶鑑）治風寒濕痺麻木不仁手足煩軟薏苡仁二兩白茯苓一兩五錢蒼朮羌活防風川烏炮各一兩右末每二錢溫酒或葱白湯調下

蠲痺湯（寶鑑）治手冷痺身寒不熱腰脚沉重即寒痺之甚當歸赤芍藥黃芪防風薑黃羌活各一錢五分甘草五分薑五片棗二枚

升麻湯（寶鑑）治熱痺肌肉熱極體上如鼠走唇口反縱皮色變升麻二錢茯神人參防風犀角羚羊角羌活各一錢桂皮五分薑五片同煎竹瀝五匙調服

雙合湯（寶鑑）治濕痰死血作麻木當歸川芎白芍藥生乾地黃陳皮半夏白茯苓白芥子各一錢桃仁八分酒紅花甘草各三分水煎入竹瀝薑汁調服

開結舒經湯（寶鑑）治婦人七情六鬱氣滯經絡手足麻痺紫蘇葉陳皮香附子烏藥川芎蒼朮羌活南星半夏當歸各八分桂枝甘草各四分薑三片水煎入竹瀝薑汁調服

加味八仙湯 保元治麻木遍身手足俱麻此氣血兩虛白朮二錢白茯苓一錢陳皮白芍藥酒炒各八分當歸酒洗川芎熟地黃半夏麴各七分秦艽牛膝人參各六分羌活防風各五分柴胡四分桂枝甘草炙各三分薑一片棗一枚食遠服氣虛加黃芪蜜炒八分

歷節風 內因血虛有火外因風濕生痰徧歷關節痛如虎咬夜則痛甚血行於陰也蓋由飲酒當風或血虛熱沸或受濕取冷所致在上多屬風在下多屬濕治法活血踈風消痰虛者獨活寄生湯門○又名痛風

大羌活湯 寶鑑治風濕相搏肢節腫痛不可屈伸羌活升麻各一錢五分獨活一錢蒼朮防己威靈仙白朮當歸赤茯苓澤瀉甘草各七分

踈風活血湯 寶鑑治四肢百節流注刺痛皆是風濕痰死血所致其痛處或腫或紅當歸川芎威靈仙白芷防己黃柏南星蒼朮羌活桂枝各一錢紅花三分薑五片

靈仙除痛飲（寶鑑）治肢節腫痛痛屬火腫屬濕兼受風寒發動經絡之中濕熱流注肢節之間麻黃赤芍藥各一錢防風荊芥羌活獨活威靈仙白芷蒼朮片芩酒炒枳實桔梗葛根川芎各五分當歸梢升麻甘草各三分

破傷風 多由亾血汗下過多或產婦及病瘡人擊破皮肉風邪外襲寒熱口噤目斜角弓反張分表裏半表裏用汗下和三法○痓病亦同無汗爲剛痓有汗爲柔痓破傷風及二痓通用小續命湯柔痓則去麻黃熱減桂冬去芩或並用九味羌活湯（入門）○手執螃蠏一二介待虫口吐水抹破傷處厚衣微汗又取肚內黃水少許調熱酒飲

玉真散（寶鑑）治破傷風口噤身強直防風南星等末每二錢薑汁和溫酒調服以滓付瘡口上口噤者童便調下南星爲防風所制服之不麻可以開關定搐

參歸養榮湯（寶鑑）治風痰痓陰痓人參當歸川芎白芍藥熟地黃白朮白茯苓陳皮各一錢

甘草五分薑三片棗二枚

瓜蔞枳實湯 寶鑑治痰火痓瓜蔞仁枳實貝母桔梗片芩陳皮梔子茯苓麥門冬人參當歸蘇子各八分甘草三分薑三片煎和竹瀝薑汁服

寒

脉法 宜洪大忌沉細左右俱緊盛挾食傷寒右虛空左緊盛勞力傷寒

太陽 頭疼身熱脊強無汗惡寒尺寸浮緊傷寒浮緩傷風

九味羌活湯 寶鑑不問四時但有頭痛骨節痛發熱惡寒無汗脉浮緊宜用乃解表神方羌活防風各一錢五分蒼朮川芎白芷黃芩生地黃各一錢二分細辛甘草各五分薑三片棗二枚葱白二莖

陽明 目痛鼻乾不眠發熱無汗尺寸長而微洪經病長而沉數腑病

葛根解肌湯（寶鑑）治陽明經病目疼鼻乾不得臥宜解肌葛根柴胡黄芩芍藥羌活石膏升麻白芷桔梗各一錢甘草五分薑三片棗二枚

白虎湯（寶鑑）治陽明病汗多煩渴脈洪大石膏五錢知母二錢甘草七分粳米半合○加人參一錢名人參白虎湯治中暍傷氣兼治發斑○加蒼术一錢名蒼术白虎湯治中暑傷濕兼治疫癘及秋感熱

少陽 耳聾脇痛寒熱嘔而口苦尺寸俱弦

小柴胡湯（寶鑑）治少陽病半表半裏往來寒熱能和其內熱解其外邪傷寒方之正道也柴胡三錢黄芩二錢人參半夏各一錢甘草五分薑三片棗二枚

黄芩芍藥湯 治少陽半表半裏裏證多者宜用此方（醫鑑）

十棗湯（寶鑑）治傷寒有懸飲伏飲脇下引痛芫花微炒甘遂大戟炒右等末別取大棗十枚水一

盞煎半調藥末強人一錢弱人五分服大便利下即以粥補之

太陰 腹滿咽乾自利尺寸沉實有力當下沉細無力當温

理中湯（寶鑑）治太陰腹痛自利不渴人參白术乾薑炮各二錢甘草炙一錢○加陳皮青皮等分名治中湯治太陰腹痛○加附子炮共一錢名附子理中湯治中寒口噤身強直

少陰 舌乾口燥尺寸沉實有力當下沉微無力當温

通脉四逆湯（寶鑑）治少陰病下利四肢厥冷脉微欲絕或無脉附子二錢五分乾薑一錢五分甘草一錢○脉絕者猪膽汁半枚和温服○面赤色者葱白三莖同煎

厥陰 煩滿囊拳尺寸沉實有力當下沉遲無力當温

三味參萸湯（寶鑑）治厥陰證乾嘔吐涎沫頭痛及少陰證厥冷煩躁欲死陽明食穀欲嘔者皆妙吳茱萸三錢人參二錢薑四片棗二枚

當歸四逆湯

（寶鑑）治厥陰證手足厥冷脈微欲絶當歸白芍藥各二錢桂枝一錢五分細辛通草甘草各一錢棗二枚

傷寒陽症

即太陽表症也

香蘇散

（寶鑑）治四時傷寒頭痛身疼發熱惡寒及傷風傷濕傷寒時氣瘟疫香附子紫蘇葉各二錢蒼朮一錢五分陳皮一錢甘草炙五分薑三片葱白二莖○去葱白加川芎白芷各一錢棗二枚治傷風傷寒頭痛甚者及陰陽未分皆可服名芎芷香蘇散

人參敗毒散

（寶鑑）治傷寒時氣發熱頭痛項强肢體煩疼及傷風咳嗽鼻塞聲重羌活獨活柴胡前胡枳殻桔梗川芎赤茯苓人參甘草各一錢薑三片薄荷少許○加天麻地骨皮等分名人參羌活散○加荊芥穗防風等分名荊防敗毒散

香葛湯

（寶鑑）治傷寒不問陰陽兩感頭痛寒熱蒼朮紫蘇葉白芍藥香附子升麻乾葛陳皮各一

錢川芎白芷甘草各五分薑三片葱白二莖豉七粒

參蘇飲（寳鑑）治感傷風寒頭痛發熱咳嗽及內因七情痰盛胷滿潮熱人參紫蘇葉前胡半夏乾葛赤茯苓各一錢陳皮桔梗枳殼甘草各七分五里薑三片棗二枚

小青龍湯（寳鑑）治傷寒表不解因心下有水氣乾嘔氣逆發熱咳喘麻黃芍藥五味子半夏各一錢五分細辛乾薑桂枝甘草炙各一錢服此渴者裏氣溫水欲散也

傷寒陰症

厥冷吐利不渴靜踡

五積散（寳鑑）治感傷風寒頭痛身疼四肢逆冷胷腹作痛嘔吐泄瀉或內傷生冷外感風冷蒼朮二錢麻黃陳皮各一錢厚朴桔梗枳殼當歸乾薑白芍藥白茯苓各八分白芷川芎半夏桂皮各七分甘草六分薑三片葱白三莖○除白芷桂皮餘材慢火炒令色變攤冷入桂芷和勻煎名熟料五積散

人參養胃湯 寶鑑治傷寒陰症及外傷風寒內傷生冷憎寒壯熱頭痛身疼蒼术一錢五分

陳皮厚朴半夏各一錢二分五里茯苓藿香各一錢人參草果甘草炙各五分薑三片棗二枚梅一箇

藿香正氣散 寶鑑治傷寒陰證頭痛身疼如不分表裏證以此導引經絡不致變動藿香一

錢五分紫蘇葉一錢白芷大腹皮白茯苓厚朴白术陳皮半夏桔梗甘草炙各五分薑三片棗二枚

不換金正氣散 寶鑑治傷寒陰證頭痛身疼或寒熱往來蒼术二錢厚朴陳皮藿香半夏

甘草各一錢薑三片棗二枚

辛黃三白湯 寶鑑治陰症傷寒在表經者人參白术白芍藥各二錢白茯苓當歸各一錢細

辛麻黃各五分薑三片棗二枚

傷寒裏症 陽明入腑潮熱不大便惡熱狂譫發渴腹滿濈濈汗出裏症悉俱脉實有力

大承氣湯 寶鑑治傷寒裏證大熱大實大滿宜急下者大黃四錢厚朴枳實芒硝各二錢水二盞先煎枳朴煎半乃下大黃煎至七分去滓入硝再一沸溫服○小承氣湯治傷寒裏症小熱小實小滿宜緩下者大黃四錢厚朴枳實各一錢五分○調胃承氣湯治傷寒裏症大便硬小便赤譫語潮熱大黃四錢芒硝二錢甘草一錢先煎大黃甘草至半去滓入芒硝再一沸溫服

大柴胡湯 寶鑑治傷寒病少陽轉屬陽明身熱不惡寒反惡熱大便堅小便赤譫語腹脹潮熱柴胡四錢黃芩芍藥各二錢五分大黃二錢枳實一錢五分半夏一錢薑三片棗二枚

傷寒陰毒 冷汗甲青而身痛若鞭六脉沈細而一息七八至以上或不可數灸臍下二三百壯更以熱藥助之手足煖者生不煖者死○陰症發斑相火乘肺促出胸背手足稀少脉沈身無大熱爲異理中湯加附子玄參

廻陽救急湯 寶鑑治傷寒陰症及陰毒四肢厥冷脉沈細唇青面黑人參白朮白茯苓陳皮

半夏、乾薑炮、官桂、附子炮、五味子、甘草炙各一錢，薑七片。

傷寒陽毒 無汗眼紅而遍身斑紋背緊若石

三黃石膏湯 〔寶鑑〕治陽毒發斑身黃眼赤狂叫欲走譫語六脉洪大石膏三錢黃芩黃連黃栢山梔仁各一錢五分麻黃一錢香豉半合薑三片細茶一撮

陽毒升麻湯 〔寶鑑〕治傷寒陽毒面赤狂言或見鬼脉浮大數黃芩二錢犀角一錢五分升麻射干人參各一錢甘草七分

陰極似陽 火浮於外發躁擾亂狀若陽症但身雖煩躁而引衣自覆口雖燥渴而漱水不下脉必沉細無力而不擊或無脉唇青面黑大便自利黑水身冷或身熱欲坐井地宜通脉四逆湯

迴陽返本湯 〔寶鑑〕治陰盛隔陽附子炮乾薑炮人參陳皮麥門冬五味子甘草炙臘茶各一錢以清泥漿二盞同煎去滓入蜜五匙調和放冷服之取汗爲效面赤者入葱白七莖黃連少許

陽極似陰

熱伏於內身寒厥逆狀如陰症但身雖冷而不欲近衣神雖昏而氣色光潤脉必沈滑數有力而鼓擊大柴胡湯或白虎湯竹葉石膏湯

傷寒煩躁

煩乃心中懊憹欲吐之貌躁則手掉足動起卧不安皆氣隨火升○煩主氣肺也躁主血腎也先煩而漸躁爲陽症不煩而便發躁爲陰症○懊憹者煩悶不舒貌○燥屎症亦有怫鬱懊憹二症

梔子豉湯

〔寶鑑〕傷寒汗下後虛煩不得眠劇者必反覆顛倒心中懊憹主之○按之心下軟者虛煩也梔子七箇豉半合水二盞先煎梔子至半納豉再煎至七分去滓溫服得吐止未吐再服○若胸滿少氣加甘草名梔豉甘草湯○若胸滿而嘔加生薑名梔豉生薑湯

舌胎

邪在表則無胎邪初傳裏白而滑熱則白而澁熱深入胃則黃尖白根黃者表多裏少熱極則紫黑或生苔刺燥裂宜下之黑尖者虛煩也黃而中黑至尖或黑亂點者熱毒深也有弦紅心黑或白胎

中現黑點表未解○冷滑如淡黑者無根虛火宜化痰降火或淡黑一二點補腎降火○中濕濕痺舌上如胎非真胎也丹田有熱胃中有寒宜五苓散○青布浸井水洗淨舌上薑片浸水刮舌黑胎自退不退者凶

傷寒戴陽 下虛而陽浮於面身微熱脉沉遲面雖赤不紅活而黯理中湯○實熱者面赤而光潤

陶氏益元湯（寶鑑）治傷寒戴陽症甘草炙二錢附子炮乾薑炮人參各一錢麥門冬黃連知母各七分熟艾三分五味子二十粒薑五片棗二枚葱白三莖水煎臨熟入童尿三匙去滓冷服

傷寒戰慄 戰者身振而動正氣勝邪大汗而解不必藥慄者心戰而惕邪勝正也心寒足蹉鼓頷厥冷優溺安出不省者理中湯或通脉四逆湯○若傳經熱症口燥咬牙雖厥冷有時溫和脉數表症慄者九味羌活湯裏症慄者大柴胡湯

傷寒動悸 傷寒過多其人叉手自冒心心下悸欲得按甚則身振振欲擗地

陶氏升陽散火湯（寶鑑）治撮空症此因肝熱乘肺元氣虛弱不能主持以致譫語神昏

又手冒心或撮空摸床人參當歸芍藥柴胡黃芩白朮麥門冬陳皮茯神甘草各一錢薑三片棗二枚入熟金煎服

傷寒動氣病人素有積復因傷寒新邪與舊積相搏而痛築築然跳動處者理中湯去白朮加官桂

熱者柴胡桂枝湯

柴胡桂枝湯（寶鑑）治傷寒動氣築痛柴胡二錢桂枝黃芩人參芍藥各一錢半夏八分甘草炙六分薑五片棗二枚

傷寒煩渴水入即吐名水逆○熱在表不渴在裏則渴○陰盛隔陽口燥渴而漱水不嚥此經熱裏寒附子理中湯妙

五苓散（寶鑑）治太陽症入裏煩渴而小便不利澤瀉二錢五分赤茯苓白朮猪苓各一錢五分官

桂五分○去官桂名四苓散治火泄

竹葉石膏湯 寶鑑治傷寒解後餘熱及陽明症自汗煩渴並差後虛煩等症石膏四錢人參二錢麥門冬一錢五分半夏一錢甘草七分竹葉七片粳米百粒水煎入薑汁二匙

傷寒譫語鄭聲 譫語者亂語無次第數數叓端也實也黃連解毒湯鄭聲者頻頻也只將一句舊言重疊頻言也虛也獨參湯

黃連解毒湯 寶鑑治傷寒大熱煩躁不得眠或差後飲酒復劇者及一切熱毒黃連黃芩黃柏梔子各一錢二分五里

傷寒發狂 熱毒入心神昏妄笑妄語甚則登高踰垣陽毒升麻湯或三黃石膏湯或破棺湯輕者辰砂五苓散

破棺湯 寶鑑治傷寒熱病發狂心躁言語不定不省人事人屎乾者燒存性水漬飲汁一二盞即

甦或細研如麪新汲水調下三錢亦可俗名野入乾水

傷寒結胷

表未解反下之結胷心下按之痛熱結小陷胷湯寒結五積散○大結胷不按而痛連臍腹硬痛渴譫便閉脉沉實大陷胷湯加枳殼桔梗○小結胷按之方痛只心下硬脉浮滑小陷胷湯○水結胷飲水多水停胷脇頭汗身無大熱心下滿按之汩汩有聲半夏茯苓湯與胷門參看

大陷胷湯

(寶鑑)治大結胷大黃三錢芒硝二錢甘遂末五分右分二貼每取一貼先煎大黃至六分納硝再煎一二沸去滓納甘遂末攪服得快利止後服

小陷胷湯

(寶鑑)治小結胷半夏五錢黃連二錢五分瓜蔞大者四分之一水二盞先煎瓜蔞至半乃入半夏黃連煎至半去滓温服未利再服利下黃涎便安

半夏茯苓湯

(寶鑑)治水停心下爲水結胷痞滿頭汗半夏赤茯苓各二錢陳皮人參川芎白朮各一錢薑五片

傷寒痞氣　病發於陰而反下之因作痞通用桔梗枳殼各二錢甘草一錢薑五片煎服熱痰胸痞脇痛或咳喘柴梗半夏湯門腈

半夏瀉心湯（寶鑑）半夏二錢黃芩人參甘草各一錢五分乾薑一錢黃連五分薑三片棗二枚

傷寒血症　表症不解熱結膀胱似狂若血自下者愈小腹急結者宜攻○小便利大便黑口燥而漱水不嚥者下焦瘀血宜攻之

桃仁承氣湯（寶鑑）治血結膀胱小腹結急便黑譫語漱水宜此攻之大黃三錢桂心芒硝各二錢甘草一錢桃仁留尖十枚水煎入芒硝溫服以瘀血盡下為度

傷寒自利　陽症身熱脉數煩渴自利柴苓湯或益元散門腈陰症身痛脉沉嘔咳自利理中湯

柴苓湯（寶鑑）治傷寒熱病發熱泄瀉柴胡一錢六分澤瀉一錢三分白术猪苓赤茯苓各七分五

里半夏七分黃芩人參甘草各六分桂心三分薑三片

傷寒吐蛔 胃寒蛔不安煩渴而嗽水不嚥雖有大熱大忌涼藥急用安蛔理中湯待蛔定小柴胡湯退其熱

安蛔理中湯〔回春〕傷寒吐蚘者手足冷胃空虛也白术茯苓各一錢人參七分乾薑炒黑五分烏梅二箇花椒去目三分

壞症 傷寒再傳至十二日以上不愈曰過經不解由汗下失宜邪氣留連或重感他邪經久不差謂壞症也

參胡芍藥湯〔寶鑑〕治傷寒十四日外餘熱未除或渴或煩不能安臥不思飲食大便不快小便黃赤此爲壞症生地黃一錢五分人參柴胡芍藥黃芩知母麥門冬各一錢枳殼八分甘草三分薑三片

獨參湯〔寶鑑〕治傷寒壞症昏沉垂死或陰陽二症不明過經不解及或因誤服藥困重垂死一切危急之症人參一兩水二升於銀石器內煎至半去滓以新水沉冷一服而盡汗自鼻梁上出涓涓如水是藥之效也一名奪命散

祟

百合症 誤汗誤下百脈受病默默欲食不食欲卧不卧欲行不行如寒無寒如熱無熱口苦尿赤如邪

陶氏柴胡百合湯〔寶鑑〕治百合病及勞復等症鱉甲醋煮二錢柴胡百合知母生地黃陳皮人參黃芩甘草各一錢薑三片棗二枚

勞復 復者其病如初也新瘥氣血虛梳洗太早思慮動作太過而成

麥門冬湯〔寶鑑〕治勞復氣欲絕能起死回生甘草炙三錢麥門冬二錢粳米一合水二盞先煎粳米令熟去米入二藥及棗二枚青竹葉十五片煎至一盞溫服加人參尤妙

益氣養神湯 寳鑑 治勞復空養氣血人參當歸白芍藥酒炒麥門冬知母梔子炒各一錢白茯神前胡各七分陳皮五分升麻甘草各三分棗二枚

食復 新瘥胃弱若恣飲食不能克化依前發熱輕者損穀自愈

梔豉枳實湯 寳鑑 治勞復發熱香豉五錢梔子枳實各二錢煎服微汗之差

小柴胡六君子湯 醫林 治傷寒發熱已解平復後勞役食復作大熱柴胡二錢黃芩陳皮各一錢五分半夏茯苓白朮枳殼各一錢人參八分甘草三分薑三片食後服○頭痛加川芎渴加乾葛一錢

陰陽易 男病新瘥女與之交而反得病曰陽易女病新瘥男與之交而反得病曰陰易言其毒如換易之也頭重身熱衝胷眼火陰腫手足攣小腹腰痛重者吐舌數寸脉離經死

燒裩散 寳鑑 治陰陽易取近陰處裩襠一片方圓四五寸燒存性溫水調服一錢日三小便即利

陰頭微腫即愈男女互用之○又方人手足指爪甲二十片燒灰末米飲調下其效亦同

竹皮逍遙散（寶鑑）治勞復及易病青竹皮生地黃人參知母黃連滑石韭白柴胡犀角甘草各一錢薑三片棗二枚煎臨服入燒裩襠末一錢五分調服微汗之未汗再服

婦人傷寒熱入血室 婦人傷寒發熱經水適來適斷晝了明夜譫語如見鬼狀忌汗下柴胡四物湯牛黃膏（並婦人）

傷寒無脉 寒熱而厥面色不澤冒昧兩手無脉或一手無脉必有正汗而解

五味子湯（寶鑑）治傷寒喘促脉伏而厥五味子三錢人參麥門冬杏仁陳皮各二錢薑五片棗二枚

瘥後昏沉 瘥後或旬或二旬無寒熱雜症但神昏語錯目赤舌乾不飲水與粥則嚥不與則不思形貌如醉此熱傳心也

陶氏導赤各半湯（寶鑑）治差後昏沈黃芩黃連梔子知母麥門冬茯神犀角人參滑石各一錢甘草五分薑一片棗二枚燈心一握煎入生地黃汁三匙服

傷寒瘥後雜症

瘥後不食參苓白朮散凝神散湯並內○虛煩欲嘔竹葉石膏湯

辰砂五苓散（寶鑑）治傷寒發熱狂言譫語及差後熱不退虛煩等症澤瀉赤茯苓猪苓白朮各二錢五分官桂辰砂各五分右細末每二錢沸湯點服

酸棗仁湯（寶鑑）治傷寒後虛煩不得眠酸棗仁炒二錢麥門冬知母各一錢五分茯苓川芎各一錢乾薑甘草炙各三分五里

竹茹溫膽湯（回春）治傷寒日數過多其熱不退夢寐不寧心驚恍惚煩燥多痰不眠柴胡二錢竹茹茯苓桔梗陳皮半夏枳實各一錢香附子八分人參黃連各五分甘草三分薑三片棗一枚

中寒症

寒毒直入三陰經或上從鼻入下從足心入昏倒肢攣強直厥冷者急用理中湯或五積散並

加吳茱萸附子○極冷唇青厥逆無脉囊縮急用葱熨法并灸臍中及氣海關元各三五十壯先用熱酒薑汁和灌

葱熨法 寶鑑 治中寒身冷脉微面青黑葱白連根切小麥麩各三升塩二升右以水和句分二包炒令極熱綃包之互熨臍上冷則用水拌濕更炒熨之

感冒

尋常感冒不敢輕發汗或不得其宜則推泄其氣而虛變生他症只平和之劑治之表症芎芷香蘇散○寒入裏吐利藿香正氣散○挾食停痰人參養胃湯

升麻葛根湯 寶鑑 治溫病及時令感冒葛根二錢白芍藥升麻甘草各一錢薑三片葱白二莖

交加散 寶鑑 五積散性溫敗毒散性凉凡人遇些少感冒取兩藥對半合和煎服則邪氣自散而愈○一名五積交加散

和解飲

〔新增〕無論傷寒及毒感並皆治之。秋麥留皮炒五錢，忍冬去皮節炒三錢，生栗留外皮九箇切，生薑一塊細切○或加蕎麥留皮炒二錢，葱白四莖，煎服。如或食傷，加山查、神曲○大抵我國罕見傳經傷寒，經絡難分，以此連服，直至止煩止渴則自愈矣。近日瘟疫亦用之有效。

外感挾內傷

傷寒挾內傷十居八九，蓋邪之所湊，其氣必虛。補中益氣湯去升麻，加川芎、羌活、防風、薑三片、棗二枚、葱白二莖。此內傷多者設也，當先補養○若顯外感多者，急宜發散，九味羌活湯、人參養胃湯、參蘇飲選用。

陶氏補中益氣湯

〔寶鑑〕治內傷氣血，外感風寒，頭痛身熱，惡寒自汗，沈困無力。人參、生地黃、黃芪、當歸、川芎、柴胡、陳皮、羌活、白朮、防風各七分，細辛、甘草各五分，薑三片，棗二枚，葱白二莖，煎服。如元氣不足，加升麻三分。

孕婦傷寒

忌汗吐下，當和解。產前凡藥必加黃芩、白朮安胎。太陽症九味羌活湯，陽明升麻葛根湯。

少陽小柴胡湯太陰平胃散(火門)加白术枳實熱者大柴胡湯加厚朴當歸少陰人參三白湯加當歸熱者凉膈散(火門)厥陰理中湯以上俱合四物湯(血門)表症具者芎藭散黃龍湯

芎藭散(寶鑑)治孕婦傷寒頭痛寒熱咳嗽黃芩前胡麥門冬各一錢川芎陳皮白芍藥白术各八分紫蘇葉六分乾葛五分甘草三分薑葱煎服

黃龍湯(寶鑑)治孕婦傷寒發熱及產後發熱熱入血室等證即小柴胡湯去半夏也與凉血地黃湯(血門)合用妙

人參三白湯(入門)治太陽病誤下誤汗表裏俱虛以致欝冒冒家得汗自愈若不得汗而不解者宜此主之柴胡三錢人參白术白芍藥白茯苓各一錢五分川芎一錢天麻五分如下虛脉微弱者合三生飲(風門)以溫腎固本

痼冷臟腑沉寒積冷痼久不散也附子理中湯

加減白通湯（寶鑑）治沉寒痼冷臍腹冷痛大便自利足脛寒而逆附子炮二錢乾薑炮官桂草豆蔻半夏人參白朮甘草炙各一錢薑五片葱白五莖煎服仍灸氣海三里

金液丹（寶鑑）治久寒痼冷及吐利日久身冷脈微硫黃十兩研細飛過盛磁盒內以赤石脂泥縫外以鹽泥固濟先掘地坑埋小鑵子盛水令滿安盒子在上用泥固濟訖慢火養七日七夜候足加頂火一斤煆取出放冷研爲細末右藥末一兩用蒸餅一兩湯浸去水脉丸如梧子每三十丸多至百丸溫米飲下空心

三建湯（入門）治陽虛寒邪外攻手足厥冷六脉沉微二便滑數川烏附子天雄各等分薑煎或入麝香少許上焦陽弱倍天雄下部陰痿倍附子自汗加官桂小麥氣逆加木香或沉香名順元散胃冷加丁香胡椒名丁胡三建湯

黑錫丹（入門）治脾腎俱虛冷氣刺痛上汗墜痰除濕破癖黑錫熔去滓硫黃熔化水浸各二兩卽

將錫再熔化漸入硫黃候結成一片傾地上去火毒研至無聲為度此為丹頭入附子故紙肉蔻小茴川練陽起石木香沉香胡蘆芭各一兩官桂五錢為末和勻酒糊丸如梧子陰乾入布袋內擦令光熱每三五十丸空心薑鹽湯或棗湯下婦人艾醋湯下一切冷痰鹽酒下年高有客熱者服之效或加肉蓯蓉牛膝白术丁香名接氣丹治真元虛憊

暑

脉法 虛微細弦芤遲體狀無餘不可汗下但解熱利小便為要

暑病形症 面垢自汗身熱惡寒煩渴倦怠少氣毛聳頭疼或霍亂或肢厥前板齒燥少勞即熱身體無痛或有澡浴水濕相搏而痛者○暑毒每入牙頰故遇暑還急漱口勿嚥

中暑毒救急 道途卒倒急扶在陰凉淨處取途中熱塵土積死人心又積臍上作窩令人尿其中生薑或蒜嚼爛以熱湯或童便下外用布蘸熱湯熨氣海立醒勿與冷水即死

中暑中暍辨

中暑者涼堂水閣靜而得之必頭痛惡寒身形拘急肢節痛煩心身大熱無汗爲房室之陰寒所遏使周身陽氣不伸陰症也二香散茹藿湯六和湯加羌活川芎蒼朮○中暍者日中勞役動而得之必苦頭痛發躁熱惡熱捫肌大熱大渴飲汗大泄無氣而動乃天熱外傷肺氣陽症也人參白虎湯竹葉石膏湯並寒加附子冷服蒼朮白虎湯寒門

夏暑宜補氣

此時入之陽氣盡浮於肌表故腹中虛矣

生脈散

寶鑑清肺滋水補元氣夏月代熟水飲之麥門冬二錢人參五味子各一錢○或加黃芪甘草各一錢○或加黃栢二分服之則令人氣力涌出

清暑益氣湯

寶鑑治長夏濕熱蒸人四肢困倦精神短少懶於動作身熱煩渴小便黃而數大便溏而頻或泄或痢不思飲食氣促自汗蒼朮一錢五分黃芪升麻各一錢人參白朮陳皮神麯澤瀉各五分酒黃栢當歸青皮麥門冬乾葛甘草各三分五味子九粒

十味香薷飲（寶鑑）消暑和胃補氣香薷一錢五分厚朴白扁豆人參陳皮白朮白茯苓黄芪木瓜甘草各七分○或為末每二錢熱湯或冷水任調下

暑風搐搦不省先服蘇合香元（氣門）候甦用二香散或人參羌活散（風門）合香薷散

二香散（寶鑑）治感冒暑風身熱頭痛或泄瀉嘔吐香附子香薷各二錢紫蘇葉陳皮蒼朮各一錢厚朴白扁豆甘草各五分木瓜二片薑三片葱白二莖

消暑敗毒散（丹溪心法）治中暑中風人參敗毒散（寒門）加香薷二錢黄連一錢薑棗

暑熱煩渴身熱自汗煩渴引飲即中暍（並寒）人參白虎湯竹葉石膏湯

益元散（寶鑑）治中暑身熱吐瀉腸澼下痢宣積氣通九竅止渴除煩之劑滑石六兩甘草炙一兩右細末每三錢溫蜜水調服欲冷飲者井水調下○加乾薑五錢名溫六丸治因寒吐瀉反胃○加紅麯五錢名清六丸治濕熱泄瀉兩藥俱以陳米飯丸如梧子白湯下五七十丸○加牛黄三錢名

牛黃六一散治煩燥不得眠右末每一錢井華水調服○加辰砂一兩名辰砂六一散治熱無所不可

清肺生脉飲〔寶鑑〕治暑傷肺咳喘煩渴氣促黃芪二錢當歸生地黃人參麥門冬各一錢五味子十粒

內局**醍醐湯**〔寶鑑〕解暑熱止煩渴烏梅肉另末一斤草果一兩縮砂白檀香各五錢煉蜜五斤右細末入蜜微沸攪匀磁器盛冷水調服○〔內局〕白清一斗先煎微沸後入烏梅末十兩白檀末八錢縮砂末四錢草果末三錢和匀用

春澤湯〔寶鑑〕治暑熱燥渴引飲無度或水入卽吐乃五苓散〔寒門〕去桂加人參也加香薷麥門冬黃連治伏暑

暑病吐瀉暑毒入腸胃腹痛惡心嘔吐泄瀉○若外不受寒只內傷生冷腹痛吐瀉理中湯〔寒門〕加麥

芽砂仁

六和湯〔寶鑑〕治暑傷心脾嘔吐泄瀉或霍亂轉筋及浮腫瘧痢香薷厚朴各一錢五分赤茯苓藿香白扁豆木瓜各一錢縮砂半夏杏仁人參甘草各五分薑三片棗二枚○加麩炒黃連一錢名清暑六和湯

縮脾飲〔寶鑑〕治暑月內傷生冷腹痛吐瀉縮砂研一錢五分草果烏梅肉香薷甘草各一錢白扁豆乾葛各七分薑五片

茹藿湯〔入門〕治夏月外傷納凉內傷水果頭身痛寒熱或胷腹痛嘔瀉藿香正氣散寒門合香薷散是也

伏暑 暑毒藏伏腸胃間寒熱往來霍亂瘧痢煩渴或下血每夏復發

酒蒸黃連丸〔寶鑑〕治伏暑嘔渴惡心及年深暑毒不差者黃連四兩清酒七合浸之蒸乾以

酒盡為度右末麪糊丸如梧子每三十丸熟水下以胷膈涼不渴為驗

注夏

每春末夏初頭痛脚弱食少體熱乃陰虛元氣不足補中益氣湯(內傷)生脉散或腎氣丸(五臟)

參歸益元湯〔寶鑑〕治注夏病頭眩眼花腿痠脚弱五心煩熱口苦舌乾精神困倦好睡飲食減少脉數無力當歸白芍藥熟地黃白茯苓麥門冬各一錢陳皮知母黃栢並酒炒各七分人參五分甘草三分五味子十粒棗一枚米一撮

暑熱通治

治暑之法清心利小便最好暑傷氣宜補真氣為要

香薷散〔寶鑑〕治傷中一切暑病或霍亂吐瀉或昏塞欲絕香薷三錢厚朴白扁豆各一錢五分入酒少許沉冷服之○去白扁豆加黃連七分五里名黃連香薷散治中暑熱渴

香葛湯〔入門〕治暑感有熱者即升麻葛根湯(寒門)合香薷散也

濕

脉法 濕脉濡緩或兼濇小入裏緩沉在表浮緩若緩而弦風濕相搏

濕有內外症 濕氣熏襲人多不覺內因生冷酒麪滯脾生濕濕鬱熱多肚腹腫脹外因長夏鬱熱瘴嵐冒雨行濕汗透沾衣多腰脚腫痛西北人多內濕東南人多外濕

濕病形症 在經則日晡發熱鼻塞在關節則一身盡痛在臟腑則清濁混而大便泄小便澁腹脹滿

濕熱相搏則遍身黃如薰色

中濕 面色浮澤腹脹倦怠或一身重著久則浮腫喘滿五苓散寒門加羌活川芎蒼术

勝濕湯 寶鑑治坐卧濕地或雨露所襲身重脚弱大便泄瀉白术三錢人參乾薑白芍藥附子炮桂枝白茯苓甘草各七分五里薑五片棗二枚

風濕 太陽感風濕相搏骨節煩痛者濕也關節不利故痛其掣而不伸者風也羌活勝濕湯頭項亦治風濕

术附湯 寶鑑治風濕白术三錢附子二錢甘草一錢薑三片棗二枚

除濕羌活湯（寶鑑）治風濕相搏一身盡痛蒼朮藁本各二錢羌活一錢五分防風升麻柴胡各一錢

寒濕 身體冷痛尿清不渴五積散（寒門）蒼朮復煎散○腰下冷重或痛是爲腎著宜腎著湯（腰門）

蒼朮復煎散（寶鑑）治寒濕相合肢體皆痛行步無力蒼朮四兩羌活一錢柴胡藁本白朮澤瀉升麻各五分黃栢三分紅花一分右剉先以水三盞煎蒼朮至二盞入諸藥復煎至一盞去滓空心熱服

生附除濕湯（寶鑑）治寒濕蒼朮二錢附子生白朮厚朴木瓜甘草各一錢薑十片

濕熱 尿赤有渴濕勝筋痿熱勝筋縮虛者清燥湯（足門）實者防風通聖散（風門）

單蒼朮丸（寶鑑）常服除濕壯筋骨明目蒼朮一斤米泔浸剉曬乾半斤以童便浸一宿半斤酒浸一宿並焙乾爲末神麴糊丸如菉豆白湯下七十丸或加白茯苓六兩尤好○或爲末每二錢空

心鹽湯或酒調下亦得

二妙丸（寶鑑）治氣如火從脚下起入腹此濕鬱成熱蒼术黃栢等末水丸服加牛膝防己尤妙

濕溫 夏月先傷濕後傷暑濕熱相搏兩脛逆冷不渴甚則遍身亦冷肯滿頭痛壯熱自汗寸濡弱尺小急治在太陽忌汗若汗嘔聾身青不語名重暍蒼术白虎湯（寒門）凡陰病脛冷則臂亦冷此則脛冷而臂不冷所以知是陽微厥也五苓散白虎湯（並寒）

苓术湯（寶鑑）治冒暑遭兩暑濕鬱發四肢不仁半身不遂或入浴暈倒口眼喎斜手足不仁皆濕溫類也赤茯苓白术乾薑澤瀉桂心各一錢

酒濕 亦能作痺喎斜半身不遂渾似中風舌強語澁當瀉濕毒不可作風而汗也

蒼橘湯（寶鑑）治酒濕蒼术二錢陳皮一錢五分赤芍藥赤茯苓各一錢黃栢威靈仙羌活甘草各五分

瘴濕 山嵐瘴氣及出遊遠方不服水土吐瀉下利不換金正氣散藿香正氣散(並寒)或平胃散(六腑)虛者補中益氣湯(內傷)熱者柴苓湯(寒門)

升麻蒼朮湯(寶鑑)治嶺南春秋之月感山嵐瘴霧毒氣發寒熱胷滿不食蒼朮一錢五分半夏一錢厚朴陳皮枳實桔梗川芎木通升麻柴胡各七分黃連黃芩木香甘草各五分薑五片

理脾却瘴湯 保元遊宦四方水土不服常用此方更宜戒酒色慎起居陳皮白朮茯神黃芩山查肉梔子半夏各一錢蒼朮神麯各八分黃連前胡各七分甘草五分生薑

濕病治法及通治

濕在上宜微汗羌活勝濕湯(頭門)在中下宜利小便五苓散(寒門)或升提升陽除濕湯(大便)通用平胃散(六腑)

滲濕湯(寶鑑)治一切濕症蒼朮白朮赤茯苓各一錢五分陳皮澤瀉猪苓各一錢香附子川芎縮砂厚朴各七分甘草三分薑三片燈心一撮

燥

脉法 脉緊而濇或浮而弦或芤而虛

燥有內外 外因時值燥令久晴令人狂感皮膚乾枯屑起內因七情或吐利亡津或金石燥血或房勞竭精或灸煿酒醬皆燥血液○表病皮膚皴揭四物湯(血門)去川芎合生脉散(暑門)加知母黃柏天花粉虛燥腎氣丸(五臟)勞役氣虛燥補中益氣湯(內傷)氣虛瓊玉膏(身形)○防風通聖散(風門)能清熱潤燥

當歸承氣湯(寶鑑) 治燥之上藥當歸大黃各二錢芒硝七分甘草五分水煎入芒硝攪化服

瓊脂膏(寶鑑) 治燥病生地黃二十斤搗取汁去滓白蜜二斤煎沸去沫鹿角膠眞酥油各一斤生薑二兩搗取汁右先以慢火熬地黃汁數沸綿濾取淨汁又煎二十沸下鹿角膠次下酥油及蜜同煎候如錫磁器收貯每服一二匙溫酒下

天門冬膏(寶鑑) 治燥病天門冬生去心搗絞取汁濾去滓砂鍋熬成膏酒服一二匙

生血潤膚飲（寶鑑）治燥症皮膚拆裂手足爪甲枯燥搔之屑起血出痛楚天門冬一錢五分生地黄熟地黄麥門冬當歸黄芪各一錢酒片芩瓜蔞仁桃仁泥各五分升麻二分酒紅花一分五味子九粒

火

脈法 沈而實數實火浮而洪數虛火男子兩尺洪大必遺精陰火盛也細數爲害

火有虛實 實火脈洪有力内外皆熱能食口渴日夜潮熱二便閉在表九味羌活湯（寒門）半表裏小柴胡湯（寒門）入裏大承氣湯（寒門）○燥渴白虎湯（寒門）金石炙煿熱黄連解毒湯（寒門）○虛火脈虛弱無力不能食潮熱有間口燥不渴氣虛補中益氣湯（内傷）加芍藥黄柏○如大病及吐瀉後陽衰附子理中湯（寒門）○凡熱夜靜晝熱在氣分晝靜夜熱在血分也氣分實熱白虎湯血分實熱四順清涼飲氣分虛熱清心蓮子飲（潮熱）血分虛熱滋陰降火湯

四順清涼飲（寶鑑）治血熱大黃蒸當歸赤芍藥甘草炙各一錢二分五里入薄荷十葉

上焦熱 咽乾口燥而臭舌糜唇瘡目赤腫

內局 **九味清心元**（寶鑑）治心胷毒熱蒲黃二兩五錢犀角二兩黃芩一兩五錢牛黃一兩二錢羚羊角麝香龍腦各一兩石雄黃八錢金箔一千二百箔內四百箔爲衣右末蜜和兩作三十丸金箔爲衣每一丸熟水化服

涼膈散（寶鑑）治積熱煩燥口舌生瘡目赤頭昏腸胃燥澁便尿秘結連翹二錢大黃芒硝甘草各一錢薄荷黃芩梔子各五分入青竹葉七片蜜少許同煎至半入硝去滓服○去大黃芒硝加桔梗倍甘草或加防風名加減涼膈散退六經之熱又治熱在上焦

中焦熱 胷滿乾嘔作渴飲食不美胷膈煩燥調胃承氣湯寒門四順清涼飲當歸龍薈丸五臟

洗心散（寶鑑）治中焦有熱頭目昏重咽喉腫痛口舌生瘡五心煩熱便尿秘澁麻黃當歸大黃荊

芥穗赤芍藥甘草各一錢白朮五分薄荷七葉

下焦熱

小便赤澁大便秘結或尿血八正散小便五苓散寒門加瞿麥燈心

防風當歸飲子

(寶鑑)瀉心肝火補脾腎陰治風熱燥熱濕熱補虛之良劑也滑石三錢柴胡人參黃芩甘草各一錢大黃當歸赤芍藥防風各五分薑三片

回金丸

(寶鑑)伐肝火黃連六兩吳茱萸一兩右末蒸餅丸如梧子空心白湯下三五十丸○去黃連加片芩製服如上法名佐金丸治肝氣從左邊起佐肺金伐肝火

骨蒸熱

嗜欲勞傷真水枯竭陰火上炎發蒸蒸之燥熱其症咳嗽發熱咯血吐痰白濁白淫遺精盜汗精神恍惚日漸尫羸漸成勞劇○婦人骨蒸四物湯血門加地骨皮牧丹皮

清骨散

(寶鑑)初覺五心煩熱欲成勞瘵骨蒸如神生地黃柴胡各二錢熟地黃人參防風各一錢薄荷七分秦艽赤茯苓胡黃連各五分

人參清肌散〔寶鑑〕治虛勞骨蒸潮熱無汗人參白朮白茯苓赤芍藥當歸柴胡葛根半夏麯各一錢甘草五分薑三片棗二枚一方有黃芩

五心熱 心火欝於脾不得伸故也宜發之○肌膚筋骨熱如燎由血虛而熱伏脾土或過食冷物抑遏陽氣於脾土中○小兒則傷食症也大人亦然

升陽散火湯〔寶鑑〕治火欝及五心煩熱升麻乾葛羌活獨活白芍藥人參各一錢柴胡甘草各六分防風五分甘草生四分○本方去獨活炙甘加葱白三寸而防風則五分餘材各一錢名火欝湯治同上

潮熱 其來如潮有時○氣虛有汗潮熱補中益氣湯(內傷)氣虛無汗潮熱人參清肌散血虛有汗潮熱人參養榮湯(雜病)血虛無汗潮熱茯苓補心湯(血門)氣血兩虛無汗潮熱茯苓補心湯氣血兩虛有汗潮熱加減逍遙散血虛夜分潮熱四物二連湯○參蘓飲(寒門)大解潮熱將欲成勞瘵咳喘熱效

加減逍遙散（寶鑑）治子午潮熱逍遙散本方（婦人）加胡黃連麥門冬地骨皮黃芩秦艽木通車前子各等分入燈心一撮

八味逍遙散（入門）治脾胃血虛有熱生癖或瘙痒煩熱體痛頭目昏重或怔忡咽乾口瘡耳痛或發熱盜汗食少嗜卧或腹脹尿不利或手足少陽火盛晡熱經不調寒熱或脇乳腫痛耳下結核當歸白芍藥白茯苓白朮柴胡甘草各一錢牧丹皮山梔各七分如頭目不清加川芎五分蔓荊子七分○保元云婦人齒痛晡熱經不調此脾經血虛加升麻因熱腹痛加川芎○甲寅　上候頭部小瘡晝夜煩燥寢睡不穩進御奏効詳載內局日記

四物二連湯（寶鑑）治夜分潮熱四物湯（血門）本方加黃連胡黃連各等分

虛煩七情致腎虛心煩或雜病餘熱未淨或勞役火旺或陰虛火動而煩類傷寒初症但頭身不痛脈不緊數爲異竹葉石膏湯（寒門）

既濟湯（寶鑑）治霍亂後虛煩自利手足冷即竹葉石膏湯（寒門）去石膏加炮附子二錢

辨陽虛陰虛 陽虛之症責在胃陰虛之症責在腎氣虛熱升陽補中益氣湯（內傷）或四君子湯（氣門）滲之血虛熱滋陰滋陰降火湯氣血俱虛熱升陽滋陰十全大補湯人參養榮湯（勞症）虛加知母黃栢

當歸補血湯（寶鑑）治肌熱大渴目赤面紅其脉洪大而虛重按全無經曰血虛發熱是也症似白虎惟脉不長實爲辨耳誤服白虎湯必死宜用此黃芪五錢當歸二錢空心服

陰虛火動 潮熱盜汗咳嗽吐痰咯血午後至夜發熱面赤唇紅形容消瘦腰痛脚痠遺精夢泄六味地黃丸（五臟）四物湯（血門）加知母黃栢

滋陰降火湯（寶鑑）治陰虛火動睡中盜汗午後發熱咳嗽痰盛咯唾血飲食少思肌肉消瘦將成勞瘵白芍藥一錢三分當歸一錢二分熟地黃麥門冬白朮各一錢生地黃酒炒八分陳皮七分知母黃栢並鹽水炒甘草炙各五分薑三片棗二枚

清离滋坎湯〔寶鑑〕治陰虛火動潮熱盜汗痰喘心荒

熟地黃生乾地黃天門冬麥門冬當歸

白芍藥山茱萸山藥白茯苓白术各七分牧丹

皮澤瀉黃栢知母並蜜水炒甘草炙各五分

補陰丸〔寶鑑〕治陰虛火動凡人陰常不足陽常有餘故常補其陰使陰與陽齊則無病矣故補陰之藥自少至老不可缺也熟地黃五兩黃栢塩酒炒褐色知母酒炒龜板酥炙各三兩瑣陽酥炙枸杞子白芍藥酒炒天門冬各二兩五味子一兩乾薑炒紫色四錢冬寒加至六錢右末煉蜜入猪脊髓三條和勻丸如梧子每取八九十丸空心塩湯或溫酒下

通治 實火防風通聖散〔風門〕黃連解毒湯〔寒門〕夏月益元散〔暑門〕鎮墜〇大熱服苦寒藥不退者非甘寒不可加石膏〇虛火人參白术黃芪甘草或附子乾薑之類〇若胃虛食冷欝遏陽氣爲火欝病宜升散發之如升麻葛根之屬

濟衆新編卷之一

濟衆新編卷之二

内局首醫臣康命吉奉　敎撰

内傷

脉法 人迎大於氣口外感氣口大於人迎内傷内傷勞役豁大不禁若損胃氣隱而難尋食不消化浮滑而疾

食傷消導 食傷亦有消導補益兩法當分饑飽治之饑者胃虛不足補益也飽滯者有餘消導也又有物滯氣傷宜消導補益兼行有物暫滯氣不甚傷宜獨行消導亦有既滯而復自化只當補益枳朮丸若所滯非枳朮丸所去則備急丸(急救)〇補脾藥内必加心經藥火能生土故也益智仁是也

枳朮丸(寶鑑) 治痞消食強胃白朮二兩枳實麸炒一兩右末荷葉裹燒飯丸如梧子熟水下五七十丸至百丸〇一云荷葉包飯爲丸恐不能盡荷葉之味不若以荷葉煮粥用之更妙〇加橘皮一

兩名橘皮枳术丸〔治飲食不消心下痞悶製服法同上下藥製服亦同〕○加木香一兩名木香枳术丸消飲食破滯氣○加半夏一兩名半夏枳术丸治傷冷食痰盛○加神麴麥芽各一兩名麴蘗枳术丸治食傷胷滿不快○加橘皮半夏各一兩名橘半枳术丸治飲食傷痞悶○加橘皮黃連各一兩名橘連枳术丸補脾和胃消食化痰瀉火○加黃芩黃連大黃神麴橘皮名三黃枳术丸治傷肉食濕麪厚味悶亂不快

香砂平胃散〔寶鑑〕治傷食蒼术二錢陳皮香附子各一錢枳實藿香各八分厚朴縮砂各七分木香甘草各五分薑三片

丹青飲〔黃氏經驗〕治食傷煨薑一兩便香附蘓葉陳皮紫丹香青皮藿香烏藥各一錢草果檳榔各七分甘草五分木瓜二片

消滯丸〔寶鑑〕消食消酒消水消氣消痞消脹消腫消積消痛此藥消而不見響而不動其功甚捷

黑丑炒頭末二兩香附子炒五靈脂各一兩右末醋糊丸如菉豆薑湯下二三十丸

保和丸〔入門〕治一切食積山查六兩神麯半夏茯苓各二兩陳皮連翹蘿葍子各一兩右末蒸餅丸如梧子每七八十丸白湯下健脾加白术六兩名大安丸

木香化滯湯〔寶鑑〕治因憂食麪心下痞滿作痛半夏一錢五分草豆蔻甘草各一錢柴胡七分陳皮乾生薑木香各六分當歸尾枳實各四分酒紅花一分薑五片

〔內局〕**千金廣濟丸** 治寒食傷霍亂及關格等症紫檀香十兩檳榔八兩便香附蒼术白檀香各六兩乾薑厚朴各五兩陳皮神麯炒蓽撥丁香去蓋枳實麩炒各三兩麝香一兩右末糊和兩作三十丸朱砂爲衣○庚戌自上製下各營門救療軍兵

〔內局〕**文效濟衆丹** 治同上紫檀香檳榔乾薑各二十兩蒼术厚朴便香附各十五兩神麯炒陳皮半夏胡椒各十兩青皮唐木香各五兩右末糊和一兩五錢作十錠朱砂爲衣或兩作二十丸妙○

庚戌自上製下各營門救療軍兵

食傷補益

○脾胃弱而飲食難任者不可緊用剋伐之藥宿食吐下後氣虛宜補六君子湯(痰門)補中益氣湯

錢氏異功散

寶鑑治脾胃虛弱飲食不進未能消化心胷痞悶人參白朮白茯苓橘皮木香甘草各一錢薑三片棗二枚

參朮健脾湯

寶鑑健脾養胃運化飲食人參白朮白茯苓厚朴陳皮山查肉各一錢枳實白芍藥各八分神麯麥芽縮砂甘草各五分薑三片棗二枚

酒傷

酒者穀液大熱有毒少飲通脈過飲身熱尿赤嘔泄自汗鼻瘡甚則爲消渴黃疸肺痿內痔鼓脹失明勞嗽癲癎治法發汗利小便爲要飲酒過多酒蒸黃連丸(暑門)升麻葛根湯(寒門)中酒頭痛嘔眩者補中益氣湯去白朮加半夏白芍藥黃芩黃栢乾葛川芎酒後傷風身熱頭痛如破防風通聖散(風門)加

黃連葱白○善飲人每朝長噯不吐小調中湯合六君子湯並痰

對金飲子〔寶鑑〕治酒食傷和胃消痰陳皮三錢厚朴蒼术甘草各七分薑三片○加乾葛二錢赤茯苓縮砂神麯各一錢丸好

三豆解酲湯〔寶鑑〕治中酒發病頭痛嘔吐煩渴善解酒毒且多飲不醉因酒患消渴丸宜服之葛根二錢蒼术一錢五分陳皮赤茯苓木瓜半夏各一錢神麯七分澤瀉五分乾生薑三分黑豆菉豆赤小豆各二錢夏月及酒渴者加黃連五分

勞倦傷治法 勞倦有二勞力純傷氣無汗補中益氣湯勞心兼傷血有汗黃芪建中湯並虛心力俱勞氣血皆傷雙和湯並虛房勞傷腎亦與勞倦相似均一內傷發熱症也勞倦因陽氣下陷宜補氣升提房勞因陽火上升宜滋陰降下治法迥異○七情與食傷俱閉塞三焦熏蒸肺胃清道之氣失其傳化氣口獨緊盛嘔泄痞滿腹痛相似但傷食惡食七情雖飽不惡食○氣浮心亂朱砂安神丸神門

清而鎮之

補中益氣湯 寶鑑治勞役太甚或飲食失節身熱而煩自汗倦怠黃芪一錢五分人參白朮甘草各一錢當歸身陳皮各五分升麻柴胡各三分〇一方加黃栢三分以滋腎水紅花二分入心養血

益胃升陽湯 寶鑑治內傷諸症蓋血脫益氣古聖人之法也先理胃氣以助生發之氣此藥主之白朮一錢五分黃芪一錢人參神麯炒各七分五里當歸身陳皮甘草炙各五分升麻柴胡各三分生黃芩二分

升陽順氣湯 寶鑑治內傷諸症春月口淡無味夏月雖熱猶寒胷腹滿悶飢常如飽黃芪二錢半夏一錢二分草豆蔻八分神麯當歸陳皮人參各六分升麻柴胡甘草各四分黃栢三分薑三片

升陽益胃湯（寶鑑）治內傷脾胃症秋燥濕熱少退而飲食無味體重口燥大小便不調或灑淅惡寒乃陽氣不伸故也黃芪二錢人參半夏甘草各一錢羌活獨活防風白芍藥各七分陳皮五分柴胡白朮茯苓澤瀉各三分黃連二分薑三片棗二枚

清神益氣湯（寶鑑）治內傷症脾胃虛損食少倦怠適當暑兩濕熱之盛目疾時作身面俱黃人參一錢生薑八分澤瀉蒼朮防風五味子各六分赤茯苓升麻白朮白芍藥生甘草麥門冬各四分黃栢青皮各二分

內傷脾胃不思食不嗜食盖由胃寒宜導痰補脾或有膀胱移熱於小腸者○脾陰虛有味陽虛無味○不進食補脾不效由下元陽衰二神丸飲兎絲子末數匙酒下飲啖如湯沃雪○因事忤意鬱結在脾久不食脾實非枳實不能開温胆湯[illegible]去竹茹○食後昏困者脾虛弱由升發之氣不行也宜補中益氣湯

平胃散 寶鑑和脾健胃能進飲食盖內傷病脾胃中有宿食故不嗜食用此藥平其胃氣則自然思食方觀〇加茯苓丁香白朮名調胃散〇加乾薑名厚朴湯〇合五苓散寒門名胃苓湯〇合益元散暑門名黃白散〇加藿香半夏名不換金正氣散

寬中進食丸 寶鑑滋形氣喜飲食麥芽麪一兩半夏猪苓各七錢草豆蔻神麯各五錢枳實四錢橘皮白朮白茯苓澤瀉各二錢縮砂一錢五分乾生薑人參青皮甘草各一錢木香五分右末蒸餅丸如梧子米飲下五七十丸

生胃丹 寶鑑生胃氣消痰飲開胃膈進飲食寒濕肥白氣虛者宜南星三兩薑汁浸一宿次日以薑汁和勻用黃泥包裹曬乾慢火煨半日泥焦乾去泥用人參白朮白茯苓各二兩麥芽砂仁半夏麯陳皮青皮白豆蔻華澄茄蓮肉各一兩木香三錢右末用粟米四兩作飯焙乾以薑汁和濕再焙如是製七次作糊丸如菉豆薑湯下五七十丸

香砂六君子湯 寶鑑 治不思飲食食不化食後倒飽者脾虛也香附子白朮白茯苓半夏陳皮白豆蔻厚朴各一錢縮砂人參木香益智仁甘草各五分薑三片棗二枚

香砂養胃湯 寶鑑 治飲食不思痞悶不舒此胃寒也白朮一錢縮砂蒼朮厚朴陳皮白茯苓各八分白豆蔻七分人參木香甘草各五分薑三片棗二枚

食傷初寒久熱勞倦初熱久寒 食傷初起寒濕宜辛燥消導久爲濕熱宜辛甘苦寒潤之宜消息清鬱湯○勞倦初起熱中身困無氣表熱自汗心煩胃熱熏肖甘溫補中宜補中益氣湯久變寒中辛熱溫中湯沇香溫胃丸

凝神散 寶鑑 治內傷熱中收斂胃氣清凉肌表人參白朮白茯苓山藥各一錢白扁豆粳米知母生地黃甘草各五分地骨皮麥門冬竹葉各三分薑三片棗二枚

當歸補血湯 寶鑑 因飢困勞役致面紅目赤身熱引飲其脉洪大而虛重按全無此血虛發

熱症似白虎惟脉不長實爲辨誤服白虎湯必死宜服此藥炕閲

三補枳朮丸

寶鑑補脾胃化痰清熱消食順氣白朮二兩陳皮去白枳實各一兩貝母八錢黃連黃芩並酒炒黃栢鹽水炒白茯苓神麯山査肉各五錢麥芽香附子醋炒各三錢縮砂一錢右末荷葉煮飯丸如梧子薑湯下七八十丸

沈香溫胃丸

寶鑑治脾胃虛寒心腹疼痛或霍亂吐瀉及下焦陽虛臍腹痛冷汗出附子炮巴戟乾薑炮茴香炒各一兩官桂七錢沈香當歸人參白朮吳茱萸白芍藥白茯苓良薑木香甘草各五錢丁香三錢右末醋麪糊丸如梧子米飲下五七十丸

吞酸吐酸

吞酸者水刺心咯不出嚥不下寒也○吐酸者吐出酸水津液隨氣上升鬱積爲濕久則生熱也○脉弦而滑沈而遲胃中有寒飲洪數者痰熱在胃膈

蒼連湯

寶鑑治吞酸吐酸蒼朮黃連薑汁炒陳皮半夏赤茯苓神麯各一錢吳茱萸炒縮砂各五

分甘草三分薑三片

增味二陳湯（寶鑑）治吞酸半夏陳皮茯苓梔子炒黃連炒香附子各一錢枳實川芎蒼术各八分白芍藥七分神麯炒五分甘草三分薑三片

平肝順氣保中丸（寶鑑）治脾胃中伏火鬱積生痰致令嘔吐吞酸嘈雜常服健脾開胃化痰消滯清火抑肝白术土炒四兩香附子童便浸三日炒三兩陳皮二兩五錢川芎枳實黃連薑炒神曲炒山查肉各二兩半夏製一兩五錢梔子薑炒蘿葍子炒白茯苓乾生薑吳茱萸各一兩麥芽炒七錢青皮香油炒六錢縮砂炒甘草炙各四錢木香三錢右末竹瀝打神麯為糊丸如菉豆白湯下百丸此方治吞酸吐酸嘈雜噫氣兼治之劑

香蔻和中丸（保元）治噫氣吞酸嘈雜有痰有熱有氣有食胃膈不寬飲食不化白术炒山查肉連翹各四兩白茯苓半夏薑炒枳殼麩炒陳皮去白神麯炒各二兩乾生薑一兩蘿葍子炒白豆

蔻各五錢木香二錢五分右細末神麯糊丸如梧子每服百丸食後白湯下

藿香安胃散 寶鑑 治脾虛食入嘔吐作酸不待腐熟 橘紅五錢人參藿香丁香各二錢五分

右末每二錢薑三片水煎服

嘈雜

似飢不飢似痛不痛而懊憹不自寧也由痰因火動○飢因食爲熱者香砂平胃散或消息清鬱湯

消息清鬱湯 寶鑑 治嘈雜半夏陳皮白茯苓神麯炒山查肉香附子川芎麥芽炒枳殼梔子炒

炒黃連薑汁炒蒼朮藿香甘草各七分薑三片

養血四物湯 寶鑑 治血虛嘈雜五更心嘈思傷心血 四物湯 血門 一貼加半夏香附子貝母赤

茯苓黃連梔子各七分甘草五分薑三片

噫氣

轉出食氣也實噫食罷噫轉腐氣濕熱也二陳湯 痰飲 加蒼朮神麯麥芽薑炒黃連○虛噫不因食而

常噫濁氣塡胷也六君子湯 痰飲 加沉香厚朴蘇葉吳茱萸或蘇合香元 氣門

破鬱丹（寶鑑）治婦人噫氣胷緊連十餘聲不盡噯出氣心頭畧寛不噯即緊香附子醋煑梔子仁炒各四兩黃連薑汁炒二兩枳實檳榔蓬朮青皮瓜蔞仁蘿蔔子各一兩右末水丸如梧子滚水下三五十丸

內傷調補 胃惡熱喜冷大腸惡冷喜熱飲食衣服適寒温調之○淡食則神清○食肉後漱口○多喫茶則下焦虛冷　惟飽食後煖飲無妨

參苓白朮散（寶鑑）治內傷脾胃虛弱飲食不進或吐瀉凡大病後調助脾胃此藥極妙人參白朮白茯苓山藥甘草炙各三錢薏苡仁蓮肉桔梗白扁豆縮砂各一錢五分右末每二錢棗湯點服○剉取一兩入薑三棗二煎服亦可○（保元）人參白朮白扁豆山藥薏苡仁各一錢白茯苓桔梗各七分蓮肉七枚砂仁五箇甘草炙四分薑三片棗二枚

太和丸（寶鑑）治內傷脾胃虛損不思飲食肌體羸瘦面色萎黃開胷快膈清鬱化痰消食調理之

劑也白朮土炒四兩白茯苓白芍藥神麯炒麥芽
炒各二兩五錢香附子便炒當歸枳實各二兩龍
眼肉（無則益智代之）白豆蔻各一兩三錢半夏一兩二錢人
陳皮黃連薑汁炒山查肉各一兩甘草炙七錢
參木香各五錢右末荷葉煎湯打
陳米爲糊丸如梧子米飲下百丸

雲林潤身丸

（寶鑑）治肌瘦怯弱精神短少飲食不甘
服此藥可以當勞可以耐飢久服肢體
肥壯清火化痰開鬱健脾胃養血和氣當歸酒洗
白朮各六兩白茯苓陳皮便香附黃連薑炒山查
肉神麯炒各三兩枳實白芍藥人參山藥炒蓮肉
各二兩甘草炙五錢右末荷葉煎湯煮飯丸如梧
子米飲下百丸凡勞役之
士不可一日無此藥

九仙王道糕

（寶鑑）養精神扶元氣健脾胃進飲食補
虛損生肌肉除濕熱蓮肉山藥炒白茯
苓薏苡仁各四兩麥芽炒白扁豆炒芡仁各二兩
柿霜一兩白砂糖二十兩右細末入粳米粉五升
蒸糕曬乾任意
食之米飲下

砂糖元（寶鑑）調理脾胃。砂糖一兩作屑，入縮砂末一錢，蜜少許和勻，每兩作三十丸，細嚼嚥下。加五味子肉末五分佳。

天真元（寶鑑）治內傷脾腎俱虛，飲食不進，津液枯竭，形容羸瘦。當歸十二兩，肉蓯蓉、山藥鮮、天門冬各十兩。右四味末，精羊肉七斤批開，入藥末在內，裹定扎縛，入糯米酒四瓶中煮，令酒乾，再入水二升又煮，候肉爛如泥，乃入黃芪末五兩，人參末三兩，白朮末二兩，熟糯米飯焙末十兩，拌勻同擣，丸如梧子，每服一百丸，日三次，一日約服三百丸。若難作丸子，則入蒸餅同擣爲丸，溫酒或鹽湯下。

蒼朮膏（寶鑑）治傷食少食，濕腫，四肢無力，酒色過度，勞逸有傷，骨熱痰火等證。初服或作熱，或瀉痰，或作飽，或善飢，久服則輕身健骨。蒼朮泔浸，去黑皮，切片焙，一斤，入蒸過白茯苓四兩，剉，入水十碗，熬取汁二碗，濾去渣，又入水熬取二碗，將渣擣爛，又入水熬，絞取汁一二碗，去渣，都合前汁，再熬至二碗，加蜜四兩，熬至稠，滴水成珠爲度。日二三服，白湯下。此藥氣極雄壯，通行脾腎二經。

食積類傷寒

凡傷食成積亦能發熱頭痛症似傷寒惟心腹飽悶噫噯嘔逆

陶氏平胃散

〔寶鑑〕蒼朮一錢五分厚朴陳皮白朮各一錢黃連枳實各七分草果六分神麯山查肉乾薑木香甘草各五分薑三片

內傷飲食宜吐宜下

宿食在上百沸湯調白礬或薑鹽湯飲之以鷄翎探吐酒傷速吐佳

○在下備急丸〔救急〕感應元〔大傚〕○〔新增經驗〕治食傷煩熱心腹脹痛百藥無效片熟石撐兩頭石上攤人糞鷄子大火炊半沸入大豆末黃土末各一握候半乾以眞油清蜜各一鍾和句以極焦黑爲度入井華水一砂鉢候石冷去石以布澄清黃昏服之名五行湯

除源散

〔寶鑑〕凡傷食寒熱心腹痛問其所傷何物取原食物燒存性末一兩用生韭一握擣取汁調服過一二時以備急丸〔救急〕服以催之宿食下而愈○傷寒食復發熱取所食物燒存性末米飲下二錢

萬億丸

（回春）治大人小兒食滯無所不可瘧痢亦可寒食麪朱砂巴豆右各五錢先將朱砂研細再入巴豆又研極細却將寒食麪用好酒打成糕蒸熟入藥內仍又同研百餘下丸如黍米每服三五丸看人大小加減用之

枳實大黃湯

（寶鑑）治食傷熱物大便不通大黃二錢厚朴枳實檳榔甘草各一錢木香五分

虛勞

脉法

平人脉大爲勞脉極虛亦爲勞○氣虛則弦血虛則大○凡虛細弱虛勞也○虛勞脉大抵多弦或浮大數大者易治若帶雙弦賊邪侵脾難治○男子久病氣口弱則死強則生女子久病人迎弱則死強則生

虛勞治法

不論陰陽損傷皆因水火不濟火降則血脉和暢水升則精神充滿或心腎俱虛或心脾俱虛或心肝俱虛或肺腎俱虛或五臟俱虛但以調和心腎爲主兼補脾胃則飲食進而精神氣血

自生○調和心腎虛中有熱者宜古菴心腎丸虛中有寒者宜究原心腎丸不受峻補者宜歸茸元兼補脾胃宜二神交濟丹天真元⿰亻⿰易力○峻補烏附天雄乾薑官桂類潤補當歸鹿茸肉蓯蓉類清補兩門冬人參地黃類

陰虛

血虛也凡陰虛每日午後惡寒發熱至晚得微汗而解脉必虛濡而數絕類瘧症但瘧脉弦而虛脉大弦爲辨若誤作瘧治多致不救○與火門陰虛火動參看○四物湯⿵門血滋陰降火湯清离滋坎湯⿰火並○陰先虛而陽暴絕脉亂垂死○用獨參湯⿵門氣且灸氣海

加味補陰丸

（寶鑑）補陰虛瀉陰火黃柏知母各四兩牛膝杜冲巴戟熟地黃山茱萸各三兩肉蓯蓉白茯苓枸杞子遠志山藥鹿茸龜板各二兩右末蜜丸如梧子鹽湯下八九十丸

大造丸

（寶鑑）治六脉虛微血氣衰弱此方滋陰補陽養壽之聖藥紫河車一具泔浸洗淨盛竹器長流水中浸一刻以回生氣盛小瓦盆於木甑或瓦甑內蒸極熟如糊取出先傾自然汁別貯將河

車石臼內搗千下同前汁和勻生乾地黃四兩龜板杜冲天門冬黃栢鹽酒炒各一兩五錢牛膝麥門冬當歸身各一兩二錢人參一兩五味子五錢右末河車汁和米糊爛搗作丸以溫酒或鹽湯任下百丸日再服

入門大造丸（寶鑑）治氣血虛弱陽物僅具形迹面色萎黃并大病後不能作呼喚聲久服耳目聰明鬚髮皆黑延年益壽紫河車一具照前法蒸熟生地黃二兩五錢用白茯苓二兩縮砂六錢三物以紗絹包之入磁缸內酒煑乾再添酒煑七次取出去砂苓不用蓋地黃得砂仁茯苓則入腎經故也材料劑服法與上大造丸同

陽虛氣虛也脉微弱少氣力自汗不止宜四君子湯（喘）益胃升陽湯（內傷）

桂附湯（寶鑑）治陽虛血弱虛汗不止桂皮三錢附子炮二錢薑三片棗二枚

茸附湯（寶鑑）治氣精血虛耗潮熱盜汗鹿茸附子炮各二錢五分薑七片

參芪建中湯（寶鑑）治虛損少氣四肢倦怠飲食少進當歸身一錢五分人參黃芪白朮陳皮白茯苓白芍藥生乾地黃酒炒各一錢甘草五分五味子三分薑三片棗二枚

鹿茸大補湯（寶鑑）治虛勞少氣一切虛損肉蓯蓉杜冲各一錢白芍藥白朮附子炮人參官桂半夏石斛五味子各七分鹿茸黃芪當歸白茯苓熟地黃各五分甘草二分五里薑三片棗二枚

陰陽俱虛氣血皆不足也宜古菴心腎丸究原心腎丸

雙和湯（寶鑑）治心力俱勞氣血皆傷或房室後勞役或勞役後犯房及大病後虛勞氣乏自汗白芍藥二錢五分熟地黃黃芪當歸川芎各一錢桂皮甘草各七分五里薑三片棗二枚

八物湯（寶鑑）治虛勞氣血兩虛能調和陰陽人參白朮白茯苓甘草熟地黃白芍藥川芎當歸各一錢二分

十全大補湯（寶鑑）治同上又治虛勞自汗人參白朮白茯苓甘草熟地黃白芍藥川芎當歸

黃芪官桂各一錢薑三片棗二枚○加柴胡一錢黃連五分治虛勞氣血俱損漸成勞瘵

固眞飮子 寶鑑治陰陽兩虛氣血不足飲食少思五心煩熱潮熱自汗精氣滑脫行步無力時或泄瀉脈度沉弱咳嗽痰多將成勞瘵熟地黃一錢五分人參山藥當歸黃芪蜜炒黃栢鹽酒炒各一錢陳皮白茯苓各八分杜冲炒甘草炙各七分白朮澤瀉山茱萸破故紙炒各五分五味子十粒

人參養榮湯 寶鑑治虛勞成損氣血不足消瘦倦怠氣短食少或寒熱自汗白芍藥酒炒二錢當歸人參白朮黃芪蜜炒官桂陳皮甘草炙各一錢熟地黃五味子防風各七分五里遠志五分薑三片棗二枚

異類有情丸 寶鑑治虛勞補氣血兩虛鹿角霜龜板酥炙各三兩六錢鹿茸酒洗酥炙虎脛骨酒煮酥炙各二兩四錢右末雄猪脊髓九條同煉蜜丸如梧子空心鹽湯下七八十丸盖鹿陽也龜虎陰也血氣有情各從其類非金石草木例也如厚味善飮之人可加猪膽汁一二合以寓降火

之義中年覺衰者便可服餌

是齋雙補丸寶鑑平補氣血不燥不熱熟地黃補血兎絲子補氣各八兩右末酒糊丸如梧子酒飮下七十丸

滋陰大補丸寶鑑治虛勞補心腎熟地黃二兩牛膝山藥各一兩五錢杜冲巴戟山茱萸肉蓯蓉五味子白茯苓茴香遠志各一兩石菖蒲枸杞子各五錢右末蒸棗肉和蜜丸如梧子鹽湯或溫酒下七九十丸

心虛曲運神機爲虛勞血少面無色驚悸夢遺盜汗極則心痛咽腫○口舌生瘡語澁肌瘦宜天王補心丹清心補血湯人參固本丸醫鑑

古庵心腎丸寶鑑治勞損心腎虛而有熱驚悸怔忡遺精盜汗目暗耳鳴腰痛脚痿久服黑鬚髮令人有子熟地黃生乾地黃山藥茯神各三兩當歸澤瀉黃柏鹽酒炒各一兩五錢山茱萸枸

杞子龜板酥炙牛膝黃連牧丹皮鹿茸酥炙各一兩生甘草五錢朱砂一兩爲衣右末蜜丸如梧子朱砂爲衣空心塩湯或温酒下百丸

究原心腎丸（寶鑑）治虛勞水火不交濟怔忡盜汗遺精赤濁兎絲子三兩酒浸牛膝熟地黃肉蓯蓉鹿茸附子炮人參遠志茯神黃芪山藥當歸龍骨五味子各一兩右末以浸兎絲酒煮糊丸如梧子棗湯下七九十丸

肝虛 盡力謀慮爲虛勞筋骨拘攣極則頭目昏眩○脇痛關格不通○筋緩目暗四物湯（血門）雙和湯或鹿茸四斤丸（小兒）

歸茸元（寶鑑）治虛勞陰血耗竭面色黧黑耳聾目暗脚弱腰痛小便白濁當歸酒浸鹿茸酥炙等分爲末煮烏梅肉爲膏丸如梧子温酒下五七十丸

拱辰丹（寶鑑）凡男子方當壯年而真氣猶怯此乃禀賦素弱非虛而然僭燥之藥尤宜速戒滋益

之方羣品稍衆藥力細微難見功效但固天元一氣使水升火降則五臟自和百病不生此方主之

鹿茸酥炙　當歸　山茱萸各四兩　麝香五錢另研

右末酒麪糊丸如梧子溫酒或鹽湯下七十丸至百丸

脾虛意外過思慮脹滿少食極則吐瀉肉削四肢倦怠關節肩背強痛○氣急肌痺多汗宜天真元　參苓白术散　九仙王道糕〔並內傷〕

橘皮煎元

〔寶鑑〕治脾腎大虛不進飲食肌肉消瘦虛弱憔悴及久瘧久痢

橘皮五兩　甘草三兩三錢　當歸　萆薢　肉蓯蓉　吳茱萸　厚朴　官桂　陽起石　巴戟　石斛　附子　兎絲子　牛膝　鹿茸　杜冲　乾薑各一兩

右末用酒一升五合於磁器入橘皮末煎熬如餳却入諸藥末攪勻擣丸如梧子空心溫酒鹽湯下五七十丸

肺虛預事而憂爲虛勞氣乏心腹冷胷背痛極則毛焦津枯咳嗽鬨熱○氣喘面腫口燥咽乾痰盛或唾

血人參膏或獨參湯並氣

人參黃芪散〔寶鑑〕治虛勞客熱潮熱盜汗痰嗽唾膿血鱉甲酥炙一錢五分天門冬一錢秦艽柴胡地骨皮生乾地黃各七分桑白皮半夏知母紫菀黃芪赤芍藥甘草各五分人參白茯苓桔梗各三分

腎虛

矜持志節及過傷色慾爲虛勞腰骨痛遺精白濁極則面垢脊痛○尿赤陰瘡耳鳴○腎有兩枚左爲腎屬水不足則爲陰虛六味地黃丸並臟或加五味子四兩名腎氣丸治同右爲命門屬火不足則爲陽虛八味元並臟腎與命門俱虛斑龍丸身形

三一腎氣丸〔寶鑑〕治虛勞補心腎諸臟精血瀉心腎諸臟火濕熟地黃生乾地黃山藥山茱萸各四兩牧丹皮白茯苓澤瀉瑣陽龜板各三兩牛膝枸杞子人參麥門冬天門冬各二兩知母黃栢並鹽炒五味子官桂各一兩右末蜜丸如梧子溫酒或鹽湯下七九十丸

小兎絲子元〔寶鑑〕治虛勞腎損陽氣衰少小便滑數兎絲子五兩山藥〔內七錢半作糊〕蓮肉各二兩白茯苓一兩右末山藥糊丸如梧子溫酒或塩湯下七九十丸

三味安腎丸〔寶鑑〕治下虛腎氣不得歸元變見諸證用此補腎令其納氣破故紙茴香並炒乳香各等分右末蜜丸如梧子塩湯下三五十丸

增益歸茸元〔寶鑑〕治虛勞腎衰補精血養陽氣熟地黃鹿茸五味子大當歸各四兩山藥山茱萸大附子炮牛膝酒浸官桂各二兩白茯苓牧丹皮澤瀉酒浸一宿各一兩右末用鹿角膠半斤剉入石器中入酒少許熔化丸如梧子空心溫酒或塩湯下五七十丸一法膠作末酒和作丸亦可

八仙斑龍膠〔保元〕乃補益天下第一方也鹿茸五十兩赤何首烏白何首烏枸杞子各八兩人參天門冬麥門冬生地黃熟地黃牛膝各五兩右將藥均入大砂鍋內熬汁五次將渣濾淨再熬至五碗則成膠矣每服銀茶匙二三匙好酒調化空心服

龜鹿二仙膏〔張氏經驗〕治督任俱虛精血不足鹿角膠龜膠各一斤粁炒枸杞子龍眼肉各六兩人參四兩右先將二膠酒浸烊杞圓膏中候化盡入右人參末磁罐收貯清晨醇酒調服五錢

虛勞通治 凡人四肢痿弱多因未知陰陽先損瓊玉膏身形夏用六味地黃丸五臟春秋腎氣丸五臟冬用八味元五臟〇亾陽失陰諸虛陰痿遺精膃肭補天丸前陰

二神交濟丹〔寶鑑〕補虛勞治心脾腎三經虛損茯神薏苡仁各三兩酸棗仁枸杞子白朮神麯各二兩柏子仁芡仁生乾地黃麥門冬當歸人參陳皮白芍藥白茯苓縮砂各一兩右末熟水四盞調煉蜜四兩黃山藥末四兩作糊丸如梧子米飲下五七十丸〇〔入門〕云血虛甚去芍加鹿茸脾虧甚去地黃加五味子

小建中湯〔寶鑑〕治虛勞裏急腹痛夢寐失精四肢痠疼手足煩熱咽乾口燥白芍藥五錢桂枝三錢甘草炙一錢薑五片棗四枚煎至半去滓下膠飴一兩再煎烊化服之〇加黃芪蜜炒一錢名

黃芪建中湯治虛勞氣虛自汗○加當歸一錢名當歸建中湯治虛勞血虛自汗

戊戌酒

（寶鑑）能補養元氣老人尤佳糯米三斗蒸熟黃雄犬一隻去皮腸煮一伏時候極爛擣爲泥連汁與飯同拌勻用白麯三兩和勻釀之二七日熟空心飮一盃

霞天膏

（寶鑑）純黃牯牛肥澤二三歲未交接者取精肉切如栗子入大鍋長流水煮頻攪水耗則添熱湯常使水淹肉至五六寸掠去沫直至肉爛如泥濾去滓將汁入小銅鍋用桑柴文武火煮不住手攪漸如稀餳滴水不散色如琥珀膏成矣火候最用心否則壞矣磁器盛貯用和丸劑每三分攙白麪一分同煮成糊或用煉蜜○（新增）作膏於大川邊逆取流水仍注鍋內取水之生氣丸效古方雖在吐門曾用於老痰虛損津枯之人每空心二三匙熔化服不吐而大效故移付於此

五重膏

（俗方）治虛勞有效大鮒魚一尾去鱗及內腸生薑乾薑胡椒白芥子㕮（云椒）獨頭蒜各一錢作末盛於鮒魚內以線縫之鮒魚盛於陳黃鷄腹中縫之黃鷄盛於牛胖一部內縫之胖亦盛於黃

狗腹內縫之鷄狗去內腸一如鮒魚熟製黃狗盛於牛皮一領內縫之以刀亂刺開穴俾通水氣大釜中設兩橋橋上置牛皮如懸胎之狀釜內灌水一斗真油燒酒清醬各一升釜蓋以鍮銅盌水器覆之罅隙則用塩泥固濟覆蓋內盛冷水一如燒酒蓋板之狀水中入黃豆數合始慢火煎熬豆熟則又改豆與水如是數次後釜內肉塊叓為翻置如前安蓋盛水入豆待其豆熟又改豆與水數次則其肉自然爛熟矣肉則隨量啖之肉汁亦隨量飲之大法雖如是不無隨症加減之道冬至後立春前不可用

天一補眞丹

新增 治氣血大虛男子瘦弱腎虛婦人虛勞無子羊一隻去筋膜取精肉熟地黃薑浸十兩山藥山茱萸各五兩牧丹皮白茯苓澤瀉各三兩陳皮縮砂各二兩右末羊肉以刀爛竊入石臼爛搗和藥末叓搗千餘杵丸如梧子米飲或淡薑茶下七八十丸○腎冷加茴破冷極加官桂附子○氣滯加便香附沉香婦人則加四製香附○有積加青皮○全羊骨煎服亦可

羊肉湯

新增治男子婦人陽虛瘦弱能雙補氣血羊脯二三兩生薑二兩桂皮乾薑各五錢○血虛加白芍藥酒炒黃二錢○冬月生羊肉一大盞尤好

鷄膏

新增貧家遇虛症而難辦參料以此代用雖能辦參素稟血燥肺經有火難服參料者亦宜陳鷄一隻去筋膜皮骨及頸與脊只取肩脚及腹下堅肉入生桔梗一條生薑二兩官桂五錢山查二十箇黃栗十箇如法作膏○血燥加白芍藥酒炒黃二錢○陽虛加附子一二錢○氣虛感氣及房勞挾感補瀉兩難忍冬三錢或五錢生薑一兩山查十箇生栗九箇生桔梗一條同鷄作膏用○材料加減全在活法

新增管見

無論大人小兒人參附子用之於熱在陽分則其害立至醫者即覺若用之於熱在陰分則外似無害故醫者以爲用温熱之藥而無害是用之末洽然也或至數兩而死或至數斤而死死亦不悔醫者主家終不覺悟是病在陰分用熱藥熬盡其津液然後命盡故也如此死者頻頻見之

故姑書以待後之高明

身形

論身形 人生從乎太易病從乎太素○父精爲魂母精爲魄地水火風和合成人○人之壽夭父精母血盛衰不同○人身猶一國胷腹宮室四肢郊境骨節百官神君血臣氣民○丹田有三腦爲上心爲中臍下三寸爲下○背有三關腦後王枕關夾脊轆轤關水火之際尾閭關○神太用則歇精太用則竭氣太勞則絕○養性者無犯日月之忌無失歲時之和須知一日之忌暮無飽食一月之忌晦無大醉一歲之忌冬無遠行終身之忌夜不燃燭行房○搬運服食按摩導引養生法也富貴之人多勞心而中虛筋柔骨脆貧賤之人多勞力而中實骨勁筋强富貴者縱情極慾慮遠思多消鑠無非心腎之脂膏貧賤者小怒寡慾願淺易足所傷無非日生之氣血故富貴之病多從本貧賤之病多從標

養性延年藥

瓊玉膏

（寶鑑）填精補髓調真養性返老還童補百損除百病萬神俱足五臟盈溢髮白復黑齒落更生行如奔馬日進數服終日不飢渴功效不可盡述一料分五劑可救癱瘓五人一料分十劑可救勞瘵十人若二十七歲服起壽可至三百六十若六十四歲服起壽可至五百年生地黃十六斤搗絞取汁人參細末二十四兩白茯苓細末四十八兩白蜜煉去滓十斤右和勻入磁缸內以油紙五重厚布一重緊封缸口置銅鍋內水中懸胎令缸口出水上以桑柴火煑三晝夜如鍋內水減則用煖水添之日滿取出再用蠟紙緊封缸口納井中浸一晝夜取出再入舊湯內煑一晝夜以出水氣乃取出先用少許祭天地神祇肰後每一二匙溫酒調服不飲酒白湯下日進二三服如遇夏熱置陰涼處或藏氷中或埋地中須於不聞鷄犬聲幽淨處不令婦人喪服人見之製時終始勿犯鐵器服時忌食葱蒜蘿蔔醋酸等物○（衞生方）生地黃八斤人參二斤白茯苓一斤半白蜜五斤○（入

門云本方加天門冬名瓊液膏○永樂中太醫會議加天門冬麥門冬地骨皮各八兩進御服食賜號益壽永真膏○〔本草〕云加天門冬麥門冬枸杞子末各一斤亦名益壽永真膏○〔臞仙方〕加琥珀沉香末各五錢

三精丸〔寶鑑〕久服輕身延年益壽面如童子蒼术天精地骨皮地精各淨末一斤黑桑椹人精取二十斤揉爛入絹袋內絞取汁去滓將兩藥末投汁內調勻入罐內密封口閣於棚上晝採日精夜採月華直待自肰煎乾方取爲末蜜丸如小豆每十丸酒湯任下

斑龍丸〔寶鑑〕常服延年益壽鹿角膠鹿角霜兎絲子栢子仁熟地黃各八兩白茯苓破故紙各四兩右磨爲細末酒煑米糊和丸或以鹿角膠入好酒烊化和丸如梧子薑塩湯下五十丸昔蜀中有一老人貨此藥於市自云壽三百八十歲矣

人參固本丸〔寶鑑〕夫人心藏血腎藏精精血充實則鬚髮不白顏貌不衰延年益壽藥之滋

補無出於兩地黃世人徒知服兩地黃不知服兩門冬爲引蓋生地黃生心血用麥門冬引入所生之地熟地黃補腎精用天門冬引入所補之地四味互相爲用又以人參通心氣天門冬去心薑汁浸二日酒浸二日麥門冬去心酒浸二日泔浸三日生乾地黃熟地黃並酒浸各二兩右以石磨磨如泥或爛搗以杏仁湯化開濾淨渣又磨淨盡如澄小粉之法撇去上面水取藥粉曬乾乃入人參末一兩煉蜜和丸如梧子每五七十丸溫酒鹽湯任下忌蘿蔔葱蒜○[入門]有痰者地黃薑汁炒一方去人參加黃栢鹿角霜名鹿栢固本丸

七寶美髯丹

[本草]烏鬚髮壯筋骨固精氣續嗣延年久服極驗赤白何首烏各一斤米泔浸三四日瓷片刮去皮淘淨黑豆二升以砂鍋木甑鋪豆及首烏重重鋪蓋蒸之豆熟取出去豆暴乾撥豆再蒸如此九次暴乾爲末赤白茯苓各一斤水飛撿塊以人乳十碗浸勻曬末牛膝八兩酒浸一日同首烏第七次蒸之至九次止曬乾當歸八兩酒浸曬枸杞子八兩酒浸曬兎絲子八兩酒浸

生芽研爛曬補骨脂四兩以黑脂麻炒香並忌鉄器石臼爲末煉蜜丸如彈子一百五十丸每日三丸清晨温酒下午時薑湯下臥時鹽湯下其餘並丸如梧子每日空心酒服一百丸

老人治病 老人雖有外感切忌苦寒藥及大汗吐下宜平和之藥調治老人小水短少即是病進若憊乏宜補中益氣湯(內傷)異功散(六腑)固真飲子(虛勞)尿數腎氣丸(五臟)去澤瀉加茯神益智仁大便乾燥蘓麻粥三仁粥(並大便)痰病六君子湯(痰飲)三子養親湯(咳嗽)

服人乳法〔寶鑑〕無病婦人乳汁二盞好清酒半盞入銀器或石器內同滾頓服每日五更時一服○一方加生梨汁數匙名接命膏

(內局)**牛乳粥**〔寶鑑〕牛乳汁一升入粳米細心少許煮粥令熟常服最宜老人○〔內局〕牛乳盛於鍋內定其多少之限而量入清水煎熬到限始入細米心令熟後入鹽水少許調味以出名駝酪粥

精(男二八女二七精通)

脉法○微弱而澁精氣清冷爲無子也○遺精白濁當驗於尺結芤動緊○濇爲精血不足○洪數火逼

精宜秘密五臟各有精並無停泊于其所人未交感精涵于血中未有形狀交感之後慾火動極流行之血至命門變爲精以泄宜秘密不可妄泄

大鳳髓丹寶鑑治心火旺盛腎水不足心有所欲速於感動疾于施泄黃柏炒二兩縮砂一兩甘草五錢半夏炒猪苓茯苓紅蓮蘂益智仁各二錢五分右末盐水丸如梧子空心糯米飲下五七十丸

遺精夢泄屬心閉藏者腎也疎泄者肝也皆有相火其系屬心心君火也爲物所感則易動精自走雖不交會暗流疎泄○心腎氣虛因小便而出曰尿精因見聞而出曰漏精亦有濕痰滲爲遺精○夢泄者心有所感夢而後泄其候有三年少鰥曠矜持強制情慾溢而泄勿藥可也心虛不能主宰而泄用平和之劑真元久虧而泄須作補湯亦有經絡熱而泄者○夢泄屬鬱者居多誤用澁

劑愈澀愈其病反甚虛勞

黃連清心飲〔寶鑑〕治君火既動相火隨之而精泄黃連生地黃當歸甘草茯神酸棗仁遠志

人參蓮肉各等分
右剉五錢煎服

保精湯〔寶鑑〕治陰虛火動夜夢遺精當歸川芎白芍藥生地黃薑汁炒麥門冬黃栢酒炒知母蜜

炒黃連薑汁炒梔子童便炒乾薑炒黑牡蠣煅山茱萸各五分

歸元散〔寶鑑〕治夢遺日久氣下陷宜升提腎氣以歸元人參白朮白茯苓遠志酸棗仁炒麥門冬

黃栢知母二味並童便炒鷄頭實蓮花蘂枸杞子陳皮川芎各五分升麻甘草各二分五里入蓮肉

三箇棗一枚
空心溫服

樗根皮丸〔寶鑑〕治房勞過傷精滑夢遺樗根白皮炒為末酒糊丸如梧子肰性凉而燥不可單

服須以八物湯煎水吞下為佳虛勞

加味二陳湯〔寶鑑〕治濕痰滲爲遺精半夏薑製赤茯苓鹽水炒梔子炒黑各一錢五分陳皮白朮桔梗升麻酒炒柴胡酒炒甘草各一錢石菖蒲七分黃栢知母各三分薑三片

精滑脫屬虛精傷則骨痠痿厥精時自下精脫則耳聾虛而泄精諸藥不效五倍子一兩白茯苓二兩丸服五倍澁脫之功斂於龍骨蛤粉〔童男陽痿有所慕而夢遺愼不可補淸心乃安朝服淸心蓮子飲〔見消渴〕暮服定志丸〔見神門〕虛脫小兎絲子元究原心腎丸〔見虛勞〕○精隨尿而出曰白淫淸心蓮子飲佳

桂枝龍骨牡蠣湯〔寶鑑〕治失精桂枝白芍藥龍骨煅牡蠣煅生薑各三兩甘草二兩大棗十二枚右剉以水七升煑至三升分三服

約精丸〔寶鑑〕治小便中泄精不止新韭子霜後採者一斤酒浸一宿焙白龍骨二兩右末酒調糯米粉爲糊丸如梧子空心鹽湯下三十丸

辰砂既濟丸（回春）治元陽虛憊精氣不固夜夢遺精盜汗遺精不禁此藥大補元氣澁精固陽神效熟地黃酒洗四兩人參黃芪鹽水炒當歸酒洗山藥枸杞子鎖陽龜板酥炙牡蠣酒浸一宿煆各二兩牛膝酒洗知母酒炒各一兩五錢破故紙鹽水炒一兩二錢黃栢酒炒一兩右末用白术八兩水八碗煎至一半取渣再易水煎濾淨合煎至二碗成膏丸如梧子辰砂為衣空心淡鹽湯或酒下七十丸乾物壓之

氣

脉法代者氣衰細者氣少浮而絕氣欲絕沉滑氣兼痰飲沉弦細動皆氣痛症心痛在寸腹痛在關下部在尺

氣為諸病氣生於穀為陽而主外呼吸之根十二經係於生氣之源謂腎間動氣也○腎生氣肺主氣○膻中為氣海諸病諸痛皆因於氣○風傷氣為疼痛寒傷氣為戰慄暑傷氣為熱悶濕傷氣為

腫滿燥傷氣爲閉結○氣逸則滯橘皮一兩煎服

七氣 喜怒悲思憂驚恐○人有七情病生七氣氣結則生痰痰盛則氣愈結故調氣必先豁痰○七氣相干痰涎凝結如絮如膜甚如梅核窒碍咽喉爲氣隔氣滞氣秘氣中漸至五積六聚

七氣湯 寶鑑治七情鬱結心腹絞痛半夏三錢人參官桂甘草炙各七分薑三片

四七湯 寶鑑治七氣凝結狀如破絮或如梅核窒碍咽喉咯不出嚥不下或胸膈痞滿痰涎壅盛

半夏二錢赤茯苓一錢六分厚朴一錢二分紫蘇葉八分薑七片棗二枚

分心氣飲 寶鑑治七情痞滯通利大小便清而疎快紫蘇葉一錢二分甘草炙七分半夏枳殼

各六分青皮陳皮木通大腹皮桑白皮木香赤茯苓檳榔蓬术麥門冬桔梗桂皮香附子藿香各五分薑三片棗二枚燈心十莖

九氣 怒則氣上喜則氣緩悲則氣消恐則氣下寒則氣收炅則氣泄驚則氣亂勞則氣耗思則氣結治法

高者抑之下者舉之寒者熱之熱者寒之驚者平之勞者溫之結者散之喜者以恐勝之悲者以喜勝之

正氣天香湯（寶鑑）治九氣作痛亦治婦人氣痛香附子三錢烏藥陳皮紫蘇葉各一錢乾薑甘草各五分或爲末塩湯點服二錢佳○神仙九氣湯治九氣作痛香附子薑黃甘草炙各等分爲末每二錢塩湯點服

中氣五志過極氣逆而暈倒脉沉身涼口無痰涎中風者脉浮身溫口多痰涎中風以中氣治之無傷中氣以中風治之必死先用薑湯或蘇合香元星香正氣散（風門）虛者八味順氣散實者四七湯

八味順氣散（寶鑑）治中氣最佳人參白朮白茯苓青皮白芷陳皮烏藥各七分甘草三分

上氣逆氣上氣者肺藏氣氣有餘則喘咳上氣○逆氣者氣自腹中時時上衝火盛者滋陰降火湯（火門）加香附茯神沉香

蘓子降氣湯 寶鑑治上氣喘促半夏麯蘓子炒研各一錢官桂陳皮去白各七分五里當歸前胡厚朴甘草炙各五分薑三片棗二枚紫蘓五葉

秘傳降氣湯 寶鑑治上氣及氣不升降頭目昏眩腰脚無力桑白皮一錢陳皮枳殼柴胡甘草炙各五分地骨皮五加皮骨碎補訶子皮草果桔梗半夏麯各三分薑三片紫蘓三葉

沉香降氣湯 寶鑑治氣不升降上氣喘促便香附四兩甘草炙一兩二錢縮砂五錢沉香四錢右細末每服二錢以蘓塩湯調下

退熱清氣湯 寶鑑治氣逆柴胡陳皮赤茯苓各一錢半夏枳殼各八分便香附七分川芎五分縮砂七粒研木香甘草炙各三分薑三片

短氣少氣 短氣者有氣上衝實非上衝呼吸雖數不能相續似喘而不摇肩似呻吟而無痛實難辨之症氣急短促是也四君子湯去茯苓加黃芪人參養榮湯並○少氣者氣不足則息微少氣獨參

湯生脈散醫門補中益氣湯益胃升陽湯辨內傷

人參膏

寶鑑治元氣虛乏精神短少言語不接能回元氣於無何有之鄉王道也人參一斤切入砂鍋內水浮藥一指文武火煎乾一半傾在別處又將渣如前煎三次爵參無味乃止却將前汁入鍋內熬成膏日服五六匙有肺火與天門冬對用甚妙○人參膏治脾肺陽氣不足能補氣促短氣少氣非升麻爲引用不能補上升之氣升麻一分人參三分爲相得也若補下焦元氣瀉腎中火邪茯苓爲之使○單人參濃煎服名獨參湯○人參膏獨參湯須以長流水煎服乃有奇效

四君子湯

寶鑑補真氣虛弱治氣短氣少人參白茯苓白朮甘草炙各一錢二分五里

氣痛

多因七情飲食鬱痰爲積聚痞滿刺痛等症初起辛溫開鬱行氣消積久則辛寒降火氣滯上焦心胃痞痛枳梗湯醫門氣滯中焦腹脇刺痛神保元氣滯下焦腰痛疝瘕蟠葱散前陰四磨湯入醫氣滯於外周身刺痛或浮腫五皮散浮腫流氣飲子三和散

清膈蒼莎丸（寶鑑）治濕熱散鬱止痛蒼朮二兩便香附一兩五錢黃連黃芩各五錢右末取紅熟瓜蔞去皮同搗丸如菉豆溫水下三五十丸○一方蒸餅和丸薑湯下

內局**神保元**（寶鑑）治諸氣注痛又治心膈痛腹脇痛腎氣痛全蝎七箇巴豆十箇去皮爲霜木香胡椒各二錢五分朱砂一錢拌入衣右末蒸餅丸如麻子朱砂爲衣每五七丸薑湯溫酒任下

流氣飲子（寶鑑）治氣注疼痛或腫脹大腹子一錢陳皮赤茯苓當歸白芍藥川芎黃芪枳實半夏防風甘草各七分五里紫蘇葉烏藥青皮桔梗各五分五里薑三片棗二枚

三和散（寶鑑）治諸氣鬱滯或脹或痛川芎一錢沉香紫蘇葉大腹皮羌活木瓜各五分木香白朮檳榔陳皮甘草炙各三分

復元通氣散（寶鑑）治氣不宣通周身走痛白丑頭末二兩茴香炒穿山甲煻火煨胖各一兩五錢陳皮去白玄胡索甘草炙各一兩木香五錢右細末每二錢薑湯或溫酒調下

氣鬱 因七情或六氣或飲食津液不行清濁相干氣結不散變爲諸症○氣鬱不散二陳湯（痰）煎水吞交感丹痰壅氣滯順氣導痰湯（風門）

交感丹（寶鑑）治諸氣鬱滯一切公私怫情名利失志抑鬱煩惱諸七情所傷不思飲食面黃形羸胷膈痞悶諸症效大能升降水火香附子一斤長流水浸三日取炒茯神四兩右擣末蜜丸如彈子每一丸細嚼以降氣湯下○降氣湯 香附子茯神甘草各一錢

上下分消導氣湯（寶鑑）治氣鬱功勝分心氣飲常患氣惱之人可用此 枳殼桔梗桑白皮川芎赤茯苓厚朴青皮便香附炒各二兩黃連薑汁炒半夏瓜蔞仁澤瀉木通檳榔麥芽炒各一兩甘草炙三錢右剉每一兩薑三片煎服或末神麯糊丸白湯下七八十丸名分消丸

通治 男屬陽得氣易散女屬陰遇氣多鬱男氣病常少女氣病常多治法女調血以耗氣男調氣以養血○氣陽也動則爲火故以降火化痰消積分治交感丹四七湯分心氣飲流氣飲子逍遙用

內局蘓合香元(寶鑑)治一切氣疾及中氣上氣氣逆氣鬱氣痛白朮木香沉香麝香丁香安息香白
檀香朱砂(研)烏犀角訶子皮香附子蓽撥各二兩
蘓合油(入安息香膏內)乳香龍腦各一兩右細末用安息
香膏并煉蜜搜和千檮每一兩分作四十丸每取
二三丸井華水或溫水溫酒薑湯化服○有龍腦
則謂之龍腦蘓合元無龍
腦則謂之麝香蘓合元

至聖來復丹(寶鑑)治氣不升降一切危急之症可冷可熱可緩可急如中氣上氣氣痛氣鬱
皆效又治痼冷心腹痛臟腑虛滑霍亂吐瀉脉微
欲絕上實下虛氣塞痰厥此藥養心腎均調陰陽
切效殊勝硝石硫黃各一兩同為細末入碗內以
微火溫炒以柳木篦不住手攪令陰陽氣相入不
可火太過恐傷藥力再研極細名二氣砂太陰玄
精石研飛一兩五靈脂研水飛澄去砂石曬乾青
皮陳皮並去白各二兩為末和勻以好醋打麪
糊搜和丸如豌豆每服三五十粒空心粥飲下

神

脉法 七情之脉氣口緊盛○寸口脉動而弱動爲驚弱爲悸○癲疾脉虛則可治實則死○狂疾實大者生沉小者死

五臟藏七神神統七情 七神心神肺魄肝魂脾意腎志又脾意智腎精志○心實則笑虛則悲喜則氣緩怒則氣上嘔血憂則氣塞不行思則氣結悲則氣消驚則氣亂恐則氣散

驚悸怔忡 驚悸者火懼水有時而作也大槩屬血虛與痰有時心跳亦是血虛時作時止者痰因火動蓋心胆經病○怔忡者心中躁動惕惕如人將捕無時而作因驚悸久而成○停飲五苓散寒門芎夏湯痰飲○肥人多濕痰瘦人多血虛驚悸怔忡皆肰

朱砂安神丸 〔寶鑑〕東垣曰熱淫所勝以黃連之苦寒去心煩除濕熱爲君以甘草生地黃之甘寒瀉火補氣滋生陰血爲臣當歸補血不足朱砂納浮溜之火而安神明也黃連六錢朱砂五錢甘草生乾地黃酒洗各三錢五分當歸酒洗二錢五分右末湯浸蒸餅丸如黍米津唾嚥下二三十

加味溫膽湯（寶鑑）治心膽虛怯觸事易驚涎與氣搏變生諸症香附子二錢四分橘紅一錢二分半夏枳實竹茹各八分人參白茯苓柴胡麥門冬桔梗各六分甘草四分薑三片棗二枚

清心補血湯（寶鑑）治勞心思慮損傷精神頭眩目昏心虛氣短驚悸煩熱人參一錢二分當歸白芍藥炒茯神酸棗仁炒麥門冬各一錢川芎生地黃陳皮梔子炒甘草炙各五分五味子十五粒

辰砂妙香散（寶鑑）治心氣不足驚悸怔忡恍惚恐怖悲憂慘戚喜怒不常虛煩少睡山藥白茯苓茯神黃芪遠志薑製各一兩人參桔梗甘草各五錢朱砂三錢木香二錢五分麝香一錢右細末每二錢溫酒調下不飲酒人以蓮肉煎湯調下

養心湯（寶鑑）治憂愁思慮傷心或勤政勞心以致心神不足驚悸少睡白茯苓茯神當歸生地黃、

各一錢黃芪蜜炙遠志薑汁炒各八分川芎栢子仁酸棗仁炒各七分半夏麯六分人參五分甘草炙辣桂各三分五味子十四箇薑三片

加味四七湯 寶鑑治心氣鬱滯豁痰散驚半夏二錢赤茯苓厚朴各一錢二分茯神紫蘇葉各八分遠志薑製甘草炙各五分薑七片棗二枚石菖蒲半寸

四物安神湯 寶鑑治心中無血如魚無水怔忡跳動當歸白芍藥生地黃熟地黃人參白朮茯神酸棗仁炒黃連炒梔子炒麥門冬竹茹各七分辰砂另末五分棗二枚炒米一撮梅一箇煎水調辰砂末服

朱雀丸 寶鑑治心神不定恍惚健忘火不下降時復振跳白茯神二兩沉香五錢右末湯浸蒸餅丸如梧子朱砂五錢水飛爲衣人參湯下五十丸

健忘 事有始無終言無首尾由精神短少亦有痰者○思慮過多心傷則血耗散神不守舍脾傷則胃氣

衰而慮愈深治法養心血理脾土○若痰迷心竅健忘瓜蔞枳實湯痰飲加減○所稟陰魄不足善忘

定志丸○怔忡久則健忘由心脾血少

引神歸舍丹〔寶鑑〕治心風健忘南星牛膽製二兩朱砂一兩附子童便浸炮七錢右末猪心血和糊丸如梧子每五十丸萱草根煎湯下

定志丸〔寶鑑〕治心氣不足忽忽喜忘神魄不安驚悸恐怯夢寐不祥人參白茯苓茯神各三兩石菖蒲遠志製各二兩朱砂一兩內半爲衣右末蜜丸如梧子米湯下五七十丸○去茯神加琥珀鬱金名加味定志丸治痰迷心膈驚悸怔忡

歸脾湯〔寶鑑〕治憂思勞傷心脾健忘怔忡當歸龍眼肉酸棗仁炒遠志製人參黃芪白朮茯神各一錢木香五分甘草三分薑五片棗二枚

癲癎痰在膈間眩微不仆痰在膈上眩甚仆倒大人曰癲小兒曰癎皆由邪氣逆上陽分亂于頭中○癎

有五馬牛羊鷄猪以其病狀偶類其實痰火驚三者而已○痰結心胷開痰鎮心心經蓄熱清心除熱痰迷心竅祛痰寧心○癲者呻吟甚則僵仆心常不樂言語無倫如醉如癡癇者卒然暈倒咬牙作聲吐沫不省遺後便醒○因怒者寧神導痰湯癇風當歸龍薈丸臟研婦人加味逍遥散婦人○病先身熱脉浮六腑易治病先身冷脉沈五臟難治

追風祛痰丸〔寶鑑〕治風痰發癇半夏湯洗爲末稱六兩分作二分以一分皂角汁浸作麴一分薑汁浸作麴一南星三兩剉一半白礬水浸一宿一半皂角水浸一宿防風天麻白殭蠶炒白附子煨皂角炒各一兩全蝎炒白礬枯木香各五錢右末薑汁糊丸如梧子朱砂爲衣薑湯下七八十丸

濟心滾痰丸〔寶鑑〕治癲癇驚狂一切怪證專治痰火大黃酒蒸黃芩各四兩青礞石同焰硝煆如金色犀角皂角朱砂水飛各五錢沈香二錢五分麝香五分右末水和丸如梧子朱砂爲衣溫水下七十丸

內局龍腦安神丸(寶鑑)治五種癲癇無問遠近白茯苓(一作茯神)三兩人參地骨皮麥門冬甘草各二兩桑白皮犀角鎊各一兩牛黃五錢龍腦麝香各三錢朱砂馬牙硝各二錢金箔三十五片右末蜜丸如彈子金箔爲衣每一丸冬溫水夏凉水化下

滋陰寧神湯(寶鑑)治癲疾及不時暈倒痰壅搐搦當歸川芎白芍藥熟地黃人參茯神白术遠志南星各一錢酸棗仁炒甘草各五分黃連酒炒四分薑三片

清心溫膽湯(寶鑑)治諸癇平肝解鬱清火化痰益心血陳皮半夏茯苓枳實竹茹白术石菖蒲黃連薑汁炒香附子當歸白芍藥各一錢麥門冬八分川芎遠志人參各六分甘草四分薑三片

癲狂

癲陰盛多喜狂陽盛多怒蓋心肝二經火盛大抵狂爲痰實癲爲心血少治法俱豁痰順氣清火平肝癲謂僵仆不省狂謂妄言妄走○胃大腸實熱燥火鬱結成狂○一切大風癲狂防風通聖散(風門)加牧丹皮生地黃桃仁痰火鬱塞癲狂牛黃清心元(風門)清心滾痰丸○(新增)狗寶入于豆腐內煑熟

後去豆腐只取狗寶細末米
飲調下色青者佳白者劣

當歸承氣湯（寶鑑）治陽狂奔走罵詈當歸大黃各一
兩芒硝七錢甘草五錢右剉每一兩薑
五片棗十枚水一碗煎至半去渣溫服硝黃去胃
中實熱當歸補血甘草緩中加薑棗者引入胃中
也

牛黃瀉心湯（寶鑑）治癲癇及心經邪熱狂亂精神不
爽大黃生一兩龍腦朱砂水飛牛黃各
一錢右末每服三錢
生薑汁和蜜水調下

寧志化痰湯（寶鑑）治癲狂初起膽製南星半夏陳皮
茯苓黃連薑汁炒天麻人參酸棗仁炒
石菖蒲各一
錢薑五片

神病通治 先貴後賤曰脫營先富後貧曰失精雖不中
邪病從內生血爲憂煎氣隨悲減令人飲食
無味神倦肌瘦○牛黃清心元（風門）交感丹（氣門）天王
補心丹清心補血湯朱砂安神丸辰砂妙香散

天王補心丹

〔寶鑑〕寧心保神令人不忘除怔忡定驚悸養育心神生乾地黃酒洗四兩黃連酒炒二兩石菖蒲一兩人參當歸酒洗五味子天門冬麥門冬栢子仁酸棗仁炒玄參白茯神丹參桔梗遠志各五錢右末蜜丸如梧子朱砂爲衣臨卧以燈心竹葉煎湯下三五十丸

加減溫膽湯

〔寶鑑〕治痰迷心竅神不守舍因憂思鬱結驚恐傷心心不自安神出舍空使人驚悸怔忡煩亂悲歌叫罵奔走不識人茯神半夏製陳皮枳實梔子炒白朮麥門冬黃連各一錢當歸酸棗仁炒竹茹各八分人參六分辰砂末五分甘草三分薑三片棗二枚梅一箇水煎調辰砂末五分竹瀝半盞服

血

心主血脾裹血肝納血

脉法

諸失血見芤脉○沈細吉浮大凶○濇爲少血芤爲失血○脫血脉實難治○澁濡弱爲亡血

血爲氣配

血乃水穀之精氣陽血陰血隨氣行病出於血調氣猶可病原於氣區區調血何加焉故

調氣爲上調血次之○血脫危急補血難期速效故不得已從權益氣益胃升陽湯(內傷)獨參湯(虛門)亦先陽後陰之義○血上行屬火下行挾濕上行逆下行順

衂血嘔血吐血

衂血者陽明熱欝口鼻出血涼血行血爲主○衂血出於肺○止衂法以白紙作數十摺冷水浸貼頂中以熨斗火頻熨○白芨末冷水調服三錢○以色線緊扎手中指中節左出扎右右出扎左左右俱出左右俱扎○百草霜末三錢水調服○以水噴面使帶驚則止○吐衂血蓮心末二錢調服○有聲爲嘔無聲爲吐實者犀角地黃湯黃連解毒湯(寒門)虛者小建中湯(虛勞)加黃連○有因勞倦飲食心血入胃吐者有因酒熱滿悶血從吐後出者有因大飽胃冷不消强吐傷裂胃口吐血腹痛難治治者理中湯(寒門)加川芎乾葛○吐血火病雖挾痰治火則血止○行氣莎芎散滋補清肺生脉飲(暑門)止澁童便乾薑炒末調服還血歸元參苓白朮散(內傷)四君子湯(氣門)腎氣丸(五臟)瓊玉膏衄久則升提三黃補血湯

莎芎散〔寶鑑〕治衄血香附子四兩川芎二兩右末每二錢茶清調下不以時〇〔丹溪心法〕芎附飲同香附開鬱行氣使邪火散於經絡川芎和血通肝使血歸於肝臟血歸火散其血立止

三黃補血湯〔寶鑑〕治六脉虛芤而衄吐血升麻白芍藥各二錢熟地黃一錢當歸川芎各七分五里生地黃柴胡黃芪牧丹皮各五分

清衄湯〔寶鑑〕治衄血當歸赤芍藥生地黃香附子黃芩梔子側柏葉各一錢黃連七分赤茯苓桔梗各五分生甘草三分藕節五箇童便調服

犀角地黃湯〔寶鑑〕治衄吐血不止及上焦瘀血面黃大便黑能消化瘀血生地黃三錢赤芍藥二錢犀角鎊牧丹皮各一錢加鬱金片芩升麻妙〇〔回春〕加當歸黃芩黃連各一錢尤佳

茯苓補心湯〔寶鑑〕治勞心吐血白芍藥二錢熟地黃一錢五分當歸一錢三分川芎白茯苓人參前胡半夏各七分陳皮枳殼桔梗乾葛紫蘇葉甘草各五分薑五片棗二枚

清熱解毒湯（寶鑑）治吐衄血升麻二錢生地黃一錢五分黃栢赤芍藥牧丹皮各七分乾葛黃連黃芩桔梗梔子連翹甘草各五分薑三片

咳嗽唾咯血

咳血者咳甚出血屬肺熱者滋陰降火湯（火門）虛者八物湯（虛勞）○嗽血者痰嗽帶血屬脾熱者加味逍遙散虛者六君子湯（痰嗽）加桑白皮片芩枳殼五味子○唾血者隨唾而出血屬腎滋陰降火湯○咯血者咯出血屑或咯不出或帶紅絲此精血竭四物湯加竹瀝薑汁童便青黛或滋陰降火湯

加味逍遙散（寶鑑）治痰中見血牧丹皮白术各一錢五分當歸赤芍藥桃仁貝母各一錢山梔黃芩各八分桔梗七分青皮五分甘草三分

清肺湯（寶鑑）先痰後血是積熱也赤茯苓陳皮當歸生地黃赤芍藥天門冬麥門冬黃芩梔子紫菀阿膠珠桑白皮各七分甘草三分棗二枚梅一箇

清火滋陰湯〈寶鑑〉治嘔吐咳嗽唾咯血天門冬麥門冬生地黃牧丹皮赤芍藥山梔子黃連山藥山茱萸澤瀉赤茯苓甘草各七分水煎入童便服

玄霜雪梨膏〈寶鑑〉治咳嗽唾咯吐血除勞心動火勞嗽久不愈雪梨六十箇去心皮取汁二十鍾酸者不用生藕汁十鍾生地黃汁十鍾白茅根汁十鍾麥門冬煎取汁五鍾生蘿蔔汁五鍾右汁合和重濾去渣火上煎煉入煉蜜一斤飴糖八兩柹霜八兩薑汁半盞火上再熬如稀糊則成膏矣每服三五匙日三服不拘時

尿血 胞移熱膀胱癃尿血○下焦熱尿血○尿血淋痛或雜尿而出者從膀胱來也若出血不痛非淋即尿血乃心移熱小腸血從精竅中來○四物湯加山梔滑石牛膝黃芩黃連或導赤散（六腑）○亂髮灰燒存性醋湯調服八正散（小便）加麥門冬四物合五苓散（寒門）色傷腎氣丸（五臟）老人六味地黃丸（五臟）暑熱升麻煎湯調益元散（暑門）痛不可忍單豆豉一撮煎服

清腸湯(寶鑑)治尿血當歸生地黃梔子炒黃連赤芍藥黃栢瞿麥赤茯苓木通萹蓄知母麥門冬各七分甘草五分燈心一團梅一箇

茯苓調血湯(寶鑑)治酒麪過度房勞後小便出血半赤茯苓一錢半赤芍藥川芎半夏麴各七分前胡柴胡青皮枳殼桔梗桑白皮白茅根燈心甘草各五分薑五片蜜二匙

清熱滋陰湯(寶鑑)治尿血及便血生地黃麥門冬梔子炒黑各一錢玄參牧丹皮各八分當歸川芎赤芍藥各五分知母黃栢並酒炒白朮陳皮甘草各三分

便血

內因濕熱酒色七情外感六淫氣血逆亂○腸風自外得色鮮在糞前近血屬大腸氣敗毒散(寒門)○腸毒自內得色黯在糞後遠血屬小腸血宜胃風湯香連丸(並大便)清榮槐花飲(後陰)日久氣虛補中益氣湯(內傷)傷食平胃散加枳殼槐花當歸烏梅酒毒酒蒸黃連丸(胃門)○臟(六腑)寒下血無痛宜乾薑桂枝(之屬)

平胃地榆湯〔寶鑑〕治結陰便血蒼朮升麻附子炮各一錢地榆七分葛根厚朴白朮陳皮赤茯苓各五分乾薑當歸神麴炒白芍藥益智仁人參甘草炙各三分薑三片棗二枚

清臟湯〔寶鑑〕治大便下血生地黃一錢當歸酒洗地榆各八分黃芩梔子炒黑黃栢炒各七分白芍藥黃連側栢葉阿膠珠各六分川芎槐角炒各五分

槐花散〔寶鑑〕治腸胃有濕脹滿下血槐花炒二錢蒼朮厚朴陳皮當歸枳殼各一錢烏梅肉甘草炙各五分

厚朴煎〔寶鑑〕治便血及諸下血厚朴生薑各五兩同搗爛炒黃白朮神麴麥芽五味子各一兩同炒黃右末水糊丸如梧子米飲下百丸盖脾胃本無血緣氣虛腸薄自榮衛滲入而下用厚朴厚腸胃麥芽消酒食白朮導水血自不作多有奇效

齒衄舌衄　齒衄者齦屬胃齒屬腎二經相併血出牙縫漱涼水則止少頃又出外糝綠袍散內服解

毒湯漱合犀角地黃湯又竹葉煎湯和鹽漱口婦人○仍塗鹽地骨皮煎湯先漱後喫○〔新增〕牛黃膏

舌衄者血從舌出蒲黃炒末糝之又槐花炒末糝之又赤小豆一升搗碎和水取汁服之亂髮灰醋湯調服且糝之

綠袍散〔寶鑑〕治齒縫出血不止黃栢薄荷芒硝青黛各等分右末入龍腦少許糝牙床即止

蚊蛤散〔寶鑑〕治舌上出血如泉五倍子白膠香牡蠣粉等分末糝患處

血汗 膽受熱血妄行爲血汗○大喜傷心則氣散血隨氣行汗出污衣赤色黃芪建中湯虛勞兼服妙香散神門

產婦因大喜而得者葎草汁二升醋二合和之空心服○蝟皮燒灰米飲調服肉煑食之

九竅出血 卒大驚則九竅血溢出百草霜油髮灰龍骨末或吹入或糝之新屠猪羊血熱飲二升○九竅四肢指間出血暴驚所致新生犢子臍中屎燒灰和水服小薊汁一盞酒半盞調和頓服乾者末水調服井華水卒噀其面勿令知○指縫成瘡有孔血不止多年糞桶箍篾燒付○血自皮膚濺

出煑酒瓶上紙碎揉如楊花手捏在出血處卽止○膕中出血不止十全大補湯虛勞

通治

一切失血過多眩暈大劑芎歸湯婦人生地黃汁飲之不暇取血汁生吃以滓塞鼻孔好墨汁飲之仍滴鼻孔通用八物湯虛勞加黃芪生地黃橘皮荊芥各七分棗二枚梅一箇醎傷血血病無多食醎○血虛大忌鹹刺出血多○凡血藥不可純涼加辛溫升藥或酒煎酒炒防風爲上使連翹爲中使地榆爲下使○血結皆用醋湯和之○童便重湯入薑汁服降火滋陰消瘀止吐衄諸虛止血藥中每入童便速效又方人乳好酒童便等分和合重湯服之

四物湯〔寶鑑〕

通治血病熟地黃白芍藥川芎當歸各一錢二分五里○一方春倍川芎夏倍芍藥秋倍地黃冬倍當歸○春加防風夏加黃芩秋加天門冬冬加桂枝○本方換生地黃赤芍藥名涼血地黃湯治孕婦傷寒

夢

魂魄爲夢

心虛則多夢○胃氣晝行陽故目張而寤夜行陰故目瞑而寐○口鼻呼吸爲魂耳目聰明爲魄○無夢神能守舍故也

益氣安神湯

〔寶鑑〕治七情六淫相感而心虛夜多夢寐睡卧不寧恍惚驚悸當歸茯神各一錢生地黃麥門冬酸棗仁炒遠志人參黃芪蜜炒牛膽南星竹葉各八分甘草黃連各四分薑三片棗二枚

虛煩不睡

身不熱頭目昏疼咽燥不渴清清不寐或心煩擾不寧皆虛煩○大病後虛弱及老人陽衰不寐六君子湯[illegible]加炒酸棗仁黃芪○痰在膽經神不歸舍溫膽湯加南星炒酸棗仁炒○心煩不得眠熱也但虛煩不眠膽冷也○熱者辰砂益元散〔暑門〕加牛黃○思慮過結而不睡以怒激之使汗出○困卧則睡○勞心膽冷定志丸〔神門〕加炒酸棗仁炒柏子仁○朱砂乳香爲衣棗湯下五十丸

溫膽湯

〔寶鑑〕治心膽虛怯觸事易驚夢寐不祥虛煩不得睡半夏陳皮白茯苓枳實各二錢青竹

茹一錢甘草五分薑五片棗二枚

加味溫膽湯〔寶鑑〕治法同上半夏三錢五分陳皮二錢二分竹茹枳實各一錢五分酸棗仁炒遠志五味子人參熟地黃白茯苓甘草各一錢右分二貼薑五片棗二枚煎服

酸棗仁湯〔寶鑑〕治不睡及多睡酸棗仁微炒人參白茯苓各等分右末每一錢水一盞煎至七分如要睡即冷服如不要睡即熱服

安神復睡湯〔保元〕治勤政勞心痰多少睡心神不足當歸川芎白芍藥酒炒熟地黃益智仁酸棗仁炒遠志甘草水泡去心山藥龍眼肉各等分薑棗

秫米半夏湯〔靈樞〕治久病不寐神效秫米一升半夏五合長流水八升揚之萬遍取其清者五升煮秫夏二味炊以葦薪至一升半日三服新病汗之即愈舊病三飲而已

聲音

聲音出於腎

心爲聲音之主肺爲聲音之門腎爲聲音之根六氣及痰熱干心肺病在上隨症散邪則天籟鳴矣大病後失音腎氣丸脬○病人語聲寂寂然善驚呼骨節間病喑喑然不徹者心膈間病啾啾然細而長者頭中病

人參平補湯

〔寶鑑〕治腎虛聲不出人參川芎當歸熟地黃白芍藥白茯苓兎絲子五味子杜冲巴戟橘紅半夏麯各六分牛膝白朮破故紙胡蘆巴益智甘草炙各三分石菖蒲二分薑三片棗二枚水煎於五更初腎氣開時不許咳唾言語默默服之

卒然無音

杏仁七錢五分熬桂心末二錢五分和搗取李核大綿裹含嚥汁日五夜三○風冷失音蘇葉荊芥穗各一兩搗取汁入酒相和溫服半盞竹葉濃煎服又取橘皮濃煎服

荊蘇湯

〔寶鑑〕治感風寒卒瘂及失音通用荊芥穗紫蘇葉木通橘紅當歸辣桂石菖蒲各一錢

人參荊芥散

〔寶鑑〕治感冒風寒言語不出咽乾鼻涕人參荊芥穗陳皮桔梗半夏細辛杏仁

通草麻黃甘草各一錢薑五片

因雜病失音虛損憔悴氣血不足失聲音○久瘖天真元陶産後失聲茯苓補心湯卹○聲斯蜜脂煎○尋常聲音不清訶子散

杏仁煎〔寶鑑〕治咳嗽失音聲不出杏仁泥白蜜砂糖屑生薑汁各一盞桑白皮木通貝母炒各一兩五錢紫菀五味子各一兩石菖蒲五錢右六味剉水五升煎至半升去滓入杏蜜糖薑再煎成稀膏每取一匙含化嚥下或加知母款冬花尤效

蜜脂煎〔寶鑑〕治暴失音聲嘶常服潤肺猪脂二斤熬去滓入白蜜一斤再煉少頃濾淨入磁器內候成膏不拘時挑服一匙

訶子散〔寶鑑〕治咳嗽聲音不出桔梗五錢半生半炒訶子皮三錢半生半炒木通三錢甘草二錢半生半炒右分二貼每一貼水煎去滓入生地黃汁一小盞臨卧嚥下

言語 肺主聲入肝爲呼入心爲言入脾爲歌入腎爲呻自入爲哭○肺邪或胃熱入心爲譫言妄語○悲泣呻吟言語譫妄邪祟也

瘖不得語 有舌強不語神昏不語口噤不語舌縱語澁舌麻語澁其間治痰治風安神養氣血各從活法治之與風門暴瘖條參看

大驚不語 大驚入心則敗血頑痰塡塞心竅故瘖不能言

密陀僧散（寶鑑）治驚氣入心瘖不能言密陀僧研極細末每一錢茶清調下一方以熱酒調下有熱者麝香湯調下昔有人爲虎蛇所驚久瘖服此即愈

遠志丸（寶鑑）治因驚言語顛錯遠志薑製南星牛膽製人參白附子白茯神酸棗仁炒各五錢朱砂三錢水飛麝香一錢金箔五片右末蜜丸如梧子朱砂爲衣薄荷湯下三十丸日再服

津液 大腸主津小腸主液皆受胃之榮氣行津於上焦灌漑皮毛充實腠理○五臟各有液

脉法

汗脉浮虛或濡或澁自汗在寸盜汗在尺自汗多則血脫津竭

自汗盜汗

自汗者無時濈濈然出動則爲甚屬胃陽虛宜補陽調胃○多汗身軟者濕也○內傷虛損自汗補中益氣湯（內傷）小加附子加麻黃根浮小麥升柴蜜炒或小建中湯（虛勞）倍加桂枝加附子○盜汗者睡則汗出覺則止陰虛有火此腎虛也發熱六味地黃丸惡寒八味元（並[illegible]五）○欲睡則汗出者膽熱小柴胡湯（寒門）通用當歸六黃湯○通治諸汗雙和湯（虛勞）

玉屏風散

（寶鑑）治表虛自汗白术二錢五分防風黃芪各一錢二分○防風黃芪實表氣白术燥內濕

參歸腰子

（寶鑑）治心氣虛損自汗以此收斂心液人參當歸剉各五錢猪心一箇破作數片并心內血以水二碗先煎猪心至一碗半乃入二藥同煎至八分取清汁吃猪心以汁送下令盡

當歸六黃湯

（寶鑑）治盜汗之聖藥也黃芪二錢生地黃熟地黃當歸各一錢黃芩黃連黃栢

各七分○黃芪實表氣當歸生熟地黃補陰血芩連黃栢去內火所以有效也

當歸地黃湯(寶鑑)治盜汗氣血兩虛者當歸熟地黃生地黃白芍藥酒炒白朮白茯苓黃芪蜜炒各一錢黃栢知母並蜜水炒陳皮各八分人參五分甘草三分棗一枚浮小麥一撮

心汗手足汗陰汗 心汗者別處無汗獨心孔有汗思慮多汗亦多○大人心血溢盛面常發赤參歸腰子收斂心血小兒因驚得之○手足汗者胃熱用芩連等凉劑不效八物湯虛加半夏茯苓爲君白附子川烏爲使○陰汗蛇床子酒炒白礬陳醬煎洗

茯苓補心湯(寶鑑)治心汗心汗者心孔有汗別處無也因七情鬱結而成白茯苓人參白朮當歸生地黃酸棗仁炒白芍藥麥門冬陳皮黃連各一錢甘草三分朱砂五分別爲末棗二枚梅一箇浮小麥百粒同煎調朱砂末服

痰飲

脉法

痰脉弦滑○沉弦者懸飲內痛○雙弦者寒飲偏弦者飲也○肺飲不弦但苦喘短氣○久得濇脉必費調理盖痰膠固脉道阻澁○沉弦細滑大小不匀皆痰病也

痰論

痰者津液之異名潤養肢體者也痰與飲不同伏於包絡隨氣客肺壅嗽者痰也聚於脾元隨氣上溢口角流出而不禁者涎也惟飲生於胃爲嘔爲吐○其爲內外疾病非止百端皆痰之所致也盖津液既凝爲痰爲飲洶涌上焦故口燥咽乾流而之下則便溺閉塞面如枯骨毛髮焦乾婦人則經閉不通小兒則驚癇搐搦治先逐痰然後調理○痰原於腎動於脾客於肺水升火降脾胃調和痰從何生

痰飲諸病

眼胞及眼下如灰烟熏黑者痰也一切痰症食少肌色如故○痰症初起頭痛發熱類外感表症久則潮咳夜重類內傷陰火又痰飲流注肢節疼痛類風症但痰症胷滿食減肌色如故○俗云十病九痰誠哉是言手臂不得動骨節遍身痛痰入骨也眼黑行步呻吟舉動艱難入骨痰也

眼黑面帶土色四肢痿痺屈伸不便風濕痰也眼黑頰赤面黃熱痰也○痰病或似邪祟

飮病有八 留飮者胷中有飮短氣而渴四肢歷節痛背冷咳嗽導痰湯芎夏湯○癖飮者水癖在兩脇下動搖有聲十棗湯門寒○痰飮者暴肥暴瘦水走腸間漉漉有聲胷脇支滿目眩苓桂朮甘湯○溢飮者飮水流行歸於四肢當汗不汗身體重痛小青龍湯門寒○懸飮者亦名流飮水在脇下咳唾引痛十棗湯抄○支飮者咳逆倚息短氣不得卧其形如腫小青龍湯抄○伏飮者膈上痰滿喘咳或吐發則寒熱腰背痛目淚出振振身瞤控涎丹

苓桂朮甘湯 (寶鑑) 治痰飮赤茯苓二錢桂枝白朮各一錢五分甘草一錢

茯苓五味子湯 (寶鑑) 治支飮手足冷痺多唾小腹氣上衝胷咽面熱如醉時復眩冒赤茯苓二錢桂心甘草各一錢五分五味子一錢二分五里支飮法當冒冒者必嘔嘔者復滿加半夏以去其飮飮去嘔止

風痰 多癱瘓奇症頭風眩暈暗風悶亂搐搦瞤動痰色青而光○風虛三生飲(風門)○風痰散之南星皂角白附子竹瀝

青州白圓子(寶鑑)治風痰壅盛嘔吐眩暈及癱瘓風 半夏七兩南星三兩白附子二兩川烏五錢右生爲細末清水浸春五夏三秋七冬十日朝夕換水候日數足乃取納生絹袋中濾過其滓再研濾過以盡爲度澄清去水曬乾又爲末以糯米粥清和丸如菉豆薑湯下三五十丸

導痰湯(寶鑑)治風痰半夏二錢南星炮橘紅枳殼赤茯苓甘草各一錢薑五片

寒痰 骨痺四肢不擧氣刺痛無煩熱凝結清冷○因形寒飮冷痰色青黑如灰善唾或喘輕者五積散(寒門)重者溫中化痰丸○喜唾痰者胷中有寒或大病後胃冷也理中湯(寒門)加益智仁二陳湯加丁香砂仁○脾虛不能制腎水吐痰唾而不咳八味元(五臟)○寒痰溫之薑附官桂半夏

溫中化痰丸(寶鑑)治冷痰嘔噦惡心青皮陳皮良薑乾薑各等分右末醋糊丸如梧子米飮

下五十九

濕痰 身重而軟倦怠困弱痰色白喘急○濕痰燥之蒼白朮厚朴茯苓二陳湯加蒼白朮

山精丸(寶鑑)健脾清火燥濕痰蒼朮泔浸三日竹刀刮去皮陰乾二斤黑桑椹一斗取汁去渣將蒼朮浸汁曬乾如此九次搗爲細末枸杞子地骨皮各一斤右末蜜丸如梧子每百丸溫湯下

熱痰 多煩熱燥結頭面烘熱或眼爛喉閉癲狂嘈雜懊憹怔忡痰色黃甚則帶血○有痰痰爲本有熱熱爲本宜察之○熱痰清之芩連梔子青黛石膏

清氣化痰丸(寶鑑)治熱痰半夏製二兩陳皮赤茯苓各一兩五錢黃芩連翹梔子桔梗甘草各一兩薄荷荊芥各五錢右末薑汁糊丸如梧子薑湯下五十丸

小調中湯(寶鑑)治一切痰火及百般怪病善調脾胃神效黃連煎水浸甘草甘草煎水浸黃連瓜蔞仁煎水浸半夏半夏煎水浸瓜蔞仁各炒水乾爲度各等分右剉五錢薑三片煎服又四味爲

末煑良薑取汁作糊丸如梧子白湯下五十丸○加人參白朮白茯苓川芎當歸生地黃白芍藥調之大調中湯治虛而有痰火最佳

清熱導痰湯（寶鑑）治憎寒壯熱頭目昏沉氣上喘急口出涎沫此因内傷七情以致痰迷心竅神不守舍神出則舍空舍空痰自生也黃連黃芩瓜蔞仁南星炮半夏製陳皮赤茯苓桔梗白朮人參各七分枳實甘草各五分薑三片棗二枚竹瀝薑汁調服

鬱痰 與老痰燥痰同卽火痰鬱於心肺久則凝滯胸膈稠粘難喀毛焦色白如枯骨咽乾口燥咳嗽喘促○燥痰潤之瓜蔞杏仁五味子天花粉○老痰軟之海石芒硝瓜蔞枳殼便香附

瓜蔞枳實湯（寶鑑）治痰結喀吐不出胸膈作痛不能轉側或痰結胸滿氣急或痰迷心竅不能言瓜蔞仁枳實桔梗赤茯苓貝母炒陳皮片芩梔子各一錢當歸六分縮砂木香各五分甘草三分竹瀝五匙薑汁半匙調服

氣痰 七情鬱結痰滯咽喉形如敗絮或如梅核咯不出嚥不下胷膈痞悶

加味四七湯〔寶鑑〕治痰氣鬱結窒碍於咽喉之間咯不出嚥不下謂之梅核氣半夏陳皮赤茯苓各一錢神麯炒枳實南星炮各七分青皮厚朴紫蘇葉檳榔縮砂各五分白豆蔻益智仁各三分薑五片

潤下丸〔寶鑑〕治痰積氣滯及痰嗽降痰甚妙陳皮一斤去白塩二兩以水化同煮爛焙燥甘草炙一二兩右末湯浸蒸餅丸如梧子白湯下三五十丸○橘紅一斤甘草四兩塩五錢水浸過一指許鍋內煮乾焙爲末每早晚各二匙淡薑湯或白湯調下名二賢散清肺消痰下氣解酒毒

食痰 因飲食不消或挾瘀血遂成窠囊多爲癖塊痞滿○食積痰消之山査神麯麥芽

正傳加味二陳湯〔寶鑑〕治食積痰導痰補脾消食行氣山査肉一錢五分香附子半夏各一錢川芎白朮蒼朮各八分橘紅茯苓神麯炒各七分縮砂研麥芽炒各五分甘草炙三分薑三

片棗二枚

酒痰 因飲酒不消或酒後多飲茶水但得酒次日又吐飲食不美嘔吐酸水小調中湯對金飲子劑加半夏乾葛各一錢

驚痰 因驚痰結成塊在胷腹發則跳動痛不可忍或成癲癇婦人多有之

控涎丹（寶鑑）一名妙應丹治痰飲流注作痛甘遂紫大戟白芥子各等分右末糊丸如梧子曬乾臨卧薑湯或温水下七丸至十丸神效驚痰加朱砂爲衣痛甚加全蝎酒痰加雄黃臂痛加木鱉子桂心驚痰成塊加穿山甲鱉甲玄胡索蓬术

痰厥 因內虛受寒痰氣阻塞手足厥冷麻痺暈倒二陳湯加桔梗枳實杏仁當歸良薑縮砂木香桂皮或蘓子降氣湯嗽門三生飲風門

清火化痰湯（寶鑑）治熱痰結在胷膈咯吐不出滿悶作痛名痰結半夏陳皮赤茯苓各一錢

桔梗枳殼瓜蔞仁各七分黃連黃芩梔子貝母蘓子桑白皮杏仁芒硝各五分木香甘草各三分薑三片同煎至半納芒硝熔化去滓又入竹瀝薑汁服

痰塊

濕痰流注一身作核不散或痛或不痛按之無血潮雖或微紅淡薄不熱堅如石破之無膿或有薄血或清水又有壞肉如破絮或如瘰癧如雞卵可移動軟活不硬○或有塊如腫毒多在皮裏膜外○咽喉痰結作寒熱通順散（瘰癧）加半夏南星○南星草烏等末薑汁調付核消○生南星商陸根合搗令爛付○生山藥一塊萆麻子三箇並去皮研勻貼之

竹瀝達痰丸

〔寶鑑〕能運痰從大便出不損元氣妙〔丹溪〕曰痰在四肢非竹瀝不開此藥是也

半夏薑製陳皮去白白朮微炒白茯苓大黃酒浸蒸曬乾黃芩酒炒青礞石碎各二兩人參甘草炙各一兩五錢焰硝一兩同火煅如金色沈香五錢右末以竹瀝一大碗半薑汁三匙拌勻曬乾如此五六度因以竹瀝薑汁丸如小豆每百丸臨臥時以米飲或薑湯下

開氣消痰湯(寶鑑)治胷中胃脘至咽門窄狹如線疼痛及手足俱有核如胡桃者桔梗便香附白殭蠶炒各一錢陳皮片芩枳殼各七分前胡半夏枳實羌活荊芥檳榔射干威靈仙各五分木香甘草各三分薑三片

痰飲治法 順氣爲先分導次之虛人中焦有痰胃氣亦賴所養不可便攻攻則愈虛○治痰用利藥過多痰易生當補脾胃清中氣自然運下痰在脇下白芥子在四肢竹瀝在膈胃可下而愈○痰生於脾胃治法實脾燥濕氣升屬火順氣在於降火○脾虛不能運化六君子湯加竹瀝薑汁或補中益氣湯(內傷)加半夏竹瀝薑汁○陽虛腎寒冷痰溢上或昏暈夜喘上氣八味元(五臟)三味安腎丸(虛勞)或黑錫丹(寒門)鎮墜

六君子湯(寶鑑)治氣虛痰盛半夏白朮各一錢五分陳皮白茯苓人參各一錢甘草炙五分薑三片棗二枚

痰飲通治

二陳湯(寶鑑)通治痰飲諸疾或嘔吐惡心或頭眩心悸或發寒熱或流注作痛半夏二錢橘皮赤茯苓各一錢甘草炙五分薑三片

芎夏湯(寶鑑)逐水利飲通用川芎半夏赤茯苓各一錢陳皮青皮枳殼各五分白朮甘草炙各二分五里薑五片

滾痰丸(寶鑑)治濕熱痰積變生百病大黃酒蒸黃芩去朽各八兩青礞石一兩同焰硝一兩入罐內盖定鹽泥固濟曬乾火煅紅候冷取出以礞石如金色爲度沈香五錢右末滴水丸如梧子茶清溫水任下四五十丸服藥必須臨睡送下至咽卽便仰卧令藥在咽膈之間徐徐而下漸逐惡物入腹入腸方能見效○一方加朱砂二兩爲衣

清氣化痰丸(寶鑑)治一切痰飲及酒食積成痰壅盛南星半夏以白礬皂角生薑各二兩同

水浸一宿並剉作片同煮至南星無白點曬乾各二兩神麯麥芽各一兩五錢陳皮枳實白朮白茯苓蘓子蘿葍子炒瓜蔞仁香附米山查肉白豆蔻各一兩黃芩八錢海粉七錢青皮乾葛黃連各五錢右末以竹瀝薑汁泡蒸餅丸如梧子薑湯或茶清下五七十丸

竹瀝枳朮丸〔寶鑑〕治老人虛人痰盛不思飲食健脾消食化痰清火去眩暈半夏南星以白礬皂角生薑同煮半日去皂薑焙乾枳實條芩陳皮蒼朮泔浸鹽水炒山查肉白芥子炒白茯苓各一兩黃連薑汁炒當歸酒洗各五錢右末神麯六兩作末以薑汁竹瀝各一盞煮糊丸如梧子淡薑湯或白湯下百丸

濟衆新編卷之二

濟衆新編卷之三

焦錫齋

內局首醫臣康命吉奉 教撰

五臟

臟者藏也屬陰藏精神血氣魂魄也藏而不瀉故滿而不實○目屬肝舌屬心唇屬脾鼻屬肺耳屬腎

肝病虛實

肝實則兩脇下痛引小腹善怒瀉青丸當歸龍薈丸○肝虛則目䀮䀮無所見耳無所聞善恐如人將捕四物湯(血門)或加防風羌活蜜丸服名補肝丸腎氣丸(五藏)鹿茸四斤丸(小兒)

清肝湯(寶鑑)治肝經血虛有怒火白芍藥一錢五分川芎當歸各一錢柴胡八分山梔仁牧丹皮各四分

(內局)**瀉青丸**(寶鑑)治肝實當歸草龍膽川芎梔子大黃煨羌活防風各等分右末蜜丸如芡實每一丸竹葉湯同砂糖溫水化下

當歸龍薈丸

（寶鑑）治肝藏實熱脇痛當歸草龍膽山梔子黃連黃栢黃芩各一兩大黃蘆薈青黛各五錢木香二錢五分麝香五分

右末蜜丸如小豆薑湯下二三十丸

心病虛實

心實則胷脇痛滿肩胛髆背痛兩臂內痛善笑導赤散（六腑）瀉心湯○心虛則胷腹大脇下腰背相引痛善悲朱砂安神丸（神門）人參固本丸（身形）○一方黃連生二錢官桂五分煎湯入蜜空心服

使心腎交

於頃刻

醒心散

（寶鑑）治心虛熱人參麥門冬五味子遠志茯神生地黃石菖蒲各等分

錢氏安神丸

（寶鑑）補心虛朱砂水飛一兩麥門冬馬牙硝白茯苓山藥寒水石甘草各五錢龍腦二分五里右末蜜和一兩作三十丸每一丸砂糖水化下○黃連不拘多少細末每五分或一錢溫水調服名

瀉心湯治心熱

脾病虛實

脾實則身重肌肉痿足不收行善瘈脚下痛腹脹便尿不利調胃承氣湯（寒門）○脾虛則腹

滿腸鳴飧泄食不化四肢不用五臟不安橘皮煎元參苓白朮散並勞虛錢氏白朮散小兒理中湯寒門異功散六腑

益黃散（寶鑑）治脾藏虛冷腹痛泄利陳皮一兩青皮訶子肉甘草炙各五錢丁香二錢右末每二錢或三錢煎服或剉五錢作一貼亦可

瀉黃散（寶鑑）治脾熱口瘡口臭梔子一錢五分藿香甘草各一錢石膏末八分防風六分蜜酒拌微炒煎服

肺病虛實 肺實則喘喝逆氣胷憑仰息背痛涼膈散火門甘吉湯咽喉○肺虛則鼻息不利令人喘呼吸少氣而咳上氣見血獨參湯單人參膏四君子湯並氣亦可

瀉白散（寶鑑）治肺實桑白皮地骨皮各二錢甘草一錢或加知母貝母吉更梔子麥門冬生地黃

腎病虛實 腎實則腹大脛腫喘咳身重盜汗憎風滋腎丸(側)滋陰降火湯(㕮)腎氣丸○腎虛則胸中痛大小腹痛清厥意不樂心懸如飢善恐小兎絲子元三味安腎丸(雞)虛八味元腎本無實有補而無瀉

六味地黃丸 (寶鑑)治腎水不足陰虛熟地黃八兩山藥山茱萸各四兩澤瀉牧丹皮白茯苓各三兩右末蜜丸如梧子溫酒鹽湯空心下五七十丸○血虛陰衰熟地爲君精滑山茱萸爲君小便或多或少或赤或白茯苓爲君小便淋澀澤瀉爲君心氣不足牧丹皮爲君皮膚乾澀山藥爲君○加五味子名腎氣丸加官桂附子炮各一兩蜜丸服名八味元治命門不足陽虛

六腑 腑者府也屬陽化水穀而行津液故實而不滿

膽病虛實 膽實則怒而勇敢多睡小柴胡湯(㕮)○膽虛則善恐畏不能獨卧不勇敢又不眠

仁熟散 (寶鑑)治膽虛恐畏不能獨卧栢子仁熟地黃各一錢人參枳殼五味子桂心山茱萸甘菊

茯神枸杞子各七分五里煎服或末溫酒調二錢服

半夏湯 (寶鑑)治膽實熱煩悶生地黃酸棗仁炒各五錢半夏生薑各三錢遠志赤茯苓各二錢黃芩一錢黍米一合每一兩長流水煎澄清服

胃病虛實 胃實則能食不傷過時不飢或脹○胃虛則泄補中益氣湯〈內傷〉○脾胃俱旺能食而肥○脾胃俱虛不能食而瘦或少食而肥四肢不舉

平胃散 (寶鑑)治脾胃不和不思飲食心腹脹痛嘔噦惡心噫氣吞酸面黃肌瘦怠惰嗜卧常多自利或發霍亂及五噎八痞膈氣反胃等症蒼朮二錢陳皮一錢四分厚朴一錢甘草六分薑三片棗二枚煎服或末二錢薑棗湯點服

異功散 (寶鑑)治脾胃虛弱不思飲食腹痛自利人參白朮白茯苓陳皮甘草各一錢薑三片棗二枚

小腸治法 小腸有氣則小腹痛小腸有血則小便澀小腸有熱則莖中痛○小腸心之府有病宜通利

導赤散（寶鑑）治小腸熱小便不利生地黃木通甘草各一錢青竹葉七片○十味導赤散治心藏實熱口舌生瘡驚悸煩渴黃連黃芩麥門冬半夏地骨皮茯神赤芍藥木通生地黃甘草各五分薑五片

大腸治法 大腸熱則出黃如糜大腸寒則腸鳴飧泄

瀉白湯（寶鑑）治大腸實熱臍腹痛腹脹不通生地黃二錢赤茯苓芒硝各一錢陳皮竹茹黃芩梔子黃柏各五分薑三片棗二枚

實腸散（寶鑑）治大腸虛寒腹痛泄瀉厚朴肉豆蔻煨訶子皮縮砂研陳皮蒼朮赤茯苓各一錢木香甘草炙各五分薑三片棗二枚

膀胱治法

膀胱實則小便不通益元散(暑門)五苓散(寒門)○膀胱虛則小便不禁八味元(五臟)去附子倍山茱萸加五味子烏藥益智仁破故紙

三焦治法

三焦病者腹滿小腹尤堅不得小便窘急溢則水留爲脹○上焦不散則喘滿中焦不利則留飲久爲中滿下焦不利則腫滿其病宜通利大小便三和散(脹門)

木香檳榔丸

(寶鑑)疏導三焦快氣潤腸半夏麯皂角酥炙去皮弦子郁李仁去殼另末各二兩木香檳榔枳殼杏仁青皮各一兩右末別以皂角四兩浸漿水搓揉熬膏去滓入蜜少許和丸如梧子空心薑湯下五七十丸○氣門木香檳榔丸治濕熱氣滯痞痛大黃四兩黑丑頭末黃芩各二兩木香檳榔黃連當歸枳殼青皮陳皮香附子蓬术黃栢各一兩右末水丸如梧子溫水下五七十丸

蟲

人身有三尸蟲又有九蟲凡蟲皆因飲食不節積久成熱濕熱熏蒸隨五行變化爲諸般奇怪

之形

脉法 洸實者生虛大者死○尺脉洸滑爲寸白蟲○關緊滑蛔蟲

蟲外候 肘後麤以下三四寸熱者腸中有蟲動則涎下○眼眶鼻下青黑面萎黃臉上有幾條血絲如蠏爪五更心嘈牙關強硬嘔吐涎沫夢中齒齒面色青黃飲食雖多不生肌膚面白唇紅

蛔厥吐蟲 胃寒安蛔理中湯寒門○心疼靜而復煩須臾復止得食而嘔又煩吐蛔此爲蛔厥凡蟲聞甘則起聞酸則吐聞苦則定聞辣則頭伏而下

烏梅丸 (寶鑑)治蛔厥心腹痛烏梅十五箇黃連七錢五分當歸川椒細辛附子炮桂心人參黃柏各三錢右末醋浸烏梅取肉和藥末搗極令勻丸如梧子米飲下一二十丸

楝陳湯 (回春)治小兒蛔蟲苦楝根皮二錢陳皮半夏茯苓各一錢甘草五分生薑

靈礬散 (寶鑑)治小兒蛔厥心痛五靈脂二錢枯白礬五分右末每二錢煎服當吐蟲即止

妙應丸 寶鑑治蟲積檳榔一兩二錢黑牽牛頭末三錢大黃雷丸錫灰蕪荑木香使君子各一錢右末用葱白煎湯露一宿丸如粟米每四錢五更葱湯呑下取寸白蟲以石榴根皮煎湯下小兒服一錢或五分天明取下蟲物此藥不動真氣有蟲即下蟲有積即下積有氣即消了一服見效

練礬散 新增經驗治蟲積及小兒蛔蟲苦練根白皮二錢五分桂心乾薑炒各二錢半夏陳皮赤茯苓檳榔使君子肉五靈脂醋炒枯白礬鶴各一錢右水二盞煎至半四更後先以猪肉炙嚼之吃汁吐出肉塊或以蜜細細吃之引蟲後服藥

寸白蟲 色白形扁居腸胃中時或自下乏人筋力耗人精氣當晚勿食飯五更空心先嚼炙猪肉但嚥汁勿食肉取東引石榴根皮一握煎調檳榔末一錢服○榧子末和蜜空心盡量頓喫

小便

脉法 兩尺脉洪數必便濁遺精○淋脉盛大而實者生虛細而澀者死○芤則便血數則赤黃

小便不利

小便澀者血因火爍下焦無血氣不降而滲泄之令不行宜補陰降火四物湯(血門)加知柏牛膝甘草梢〇不利有三大便泄瀉津液澀少宜利若熱搏下焦津液不行宜滲泄若脾胃氣澀不能通水道宜順氣〇上盛下虛小便赤澀欲成淋清心蓮子飲(消渴)導赤散(六腑)

萬全木通散

(寶鑑)治膀胱有熱小便難而黃滑石二錢木通赤茯苓車前子炒瞿麥各一錢

右末煎服或末三錢水調服

小便不通

閉癃合而言之一病也分而言之有暴久之殊閉者暴病點滴不出為不通癃者久病尿澀淋瀝無數為淋〇元氣虛而不能運化補中益氣湯(內傷)虛損久病人參養榮湯八物湯(虛勞)虛陰虛火動滋陰降火湯(火門)精竭不痛莖痒八味元(五臟)痰滯氣道導痰湯(痰飲)加升麻渴者上焦氣分熱清肺散或導赤散(六腑)加黃連燈心不渴者下焦血分熱滋腎丸〇有血滯不通者若大便通利則小便亦通神保元(氣門)〇二陳湯(痰飲)探吐提氣尿自通〇老人虛人尿閉人參赤茯苓煎湯調琥珀末服又〇地

膚草自然汁服之肺主氣爲水之化源氣行則水亦行

八正散（寶鑑）治膀胱熱積小便癃閉不通大黃木通瞿麥萹蓄滑石梔子車前子甘草燈心各一錢空心服

清肺散（寶鑑）治渴而小便閉猪苓通草各一錢五分赤茯苓澤瀉燈心車前子各一錢萹蓄木通瞿麥各七分琥珀五分空心服

滋腎丸（寶鑑）治不渴而小便閉黃栢知母並酒洗焙各一兩官桂五分右末水丸如梧子空心白湯下百丸

轉脬症 臍下急痛小便不通凡強忍小便或尿急疾走或飽食忍尿或飽食走馬或忍尿入房使水氣逆上氣迫於脬故屈戾而不舒張也脬落即殂治法涼藥疎利小腸熱仍通泄大腸大便大下尿脬歸正小便自順○老人下部虛冷轉脬欲死六味地黃丸臟五倍澤瀉○孕婦多有之見婦人門

滑石散 〔寶鑑〕治脬轉不得尿。寒水石二兩，滑石、亂髮灰、車前子、木通各一兩，葵子一合。右剉，水一斗煑取五升，每服一升，日三次，卽通。

葱白湯 〔寶鑑〕治小便卒暴不通，小腹膨脹，氣上衝心，悶絕欲死。此因驚憂暴怒，氣乘膀胱，鬱閉而脬系不正。陳皮三兩，葵子一兩，葱白三莖。右剉，水五升煑取二升，分三服。

關格症 關者不得小便，熱在下焦，塡塞不便；格者吐逆，寒在胷中，遏絕不入飲食。盖升降不通，乃氣之橫格。此痰格中焦，上下俱病也。○二陳湯〔痰飲〕加木通，攅吐提氣，不必在出痰。○中虛，補中益氣湯〔內傷〕加檳榔、木香，以升降之。○大小便不通，亦謂陰陽關格，乃三焦約也。長流水煎八正散服之。○關格垂死，但治下焦，大承氣湯〔寒門〕。又瓜蔕末糊丸如芥子，下六十丸，令吐瀉效。忌淡滲利小便藥。

枳縮二陳湯 〔寶鑑〕治關格上下不通，此痰隔中焦也，服此出痰。枳實一錢，川芎八分，縮砂、白茯苓、貝母、陳皮、蘇子、瓜蔞仁、厚朴、便香附各七分，木香、沉香各五分，甘草三分。右除二便香，薑三片同

煎入竹瀝及沈香木香濃磨水調服之

洗熨法 (寶鑑)小便難小腹脹不急治殺人葱白三斤細剉炒熱以帕子包分兩裹㪅替熨臍下卽通○炒鹽半斤囊盛熨臍下亦通○掩臍法治小便不通麝香半夏末塡臍中上用葱白田螺二味搗成餅封臍上用布線縛定下用皂角煙入陰中自通女人用皂角煎湯洗陰戶內

小便不禁 尿出不自覺也○腎膀胱俱虛不能溫制水液脬滑尿多色白遇夜陰盛愈多○尿赤爲熱白爲虛○淋瀝或尿無度六味地黃丸(五臟)去澤瀉加益智五苓散(寒門)合四物湯(血門)加山茱萸五味子○虛熱尿多六味地黃丸加知栢五味子○伏暑遺尿人參白虎湯(寒門)加生地黃黃栢○勞役脾虛補中益氣湯(內傷)加山藥五味子

縮泉元 (寶鑑)治脬氣不足小便頻數一日百餘次烏藥益智仁等分末酒煮山藥糊丸如梧子臨臥鹽湯下七十丸

家韭子元（寶鑑）治腎陽衰敗脬冷遺尿不禁家韭子略炒六兩鹿茸燎去毛四兩肉蓯蓉酒浸牛膝酒浸熟地黃當歸酒洗各二兩兎絲子酒製巴戟各一兩五錢杜冲炒石斛酒洗乾薑炮桂心各一兩右末酒糊丸如梧子空心溫酒或鹽湯下百丸

八淋

勞淋者遇勞即發痛引氣衝及尻○酒慾過傷膀胱虛滯補中益氣湯（內傷）○血淋者血出莖痛遇熱而發四物湯（血門）加知栢澤瀉赤茯苓○色鮮心小腸虛熱導赤散（心臟）去甘草加黃芩色黑腎膀胱火五淋散○熱淋者暴淋尿赤臍下急痛八正散導赤散（心臟）加梔子吞滋腎丸○氣淋者澁滯餘瀝不盡小腹脹益元散（暑門）加木香檳榔茴香○沙淋石淋者膀胱陰火熬結津液輕爲沙重爲石○莖強痛甚努力出沙石益元散加枳殼吞來復丹（氣門）久服大便通泄石塊自出○膏淋者尿如膏澁痛○冷淋者先寒慄後溲便澁數窘中腫痛八味元（五[illegible]）

益元固眞湯（寶鑑）治縱慾強留不泄淫精滲下作淋甘草梢二錢山藥澤瀉各一錢五分人

參白茯苓蓮蘂巴戟升麻益智仁黃栢酒炒各一錢空心服

增味導赤散（寶鑑）治血淋澀痛生乾地黃木通黃芩車前子梔子仁川芎赤芍藥甘草各一錢薑三片竹葉十片

硼砂散（寶鑑）治沙石淋急痛硼砂琥珀赤茯苓蜀葵子陳橘皮各三錢右末取二錢以蔥白二莖麥門冬二十一粒蜜二匙煎湯空心調下

海金沙散（寶鑑）治膏淋海金沙滑石各一兩甘草二錢五分右末每一錢麥門冬燈心煎湯調下

木香湯（寶鑑）治冷淋小便淋澀身體清冷木通木香當歸白芍藥青皮茴香檳榔澤瀉陳皮甘草各七分官桂三分薑五片空心服

諸淋通治 諸淋皆腎虛膀胱有熱心腎氣鬱蓄在下焦故膀胱裏急膏血沙石從尿出焉欲出不出

甚則窒塞皆屬熱也冷淋千百之一也初則爲熱爲血久則煎熬津液爲膏沙石也熱淋血淋散熱利小便膏沙石等淋開鬱行氣破血滋陰古方開鬱鬱金琥珀行氣青皮木香破血蒲黃牛膝滋陰黃栢生地黃○四苓散〔寒門〕四錢益元散〔暑門〕二錢梔子一錢空心服○脬痺者小腹按之痛熱此風寒濕客脬寒淋類也宜溫腎

五淋散〔寶鑑〕治五淋赤芍藥山梔仁各二錢當歸赤茯苓各一錢條芩甘草各五分

白茅湯〔寶鑑〕治婦人產後諸淋無問膏石冷熱皆治之白茅根五錢瞿麥白茯苓各二錢五分葵子人參各一錢二分五里蒲黃桃膠滑石各七分甘草五分紫貝二箇蝦石首魚頭中骨四箇蝦右分二貼入薑三片燈心二十莖空心服或末每二錢木通湯調下

禹功散〔保元〕治小便不通百法不能奏効服此無不愈陳皮半夏薑製赤茯苓猪苓澤瀉白朮炒木通條芩山梔子炒各一錢升麻三分甘草二分水二鍾煎至一鍾不拘時服少時以鷄翎攪痰吐

之得解而止妙在吐則譬如滴水之器閉其上竅則澀拔之則水通流洩矣

赤白濁

小便光潤凝如膏糊米泔赤膿皆濕熱內傷盖脾有虛熱而腎不足土邪干水○血虛熱甚爲赤屬心小腸清心蓮子飲消渴氣虛熱微爲白屬肺大腸四君子湯氣門合五苓散寒門○肥人多濕痰二陳湯痰飲加蒼朮白朮升麻柴胡瘦人是虛火四物湯血門加知柏○思慮勞心辰砂妙香散神門房勞腎寒小兎絲子元虛勞胃氣下陷補中益氣湯內傷

水火分清飲

〔寶鑑〕治赤白濁赤茯苓一錢益智仁萆薢石菖蒲豬苓車前子澤瀉白朮陳皮枳殼升麻各七分甘草五分酒水相半煎空心服

萆薢分清飲

〔寶鑑〕治小便白濁凝脚如糊石菖蒲烏藥益智萆薢白茯苓各一錢甘草五分空心入鹽一捻煎服

莖中痒痛

童子精未盛而御女老人陰已痿而思色以降其精則精不出而內敗莖中澀痛或精竭

不痛莖痒八味元(五藏)加車前子牛膝煎服禁知柏淡滲藥○莖出白津尿閉時痒六味地黃丸(五藏)莖痛出白津脾虛血燥補中益氣湯(內傷)清心蓮子飲(消渴)莖痛尿淋屬肝主濕熱龍膽瀉肝湯(前陰)熱盛莖痛導赤散(六腑)加梔子大黃

交腸症

婦人小便中出大便此陰陽失傳送五苓散(入門)未愈舊幞頭燒灰酒調服或先服五苓散(入門)後用補中益氣湯(內傷)○一婦人嗜酒病此六脉沈澁用四物湯(血門)加海金沙木香檳榔木通桃仁而愈

大便

脉法

下痢微小却爲生脉大浮洪無差日○傷風則浮傷寒則沈細傷暑則沈微傷濕則沈緩

泄痢病因

清氣在下則飧泄○大腸寒則鶩溏熱則腸垢謂腸間垢汁下濕火也○痢因有二一者夏食生冷二者風濕夜侵皆令水穀不化鬱生熱熱與濕合傷氣爲白痢傷血爲赤痢傷血氣爲赤白痢○無積不成痢由夏食生冷不化食滯而成○瀉白爲寒青黃紅赤黑皆熱或痢青爲寒誤也

○膿爲陳積血爲新積○腸寒則鳴飧泄腸熱則出黃如糜泄久成痢蓋痢症或膿或血或糟粕相雜或痛不痛皆裏急後重逼迫惱人赤白交下然皆因於暑熱者多寒者少也

胃風湯（寶鑑）治腸胃濕毒腹痛泄瀉下如黑豆汁或下瘀血 人參白朮赤茯苓當歸川芎白芍藥桂皮甘草各一錢粟米一撮

胃苓湯（寶鑑）治脾胃濕盛泄瀉腹痛水穀不化蒼朮厚朴陳皮猪苓澤瀉白朮赤茯苓白芍藥各一錢官桂甘草各五分薑三片棗二枚

泄瀉諸症 泄皆無濕初宜分利中焦滲利下焦久則升舉必滑脫不禁然後用澁藥止之○補虛不可純甘溫必生濕清熱不可純太苦傷脾惟淡劑利竅妙○先分利車前子煎湯調五苓散（寒門）次理正中焦理中湯治中湯（寒並）不效可斷下○暴泄非陽久泄非陰○穀肉消化無問新久便爲熱寒則不消化○濕則飧泄亦有熱盛完穀不化飧泄者

三白湯（寶鑑）治一切泄瀉白朮白茯苓白芍藥各一錢五分甘草炙五分○白朮二錢白茯苓白芍藥炒各一錢五分陳皮一錢甘草炙五分名燥濕湯治諸泄瀉

濕泄 洞泄如水寒濕傷脾腸鳴身重腹不痛胃苓湯加草豆蔻身痛五苓散（寒門）加羌活蒼朮

瀉濕湯（寶鑑）治洞泄白朮炒三錢白芍藥炒二錢陳皮炒一錢五分防風一錢升麻五分

萬病五苓散（寶鑑）治濕泄瀉水多而腹不痛腹響雷鳴脈細赤茯苓白朮猪苓澤瀉山藥陳皮蒼朮縮砂炒肉豆蔻煨訶子煨各八分桂皮甘草各五分薑二片梅一箇燈心一團

風泄 惡風自汗或帶清血由春傷風風入腸胃至夏感濕而發暴瀉脈浮弦胃風湯○久者三白湯

寒泄 惡寒身重腹脹痛鳴鴨溏完穀不化理中湯加赤茯苓厚朴或治中湯（[illegible]）加縮砂平胃散（[illegible]）合理中湯

暑泄 夏月暴瀉如水尿赤面垢脈虛煩渴自汗香薷散（暑門）合異功散（[illegible]）加白芍藥車前子入陳米炒百粒

梅一箇燈心一團實者益元散（暑門）虛者六和湯清暑益氣湯（暑證）潮熱柴苓湯升麻葛根湯（寒證）

薷苓湯〔寶鑑〕治夏月泄瀉欲成痢澤瀉一錢二分猪苓赤茯苓白朮香薷黃連薑汁炒白扁豆厚朴各一錢甘草三分

火泄 卽熱泄口乾喜冷痛一陣瀉一陣其來暴速稠粘黃連香薷散（暑門）合四苓散（寒門）加白芍藥梔子益元散（暑門）

萬病四苓散〔寶鑑〕治熱瀉赤茯苓白朮猪苓澤瀉蒼朮炒山藥白芍藥炒梔子炒陳皮各一錢甘草炙五分梅一箇燈心一團

虛泄 困倦無力遇飲食卽瀉或腹不痛四君子湯（氣門）加木香砂仁蓮肉陳糯米末砂糖湯調下或只加肉豆蔻訶子久者只加升麻白芍藥煩渴或嘔錢氏白朮散（小兒）參苓白朮散（內傷）

升陽除濕湯〔寶鑑〕治氣虛泄瀉不思飲食困弱無力蒼朮一錢五分升麻柴胡羌活防風神

麴澤瀉猪苓各七分陳皮麥
芽炒甘草炙各五分空心服

養元散（寶鑑）治泄瀉少食糯米一升水浸一宿濾乾
慢火炒極熟爲細末入山藥末一兩胡椒末
少許和匀每日侵晨用半盞再入砂糖二匙滚湯
調服其味極佳大有滋補或加蓮肉芡仁末丸好

滑泄 瀉久不止大孔如竹筒直出不禁氣陷補中益氣
湯（內傷）加白芍藥訶子肉豆蔻氣欲脫真人養臟湯

痰泄 或瀉或不瀉或多或少此痰流肺中大腸不
固二陳湯（痰飲）加乾葛白术神麴六君子湯（痰飲）

萬病二陳湯（寶鑑）治痰濕泄瀉半夏陳皮赤茯苓白
术蒼术山藥各一錢縮砂厚朴木通車
前子炒甘草炙各五分薑
三片梅一箇燈心一團

食積泄 腹痛甚瀉後痛減臭如抱壞鷄子噫氣作酸平
胃散（六府）加香附縮砂草果山查子麥芽傷麵人
參養胃湯（寒門）加蘿蔔子○七情瀉腹常虛痞欲去
不去去不通泰藿香正氣散（寒門）加丁香砂仁良薑

酒泄 酒後特甚平胃散（六府）加丁香砂仁乾葛麥芽神麴
傷酒晨泄理中湯（寒門）加生薑乾葛熱者酒蒸黃連

丸暑門

脾泄腎泄 脾泄者身重中脘有妨面色萎黃食後倒飽瀉去卽寬久則氣脫不禁急宜澁之○腎泄者一名晨泄每五更溏泄一次腹痛無定處似痢肉削足冷臍下絞痛陽虛三味安腎丸虛勞陰虛腎氣丸五臟或加破古紙肉豆蔻吳茱萸○肝虛忿怒所傷木克土而泄面青而厥熟料五積散寒門去麻黃汗多者黃芪建中湯虛勞

香砂六君子湯（寶鑑）治脾泄香附子縮砂研厚朴陳皮人參白朮白芍藥炒蒼朮炒山藥炒各一錢甘草炙五分薑三片梅一箇

四神丸（寶鑑）治脾腎虛泄痢及晨泄經年者又治飯後隨卽大便曰飱泄破古紙酒浸炒四兩肉豆蔻煨五味子炒各二兩吳茱萸湯泡炒一兩右末生薑切八兩大棗百枚同煮爛去薑取棗丸如梧子空心鹽湯下三五十丸○二神丸治脾腎虛泄破古紙炒四兩肉豆蔻生或煨二兩右末肥棗四

十九枚生薑四兩切片同煮爛去薑取棗肉入藥末和勻丸如梧子○三神丸治脾腎虛泄瀉即二神丸一料加木香一兩劑法服法同

六神湯

（寶鑑）治脾腎俱虛泄瀉肉豆蔻煨破古紙炒白朮白茯苓各一錢五分木香甘草炙各七分薑三片棗二枚空心服

赤痢白痢赤白痢

赤痢即血痢自小腸血分來濕熱爲本腎虛濕熱血痢六味地黃丸（五臟）加地榆阿膠珠芩連○白痢自大腸氣分來濕熱爲本俗以赤爲熱白爲寒誤也蓋赤而淡者爲寒白而稠者亦熱色症兩參後寒熱可辨益元散（諸門）○赤白痢冷熱不調赤白各半或赤或白乍溏乍澁似痢非痢茱連丸

導赤地榆湯

（寶鑑）治赤痢及血痢地榆當歸身酒洗各一錢五分赤芍藥炒黃連酒炒黃芩酒炒槐花炒各一錢阿膠珠荊芥穗各八分甘草炙五分空心服

茱連丸（寶鑑）治赤白痢吳茱萸黃連各二兩右以好酒同浸三日乃各揀取焙乾爲末醋糊丸如梧子赤痢則黃連丸三十粒以甘草湯下白痢則茱萸丸三十粒以乾薑湯下赤白痢則各取三十粒以甘草乾薑湯下

黃連阿膠元（寶鑑）治赤白痢及熱痢黃連三兩赤茯苓二兩右末水調阿膠炒末一兩丸如梧子空心米飲下三五十丸

真人養臟湯（寶鑑）治赤白痢及諸痢鶯粟殼一錢甘草九分白芍藥八分木香七分訶子六分官桂人參當歸白术肉豆蔻各三分空心温服

膿血痢

膿血稠粘裏急後重皆屬於火是先泄亡津液而火就燥腎惡燥居下焦血分其受邪則便膿血所謂瀉屬脾痢屬腎也○熱積紫黑色者瘀血也腹痛後重異常桃仁承氣湯（寒門）下之

黃芩芍藥湯（寶鑑）治下痢膿血身熱腹痛脈洪數黃芩白芍藥各二錢甘草一錢煎服腹痛

甚加桂心三分○一名黃芩湯

導滯湯（寶鑑）治下痢膿血裏急後重腹痛作渴日夜無度白芍藥二錢當歸黃芩黃連各一錢大黃七分桂心木香檳榔甘草各三分

噤口痢不納飲食也熱毒上攻心肺頭疼心煩手足熱○脾虛不食參苓白朮散內去山藥加菖蒲○

治痢早用罌粟殼則毒閉心絡噤口不食以罌粟殼子煮稀粥溫啜解之○一方生梨去穰入白蜜煨食

參連湯（寶鑑）治噤口痢胃口熱甚黃連三錢人參石蓮肉各二錢水煎取濃汁細細呷之如吐再喫但得一呷下咽便開仍用罨臍法○罨臍法引熱令下行田螺二箇入麝香少許搗爛罨臍中以帛包定

倉廩湯（寶鑑）治噤口痢心煩手足熱頭痛此乃毒氣上衝心肺所以嘔而不食人參敗毒散內加

黃連一錢石蓮肉七枚陳倉米三百粒薑三片棗二枚

開噤湯（寶鑑）治噤口痢砂糖七錢細茶五錢縮砂研一錢薑五片水煎露一宿次早面北温服○外用木鱉子去殼三錢麝香二分共搗罨臍中即思食

休息痢作發作止經年不差致氣血虛而不斂八物湯（虛症）加陳皮阿膠珠苓連各少許脾胃虛者補中益氣湯參苓白术散（內傷症）或眞人養臟湯加附子青皮烏藥茯苓薑三片棗二枚

風痢惡風臭塞身重色青或純下清水似痢非痢似血非血倉廩湯胃風湯

寒痢白如鴨溏腸鳴痛墜不甚理中湯（寒門）加訶子肉豆蔻不換金正氣散（寒門）加烏梅陳米或熟料五積散

寒門

濕痢腹脹身重下如豆汁或赤黑渾濁危症當歸和血散（後陰）升陽益胃湯（內傷）

戊己丸（寶鑑）治濕痢黃連吳茱萸白芍藥各等分右末麪糊丸如梧子空心米飲下五七十丸

熱痢 凡痢多因伏暑但背寒面垢或面如塗油齒乾煩寃燥渴倉廩湯酒蒸黃連丸（暑門）輕者黃芩芍藥湯重者導滯湯

寧胃散（寶鑑）治赤白熱痢白芍藥二錢黃芩黃連木香枳殼各一錢五分陳皮一錢甘草炙五分

氣痢 狀如蟹渤拘急獨甚茱連丸六磨湯

牛乳湯（寶鑑）治氣痢蓽撥二錢剉牛乳半升同煎減半空心服

虛痢 色白如鼻涕凍膠困倦穀食難化腹痛無努責虛滑不禁理中湯（寒門）加木香官桂厚朴赤茯苓八物湯（虛勞）補中益氣湯（內傷）真人養臟湯

調中理氣湯（寶鑑）治虛痢氣弱困倦白朮枳殼白芍藥檳榔各一錢蒼朮陳皮各八分厚朴七分木香五分

積痢 飲食傷飽者注下酸臭諸有積者以肚熱纏痛推之○色黃或如魚腦漿腹脹痛惡食皆由夏食生

冷積氣滯而作一皆以通利行之保和丸內傷急痛神保元膈氣

內局
感應元

〔醫林〕治積痢久痢赤白膿血相雜及內傷生冷霍亂嘔吐丁香木香各二兩五錢百草霜二兩杏仁去皮尖雙仁另研一百四十箇肉豆蔻二十箇乾薑炮一兩巴豆七十箇去皮心膜油酒煮蠟四兩清油一兩右七味各細末入巴豆杏仁末先將油煎蠟令熔化拌和藥末成劑每一兩分作十錠每一錠米飲調服或丸如菉豆白湯吞下十九○蘇感元治積痢腹內緊痛麝香蘇合元膈氣四分感應元六分研勻丸如菉豆米飲下三十丸

生熟飲子

〔寶鑑〕治大人諸痢及小兒虛積痢日夜無度罌粟殼大者四箇去瓤蒂半炙半生陳皮二片半生半炒甘草二寸半生半炙烏梅二箇半生半煨大棗二枚半生半煨生薑二塊半生半煨木香一錢作兩片半生半煨訶子大者二箇半生半煨黑豆六十粒半生半炒黃芪二寸半生半炙白朮二塊半生半煨當歸二寸半生半煨右剉和勻每五錢水一盞半同入磁瓶內煮至半去滓

温服小兒服一二合此方分生熟均冷熱冷熱既散腸胃既厚則水穀自分何患瀉痢哉

疫痢蠱疰痢五色痢

疫痢者一方長幼傳染相似敗毒散陳加陳皮白芍藥○生薑茶茗等分煎服○蠱疰痢者久痢毒氣蝕臟腑下黑血如鷄肝雜濃此服五石所致○五色痢者脾胃食積及四氣相併當先通利或茱連丸

茜根丸

〈寶鑑〉治蠱疰痢茜根犀角升麻地榆當歸黃連枳殼白芍藥各等分右末醋糊丸如梧子米飲下五七十丸

絲瓜散

〈寶鑑〉治五色痢及酒痢便血腹痛乾絲瓜一枚連皮燒灰爲末酒調二錢空心服

痢疾腹痛大孔痛裏急後重

腹痛者肺氣鬱在大腸實者下之虛者桔梗發之禁人參黃芪○大孔痛者熱流于下久病身冷脉沈小宜温之暴病身熱脉浮洪宜清之又灸枳實熨之又炒塩熨之如大便不禁大孔開如空筒葱椒爛搗塞肛門服鸎粟殼訶子之類收澁○陽虛不

升宜升提○裏急後重者窘迫急痛大腸墜重其
症不一治法火熱清之氣滯調之積滯去之氣虛
升之虛坐努責不便亡血倍當歸
尾佐之生地黃芎藭桃仁和以陳皮

香連丸（寶鑑）治赤白膿血下痢腹痛及一切諸痢黃連一兩吳茱萸五錢水浸一宿同炒去茱萸木香二錢五分右末醋糊丸如梧子空心米飲下二三十丸

立效散（寶鑑）治赤白膿血痢腹裏急後重一服立止黃連四兩以吳茱萸二兩水拌同炒去茱萸枳殼麩炒二兩右末每三錢空心黃酒下

新增經驗三伏暑熱之痢無論赤白痢若有裏急後重度數頻數則雖無頭痛寒熱先用倉廩湯加條芩檳榔木香各一錢入陳倉米五十粒或加升麻一錢用三五貼以散暑毒如未快愈薑茶調茵陳丸（黃連）二三十丸以通利爲度未利加服無不愈非暑熱則不可用○凡暑痢三五日以前急治爲上若連綿月日則毒留不去元氣斯敗補瀉兩難俗用參連湯絕未見效

痢疾通治

凡痢一二日可下五日後不可下然弱者雖初不可下實者雖久可下痢初氣未虛導滯湯立效散通利未愈隨症調之稍久及老人虛人不可輕下胃虛故也不甚滑脫不可驟用粟殼等止澁之劑〇通用香連丸寧胃散

水煮木香膏 內局

寶鑑 治一切諸痢鸎粟殼蜜炒三兩縮砂肉豆蔻煨乳香各七錢五分木香丁香訶子藿香當歸黃連厚朴陳皮青皮白芍藥甘草炙各五錢枳實乾薑炮各二錢五分右末蜜和兩作六丸每一丸水一盞棗一枚同煎至七分去棗和滓空心溫服〇新增此方若用於久痢虛脫大孔如筒及虛泄可矣用於暑毒裏急後重頻數則必毒留腹脹矣

六神丸

寶鑑 治諸痢要藥黃連木香枳殼赤茯苓神麯炒麥芽炒各等分右末神麯糊丸如梧子每五七十丸赤痢甘草湯下白痢乾薑湯下赤白痢乾薑甘草湯下

大便秘結

火伏血中耗散津液甚則不通然亦有腸冷而不通者實者下之虛者潤之〇以氣血分

之書則便難氣也杏仁夜則便難血也桃仁老人虛人俱加陳皮○大小便不通八正散小便亦可

通幽湯 寶鑑 治幽門不通大便難宜以辛潤之升麻桃仁泥當歸身各一錢五分生地黃熟地黃各七分炙甘草紅花各三分水煎去滓調檳榔細末五分服○當歸潤燥湯治血燥大便秘澁當歸大黃熟地黃桃仁麻仁生甘草各一錢生地黃升麻各七分紅花二分右剉先取七味作一貼煎將至半乃入麻仁桃仁煎至半空心服

四磨湯 寶鑑 治氣滯大便秘澁大檳榔沈香木香烏藥右四味等分各濃磨水取七分盞煎三五沸微温服空心○六磨湯治大便秘澁有熱者四磨湯加大黃枳殼如上法濃磨汁服之

蓯沈丸 寶鑑 治亡津液大便常秘結肉蓯蓉二兩沈香一兩右末用麻仁汁打糊丸如梧子每七十丸空心米飲下○半硫丸治老人痰結大便秘澁半夏薑製爲末硫黃研極細以柳木槌殺過右等分薑汁浸蒸餅丸如梧子温酒或薑湯下五七十丸

老人秘結 津液少也不可用大黃只服滋潤之藥又槐花煎湯洗肛門常食乳酪血[illegible]脂麻汁

踈風順氣元（寶鑑）治腸胃積熱二便燥澁諸風秘氣秘皆治之老人秘結尤宜大黃酒蒸曬七次五兩車前子炒二兩五錢郁李仁檳榔麻子仁微炒兔絲子酒製牛膝酒洗山藥山茱萸各二兩枳殼防風獨活各一兩右末蜜丸如梧子每五七十丸空心茶酒米飲下

蘓麻粥（寶鑑）順氣滑大便治老人虛人風秘血秘大便艱澁婦人產後便秘皆宜服之蘓子麻子不拘多少等分同搗爛和水濾取汁粳米末少許同煮作粥食之久服尤佳

三仁粥（寶鑑）治大便秘結老人虛人皆可服桃仁海松子仁各一合郁李仁一錢右同搗爛和水濾取汁入碎粳米少許煮粥空心服

潤血飲（新增）治法上同牛膝酒洗肉蓯蓉當歸各二錢枳殼郁李仁各一錢五分升麻酒炒一錢薑三片水煎空心服

脾約症 胃强脾弱津液但輸膀胱故尿數便難

脾約丸 (寶鑑) 治小便數大便難大黄蒸四兩枳實厚朴赤芍藥各二兩麻子仁一兩五錢杏仁一兩二錢五分右末蜜丸如梧子空心温湯下五十丸

罨臍法 (寶鑑) 大小便不通連根葱二莖薑一塊豆豉三七粒鹽二匙同研作餅烘熱掩臍○田螺或蝸牛連殼搗爛入麝香少許貼臍以手揉按

導便法 (寶鑑) 猪膽一箇傾去汁少許入醋或油少許在內用竹管相接套入肛門以手指撚之令汁入內○清醬香油相和以竹管吹入肛內○○煉蜜入皂角末少許麝香爲衣作餅子納肛門○○蜜三合入猪膽兩枚煎如節入皂角末作釘入肛

頭

脉法 頭痛短濇應須死浮滑風痰必易除○陽脉弦者頭痛無疑○氣虛頭痛雖弦必濇痰厥則滑腎厥

堅實○頭痛左脉數熱也脉澁死血也右脉實痰積也脉大是久病

頭風

素有痰飲或櫛沐取凉或當風以致風入腦項自頸以上耳目口鼻眉稜麻木必欲綿裹熱熨也○頭者精明之府風濕痰熱欝則不清爽

消風散〔寶鑑〕治諸風上攻頭目昏眩鼻塞耳鳴皮膚麻痒及婦人血風頭皮腫痒荊芥甘草各一錢人參茯苓白殭蠶川芎防風藿香蟬殼羌活各五分陳皮厚朴各三分入細茶一撮煎服或末每二錢以茶清或温酒調下

養血祛風湯〔寶鑑〕治婦人頭風十居其半每發必掉眩如立舟車之上盖因肝虛風襲故也

當歸川芎生乾地黄防風荊芥羌活細辛藁本石膏蔓荊子半夏旋覆花甘草各五分薑三片棗二枚○〔新增〕羌活飲通治頭風羌活防風各一錢五分川芎白芷藁本各一錢或加柴胡青皮

眩暈有六

諸風掉眩皆屬肝大抵上實下虛實者風火痰虛者氣血虛古人云無痰不作眩雖因風

亦有痰○風暈傷風眩暈惡風自汗或素有頭風而發風熱甚則嘔吐養血祛風湯○熱暈火熱上攻煩渴引飲或暑月熱盛防風通聖散風門去麻黃芒硝加菊花人參砂仁寒水石○痰暈痰盛嘔吐頭重不舉眩而悸是飲也半夏白朮天麻湯○氣暈七情氣鬱痰迷心竅而眩眉稜痛眼不開七氣湯氣門○虛暈內傷氣虛補中益氣湯內傷失血多芎歸湯婦人老人每早起眩須臾定陽虛黑錫丹寒門腎虛氣不歸元十全大補湯虛損○濕暈冒雨傷濕鼻塞聲重芎朮除眩湯

清暈化痰湯〔寶鑑〕治風火痰眩暈陳皮半夏白茯苓各一錢枳實白朮各七分川芎黃芩白芷羌活人參南星防風各五分細辛黃連甘草各三分薑三片或末薑汁打麪糊丸服之亦佳

玉液湯〔寶鑑〕治氣鬱生涎眩暈怔悸眉稜骨痛半夏薑製四錢薑十片水煎入沉香磨水一呷服

滋陰健脾湯〔寶鑑〕治臨事不寧眩暈嘈雜此心脾虛怯也此治氣血虛損有痰飲作眩暈之仙劑白朮一錢五分陳皮鹽水洗去白半夏製白茯苓各一錢當歸白芍藥生乾地黃各七分人參

白茯神麥門冬遠志製各五分川芎甘草各三分薑三片棗二枚

正頭痛 衝頭痛項目似脫屬太陽是正頭痛○六陽俱會頭面故有頭痛厥陰與督脉會巔故有頭巔痛少陰頭痛稀少○多主痰甚者火也○諸經滯則頭痛○頭痛連眼風痰上攻白芷開之○頭痛須用川芎不愈各加引經藥太陽羌活陽明白芷少陽柴胡太陰蒼朮少陰細辛厥陰吳茱萸○炭熏頭痛蘿蔔汁或子研飲○卒痛如破非冷非風必膈痰煮茗飲吐之

川芎茶調散 〔寶鑑〕治偏正頭痛及頭風鼻塞聲重薄荷二兩川芎荊芥穗各一兩羌活白芷甘草各五錢防風細辛各二錢五分右末每二錢茶清調下食後或剉取七錢作一貼入茶少許煎服○偏頭痛取細末以葱涎調貼兩太陽穴特效

偏頭痛 左屬血虛或火或風熱朝輕夕重二陳湯痰門合四物湯血門加荊防薄荷細辛蔓荊柴芩右屬氣虛屬痰或鬱滯朝重夕輕二陳湯加芎芷荊防薄荷升麻年久便燥目赤氣鬱血壅大承氣湯寒門○

蘿蔔汁一蜆殼注痛邊鼻孔左右俱痛俱注

清上蠲痛湯〔保元〕治一切頭痛不問左右偏正新久皆效片芩酒炒一錢五分當歸酒洗川芎白芷羌活獨活防風蒼朮米泔浸麥門冬各一錢菊花蔓荊子各五分細辛甘草各三分生薑

頭痛有九○風寒痛振寒或偏痛或正痛芎芷香蘇散〔寒門〕○濕熱痛心煩病在膈中防風通聖散〔風門〕○厥逆痛大寒入腦腦逆故頭齒痛甚則厥羌活附子湯○痰厥痛頰青黃眩暈目不開身重欲吐痛客無間二陳湯〔痰飲〕加川芎細辛南星蒼朮○氣厥痛氣血虛也兩太陽穴痛氣虛順氣和中湯自魚尾上攻血虛當歸補血湯○熱厥痛煩熱雖天寒喜風寒痛暫止署來燬處復痛清上瀉火湯○濕厥痛冒雨傷濕頭重眩遇陰雨甚芎朮除眩湯○眉稜骨痛痰也二陳湯煎水呑青州白元子〔痰飲〕芎辛導痰湯加川烏白朮○真頭痛腦盡痛入泥丸手足寒至節死

羌活附子湯〔寶鑑〕治大寒犯腦令人腦痛齒亦痛名曰腦風麻黃附子防風白芷白殭蠶炒

各一錢黃柏羌活蒼朮各七分黃芪升麻甘草炙各五分食後服

半夏白朮天麻湯（寶鑑）治脾胃虛弱痰厥頭痛其證頭苦痛如裂身重如山四肢厥冷嘔吐眩暈目不敢開如在風雲中半夏製陳皮麥芽炒各一錢五分白朮神麯炒各一錢蒼朮人參黃芪天麻白茯苓澤瀉各五分乾薑三分黃柏酒洗二分薑五片

芎辛導痰湯（寶鑑）治痰厥頭痛半夏二錢川芎細辛南星炮陳皮赤茯苓各一錢枳殼甘草各五分薑七片

順氣和中湯（寶鑑）治氣虛頭痛宜升補陽氣黃芪蜜炒一錢五分人參一錢白朮當歸芍藥陳皮各五分升麻柴胡各三分蔓荊子川芎細辛各二分

當歸補血湯（寶鑑）治血虛頭痛生乾地黃酒炒白芍藥川芎當歸片芩酒炒各一錢防風柴胡蔓荊子各五分荊芥藁本各四分

清上瀉火湯 寳鑑治熱厥頭痛柴胡一錢羌活八分酒黄芩酒知母各七分酒黄栢炙甘草黄芪各五分生地黄酒黄連藁本各四分升麻防風各三分五里蔓荊子當歸身蒼术細辛各三分荊芥穗川芎甘草各二分酒紅花一分

芎术除眩湯 寳鑑治感寒濕眩暈頭極痛川芎二錢白术附子生各一錢桂皮甘草各五分薑七片棗二枚

選奇湯 寳鑑治眉稜骨痛不可忍羌活防風半夏製各二錢酒片芩一錢五分甘草一錢薑三片

面 諸陽之會故耐寒病専屬胃或風熱乘之面腫或鼻紫粉刺癮疹外症面青屬肝赤屬心黄屬脾白屬肺黑屬腎

面熱面寒 面熱者胃熱上熏調胃承氣湯醫鑑加黄連三錢犀角一錢服〇面寒者胃虛有寒濕故不耐寒附子理中湯醫鑑〇胃風者食訖乘風凉所致食不下形瘦腹大惡風頭汗膈不通右關弦而浮

緩○搭腮腫因風熱或膏粱積熱升麻胃風湯劑防敗毒散入門○腮牙唇口俱腫出血清胃散齖加石膏或赤小豆末鷄子清或醋調付

升麻黃連湯 寳鑑治面熱升麻乾葛各一錢白芷七分白芍藥甘草各五分黃連酒炒四分犀角屑川芎荊芥穗薄荷各三分右剉先用水半盞浸川芎荊芥薄荷外都作一貼水二盞煎至一盞入浸三味再煎至七分去滓食後温服忌酒麫五辛

升麻附子湯 寳鑑治面寒升麻附子炮葛根白芷黃芪蜜炒各七分人參草豆蔻甘草炙各五分益智仁三分入連鬚葱白三莖食前服○升麻葛根湯入門乃陽明經主藥也加黃連犀角白芷川芎荊芥薄荷以治面熱加附子白芷黃芪人參草豆蔻益智仁以治面寒盖面熱面寒皆本於胃故也

升麻胃風湯 寳鑑治胃風面腫升麻二錢甘草一錢五分白芷一錢二分當歸葛根蒼术各

一錢麻黃不去節五分柴胡藁本羌活黃栢草豆蔻各三分蔓荆子二分薑三片棗二枚食後服

犀角升麻湯(寶鑑)治陽明胃經風熱毒犀角一錢五分升麻羌活防風各一錢川芎白附子白芷黃芩甘草各五分食後臨卧各一服

清上防風湯(寶鑑)清上焦火治頭面生瘡癤風熱毒防風一錢連翹白芷桔梗各八分酒炒片芩川芎各七分荆芥梔子黃連酒炒枳殼薄荷各五分甘草三分水煎入竹瀝五匙服

眼目屬肝分以言之白屬肺黑屬肝上下瞼屬脾內外眥屬心瞳人屬腎○眼無寒病有風熱有虛

脉法左寸洪數心火○關脉弦洪肝火○右寸關俱弦洪肝挾相火侮肺乘脾○眼見黑花腎虛左尺沈數是也

眼病形症白輪赤火乘肺肉輪赤腫火乘脾黑水神光被瞖火乘肝腎赤脉貫目火自甚盖眼無火

不病治法清心凉肝調血順氣

內障

肝病也瞖在黑睛內遮而昏暗似不患之眼惟瞳裏有隱隱青白者亦有無此者當取三經之俞天柱風府太衝通里○內障者不疼痛無眵淚如薄霧輕烟之狀日漸月增腦脂下結於鳥輪屬血少神勞腎虛宜養血補水安神凡昏弱不欲視物見黑花瞳子散大裏病○久病昏暗腎經真陰微也○目赤不明服祛風散熱藥反畏明重聽脈虛大此勞心飲食失節補中益氣湯加茯神酸棗山藥山茱萸五味子兼用十全大補湯勞虛日晡兩目緊澁不能視元氣下陷補中益氣湯

壯水明目丸

保元治腎水枯竭神光不足眼目昏暗此壯水之主以制陽光熟地黃山藥山茱萸酒蒸取肉各一兩二錢白茯苓當歸蔓荊子各一兩澤瀉牧丹皮各八錢甘菊花黃連五味子生地黃各五錢川芎柴胡各三錢右細末煉蜜丸梧子每服五十丸酒下

滋腎明目湯

〔寶鑑〕治血少神勞腎虛眼病當歸川芎白芍藥生地黃熟地黃各一錢人參桔

梗梔子黃連白芷蔓荊子甘菊甘草各五分細茶一撮燈心一團食後服

羊肝元(寶鑑)治眼目諸疾及障翳青盲黃連另爲末白羊子肝一具去膜砂盆內同研細衆手丸如梧子空心溫水下三十丸連作五劑差青羊肝尤佳○(正傳)羊肝元治翳障青盲黃連一兩甘菊防風薄荷荊芥羌活當歸川芎各三錢右末白羊肝一具蒸熟同搗作丸服

冲和養胃湯(寶鑑)治內障眼得之脾胃虛弱心火與三焦俱盛上爲此疾黃芪羌活各一錢人參白朮升麻乾葛當歸甘草炙各七分柴胡白芍藥各五分防風白茯苓各三分五味子二分乾薑一分水煎至半入黃芩黃連各五分再煎數沸去滓溫服食遠

補肝散(寶鑑)治圓翳在黑珠上昏花柴胡一錢五分白芍藥一錢熟地黃白茯苓甘菊細辛甘草各七分柏子仁防風各五分

家傳養肝丸(保元)治肝熱不能視眼花視澀眥赤風淚黑睛上有翳宜服此藥補肝滋膽益

腎大有殊效生地黃酒浸熟地黃酒蒸肉蓯蓉酒洗枸杞子防風草决明炒菊花羗活當歸酒洗蒺藜炒各一兩羚羊角鎊另研楮實子炒各五錢羊子肝小肝一葉煮焙乾為末右細末煉蜜丸如梧子每服五十丸加至七十丸至百丸早塩湯下午茶下臨卧酒下不飲酒人當歸湯下

雀盲散（寶鑑）治雀目夜不見物雄猪肝竹刀批開納夜明砂扎縛煮米泔中至七分熟取肝細嚼以汁送下○治雀目積猪肝煮熟和夜明砂作丸服

外障 肺病也在睛外遮瞎○凡赤脈從上下者屬太陽主表必眉稜骨痛或腦項痛或偏頭痛宜溫之散之選奇湯頂門從下上者或從內背出外者屬陽明主裏多熱或便實宜下之寒之瀉青丸五臟寒則羊肝元○外背入內者屬少陽主半表裏宜和解神仙退雲丸

石决明散（寶鑑）治肝熱眼赤腫痛忽生瞖膜或脾熱瞼內如鷄冠蜆肉或蟹睛疼痛或旋螺尖起石决明草决明各一兩羗活梔子木賊青箱子赤芍藥各五錢大黃荊芥各二錢五分右末每二

錢麥門冬湯下

撥雲散(寶鑑)治風毒上攻眼目昏暗瞖膜遮睛痒痛多淚柴胡二兩羌活防風甘草各一兩右末每二錢薄荷湯或茶清調下或剉取五錢煎服

洗肝明目湯(寶鑑)治一切風熱眼目赤腫疼痛當歸尾川芎赤芍藥生地黃黃連黃芩梔子石膏連翹防風荊芥薄荷羌活蔓荊子甘菊白蒺藜草決明桔梗甘草各五分食後服

柴胡湯(寶鑑)治肝火盛目赤腫痛柴胡赤芍藥川芎當歸青皮草龍膽梔子連翹各一錢甘草五分食後服

神仙退雲丸(寶鑑)治一切瞖膜內外障昏無睛者服之累效真妙方也當歸酒洗一兩五錢川芎木賊去節童便浸焙密蒙花荊芥穗地骨皮白蒺藜甘菊羌活各一兩川椒炒七錢五分瓜蔞根枳實蔓荊子薄荷草決明炒甘草炙各五錢蛇蛻蟬蛻黃連各三錢右末蜜和兩作十丸茶清或

湯飲化下一丸

祛風清熱散 保元治暴發眼腫如桃幷赤眼痛澀難開者當歸尾赤芍藥川芎生地黃黃連黃芩梔子連翹薄荷防風荊芥羌活桔梗枳殼白芷梢甘草各等分燈草七根食後服

牛黃丸 寶鑑治小兒通睛甘草二錢五分犀角屑二錢牛黃一錢金銀箔各五片右末蜜丸如菉豆每七丸薄荷湯下

洗眼湯 俗方治風熱赤腫眵淚膽礬白礬當歸黃連杏仁防風紅花各三分頻頻煎洗

眼病諸症

風則腫軟熱則腫硬○大眥努肉堆起紅者心熱甚小眥紅絲血脹心虛熱○胞腫膠凝如桃消風散頭門○陽虛則眼楞緊急倒睫拳毛之漸陰虛則瞳子散大○迎風冷淚風熱相搏○被物撞打留瘀昏暗黃連一兩寒水石一黃栢各五錢末生地黃汁和作餅付○精散則視一爲兩屬肝腎虛腎氣丸五臟○爛弦風者眼弦歲久赤爛薄荷荊芥細辛末以火燒之以風碗塗些蜜覆烟上取煤

點眼○○雀目者日落即不見物肝虛也猪牛肝膽食之○○蟹睛者肝經積熱黑睛上突如蟹目石决明散○○小兒通睛者欲觀東則見西若振掉頭腦則睛方轉肝受驚風

珊瑚紫金膏〔保元〕治遠年近日內障青盲雲翳堆眵火眼暴發迎風冷淚怕日羞明肝腎虛邪等疾點之悉愈能治七十二種眼疾能醫二十年目不通明者惟瞳人反背而驚散者不治白爐甘石（童便浸七日用炭火銷銀砂鍋內煅投入童便內共十日曬乾細研末）黃丹（滾水飛過三次曬乾細研為末）各一兩海螵蛸（微火炙過細研）乳香（光明者入砂鍋微火炒出烟細研）沒藥（光明者入砂鍋內微火炒去烟細研）白硼砂（明淨者細研）各二錢麝香（揀淨去皮細研）青鹽（去泥土細研）各五分片腦（細研）三分右將前七味各研細秤足合一處入乳鉢內再研極細無聲後入腦麝二味再研極勻將蜂蜜用絹帛濾過熬蜜滴水成珠夏老冬嫩春秋酌老嫩之間用蜜調藥令稀稠得所磁器內封固不可泄氣點眼則神效

二百味花草膏〔寶鑑〕治火眼及爛弦風痒痛流淚羞羊膽一枚以蜜滿灌入朱砂末少許

掛起陰乾每取一粒水和點眼以蜜採百花羊食百草故以爲名也

湯泡散（寶鑑）治風毒赤眼腫痛花翳多淚黃連赤芍藥當歸各一錢右剉水煎乘熱熏洗冷則再溫洗頻洗最佳雪水煎之尤妙凡眼目之病皆以血脉凝滯使然故行血藥合黃連治之血得熱即行故乘熱洗之神效○一方當歸赤芍藥黃連防風杏仁各五錢薄荷三錢銅綠二錢右剉取三錢水煎沸乘熱先熏後洗冷則再溫洗之

五行湯（寶鑑）洗暴赤眼及時行眼疾腫痛黃柏一味爲末以濕紙包裹黃泥固濟火煨候乾取出每用一彈子大綿包浸一盞水內飯上蒸熟乘熱熏洗極妙此方有金木水火土製過故名爲五行湯

楓膏（俗方）治爛弦赤腫流淚楓葉多取濃煎汁去滓熬成膏取以點眼又楓葉細切和燒酒蒸絞取汁點眼亦效

不能遠視不能近視

能遠視不能近視，陽盛陰虛，乃血虛氣盛。氣不盛者火盛，六味地黄丸。五臓加牡蠣。能近視不能遠視，陽虛陰盛，乃氣虛血盛。血盛則陰火盛也，氣虛則元氣衰也。此老人桑楡之象也。○能近視責其有水，不能遠視責其無火，定志丸。神門

眼病表裏虛實

目得血而能視，然血亦有太過不及。太過則壅而發痛，不及則竭而不明。○在府爲表，除風散熱；在臓爲裏，養血安神。不過虛實二者。凡暴失明、昏澁、瞖膜、眵淚、腫痛，肝經風熱之甚，皆表也；昏花、羞明、内障、瞳散，腎經真陰之微，皆裏也。實則散風熱，虛則滋真陰，虛實相因則兼乎散熱滋陰。老人多不足，少年多太過。

耳

腎之竅，腎和則聞五音。肺貫耳，亦聽聲。若勞傷氣血，兼受風邪，損腎精脫，耳鳴而聾。

脉法

遲濡腎虛，浮大爲風，洪實爲熱，細濇爲虛。左寸洪數，心火上炎。兩尺洪數，相火上衝。脉大者生，沉細難治。

耳鳴 凡嗜慾勞役或年衰大病餘水涸火炎耳痒耳鳴漸至聾惟氣閉者多不鳴便聾○腎虛微鳴六味地黃丸（五臟）以全蝎四十九枚炒末每二錢酒調吞百丸或滋腎丸（小便）痰火鳴甚當歸龍薈丸（五臟）風熱鳴防風通聖散（風）

芎芷散（寶鑑）治風入耳虛鳴川芎一錢五分白芷蒼术陳皮細辛石菖蒲厚朴半夏木通紫蘇葉辣桂甘草各七分薑三片連鬚葱白二莖

通明利氣湯（寶鑑）治虛火痰氣鬱於耳中或閉或鳴痰火熾盛痞滿煩燥貝母一錢二分陳皮一錢黃連黃芩並酒浸猪膽汁拌炒黃栢酒炒梔子炒玄參酒洗各七分蒼术鹽水炒白术香附子便炒生乾地黃薑汁炒檳榔各五分川芎四分木香二分五里甘草二分薑三片水煎入竹瀝五匙服

耳聾諸症 聾皆屬熱然腎肺所繫治必調氣開鬱新聾多熱散風熱開痰鬱舊聾多虛滋補兼通竅

○左聾忿怒動痰火多婦人當歸龍薈丸五臟右聾色慾動相火多男子六味地黃丸五臟左右聾厚味動胃火酒製通聖散風門蓋忿怒為多○風聾耳痒或頭痛風熱酒製通聖散風虛芎芷散○濕聾水入耳腫五苓散寒門加陳皮枳殼紫蘇生薑○氣聾臟氣厥逆必眩暈實人因怒當歸龍薈丸虛人因思辰砂妙香散神門憂滯流氣飲子風門加菖蒲○虛聾陰虛四物湯血門加知母黃栢菖蒲遠志或腎氣丸五臟加磁石破古紙兔絲子黃栢陽虛八味元五臟○勞聾煩黑耳焦塵垢因房脫精人參養榮湯虛勞加知母黃栢勞力脫氣補中益氣湯內傷加菖蒲有火加知母黃栢茯苓○卒聾腎虛風搏經絡邪正相搏芎芷散清神散又甘遂末作丸塞耳內服單甘草湯

磁石羊腎丸

〔寶鑑〕治諸般耳聾補虛開竅行鬱散風去濕磁石三兩煅再用蔥白木通各三兩剉同水煮一伏時取石研水飛二兩熟地黃二兩石菖蒲一兩五錢川芎白朮川椒大棗肉防風二白茯苓細辛山藥遠志川烏木香當歸鹿茸兔絲子黃芪各一兩官桂六錢五分右末羊腎兩對酒

黄爛和酒糊丸如梧子空心温酒或鹽湯下五十丸

滋陰地黄湯

（寶鑑）治色慾動相火致右耳聾熟地黄一錢五分山藥山茱萸當歸川芎白芍藥各八分牧丹皮澤瀉白茯苓石菖蒲遠志知母黄栢並鹽酒炒各六分煎服空心亦治大病後耳聾

蠆蝎散

（寶鑑）治耳聾因腎虛所致十年內者一服愈全蝎四十九箇去梢洗焙去風熱生薑切片如蝎大四十九片開痰右二味銀石器內炒乾爲細末向夕勿食夜臥酒調作一服至二更以來徐徐盡量飲五更耳中聞百十攢笙響自此聞聲

清神散

（寶鑑）治風氣壅耳常重聽頭目不清白殭蠶甘菊各一兩羌活荆芥木通川芎香附子防風各五錢石菖蒲甘草各二錢五分右末每二錢食後茶清下或煎服亦可

聤耳膿耳

聤耳者原有津風熱搏之結核暴聾外用猪脂地龍鍋底煤等分葱汁丸棗核大綿裹入

耳令潤挑去○膿耳者風熱上壅不散腫痛流膿頻拭去膿人髮燒灰每少許吹入耳中

蔓荊子散（寶鑑）治腎經有風熱耳中熱痛出膿汁或鳴或聾蔓荊子赤茯苓甘菊前胡生地黃麥門冬桑白皮赤芍藥木通升麻甘草各七分薑三片棗二枚

荊芥連翹湯（寶鑑）治兩耳腫痛由腎經有風熱荊芥連翹防風當歸川芎白芍藥柴胡枳殼黃芩梔子白芷桔梗各七分甘草五分

紅綿散（寶鑑）治膿耳枯白礬海螵蛸各一錢乾臙脂五分麝香一字右研勻先以綿纏子拭去耳中膿水盡却以紙撚蘸藥糝入耳中即乾

透鐵關法（寶鑑）治耳聾好活磁石磁石二塊剉如棗核大搽麝香少許於磁石尖上塞兩耳竅中口內噙生鐵一塊候一時兩耳氣透颯颯有聲爲度勤用三五次即愈

諸蟲入耳鍮器近耳叩自出○桃葉熟挼塞耳○醋及韭葱薑等汁香油鷄冠血猪脂牛乳牛脂隨

得灌之猪肉或牛肉炙令香安耳孔○耳中有物不出弓弦或麻繩打令頭散塗好膠入耳徐徐粘出○蟲與物入耳以竹管或葱管吸出

鼻

肺之竅知香臭者心心肺和知香臭病則不利

脉法

右寸洪數鼻衄鼻齇左寸浮緩傷風鼻涕

鼻淵鼻衄

鼻淵者膽移熱於腦爲濁涕而久不已必衄血瞑目防風通聖散風門加黃連薄荷熱盛金沸草散咳嗽倍黃芩肺風消風散頭門加髮灰○外用蒼耳根莖苗子燒灰醋調塗鼻內○鼻衄者傷風清涕一云屬肺寒二陳湯痰門加芎歸細辛白芷防風羌活桔梗薄荷生薑○老人加獨頭蒜四五箇搗爛貼脚心用紙貼之自止○淵衄等症初則踈風降火久則養血補腎鼻滄鼻痔亦宜

荊芥連翹湯

寶鑑治鼻淵荊芥柴胡川芎當歸生地黃赤芍藥白芷防風薄荷梔子黃芩桔梗連翹各五分甘草三分

細辛膏［寶鑑］治鼻塞腦冷清涕不止猪油六兩桂心一兩細辛川椒乾薑川芎吳茱萸附子各七錢五分皀角屑五錢右煎猪油成膏先一宿以苦酒浸前藥取入油煎附子黃色止以綿褁塞鼻孔中

鼻塞鼻痛 鼻塞者寒傷皮毛火菀清道則不知香臭新者偶感風寒參蘇飮寒門久則略感風寒鼻塞乾燥清金降火消痰外用石菖蒲皀角等末綿褁塞鼻○久不愈必肺胃清氣下陷補中益氣湯內傷或加麥門冬山梔○鼻痛因風邪藿香正氣散寒門因痰火二陳湯痰飲加片芩梔子桔梗麥門冬

蓽澄茄丸［寶鑑］治鼻塞不通薄荷葉三錢荊芥穗一錢五分蓽澄茄五分右末蜜丸如櫻桃常含化

麗澤通氣湯［寶鑑］治鼻不聞香臭此肺經有風熱也黃芪一錢蒼朮羌活獨活防風升麻葛根各七分甘草炙五分麻黃川椒白芷各三分薑三片棗二枚葱白三寸

鼻痔鼻瘡

鼻痔者瘜肉塞鼻，輕爲鼻瘡，重爲鼻痔，甚爲鼻齆，皆肺熱。防風通聖散（風門）加三稜、海藻末爲調服，或瀉白散（五臟）。外用白礬末加硇砂少許吹鼻。○食積熱痰生痔，南星、半夏、蒼朮、神麴、細辛、白芷、甘草、酒炒芩連煎服，或單蒼耳葉蜜丸內服外敷。○鼻瘡外用杏仁油和鹽塗之。○或青黛、杏仁、槐花研塗。

辛夷膏

寶鑑 治鼻中瘜肉窒塞疼痛。辛夷二兩，細辛、木通、木香、白芷、杏仁各五錢。右以羊髓、猪脂二兩和藥于石器內，慢火熬成膏，取赤黃色，放冷入龍腦、麝香各一錢爲丸，綿裹塞鼻中，數日脫落即愈。○小兒鼻流清涕，取此貼顖門，又塗鼻中。

瓜礬散

寶鑑 去鼻痔。瓜蔕四錢，甘遂一錢，枯白礬、螺殼灰、草烏尖各五分。右末，麻油調丸如鼻孔大，每日一次以藥納鼻內，令達痔肉上，其痔化爲水，肉皆爛下即愈。

黃芩湯

寶鑑 治肺火盛，鼻孔乾燥，或生瘡腫痛。片芩酒炒、梔子連皮酒炒、桔梗、赤芍藥、桑白皮、麥

門冬荆芥穗薄荷連翹各一錢甘草三分

鼻皶 準頭紅也甚則紫黑因飲酒血熱入肺鬱久則血凝濁而赤或不飲酒者乃肺風血熱也

清血四物湯 寶鑑治酒皶川芎當歸赤芍藥生地黃片芩酒炒紅花酒焙赤茯苓陳皮各一錢生甘草五分薑二片煎水調五靈脂末一錢食後服

硫黃散 寶鑑治鼻皶生硫黃五錢杏仁二錢五分輕粉一錢右末生酒調臨卧塗之明早洗去

口舌

心脾脉繫舌而主口脣諸經皆會於口而知五味心熱舌破生瘡肝癰出血脾閉白胎治法見傷寒

脉法 口舌生瘡脉洪疾速若見脉虛中氣不足左寸洪數心熱右寸浮數肺熱左關弦數膽虛或洪實則肝熱右關沈實脾熱洪數則口瘡或爲重舌木舌

口舌主五味 肝熱口酸心熱口苦生瘡凉膈散阦單黃連煎服肝移熱於膽口苦謀慮不決小柴

胡湯（寒門）加麥門冬酸棗仁地骨皮○遠志甚者腎氣丸（五臟）○脾熱口甘或臭瀉黃散（五臟）○肺熱口辛甘桔湯（咽喉）瀉白散（五臟）○腎熱口鹹滋腎丸（小兒）○蓋熱勝則苦寒勝則鹹宿食則酸煩燥則澁痘則甘勞鬱則臭腎虛口有味胃虛淡而無味○虛火口臭川芎白芷等末蜜丸臨卧噙化○産後舌出口不收朱砂付之以瓦盆墮地作聲

口糜

口瘡糜爛膀胱移熱於小腸溺澁虛熱口瘡柴胡地骨皮等分煎服甚加芒硝大黃熱盛便閉臍痛喘急口瘡瀉白湯（六腑）臟腑積熱涼膈散（火門）○虛火口瘡涼藥不效理中湯（寒門）甚加附子補中益氣湯（內傷）加麥門冬五味子陰虛四物湯（血門）加知母黃柏虛火泛上甘草乾薑末細嚼噙之脣腫脣瘡薏苡仁湯白荷花貼之○藍汁洗之卽差

移熱湯 寶鑑治口糜心胃壅熱口瘡糜爛導赤散（六腑）合四苓散（寒門）各等分煎服內經曰膀胱移熱於小腸上爲口糜好飮酒人多有此疾

回春涼膈散〔寶鑑〕治三焦火盛口舌生瘡連翹一錢二分黃芩梔子桔梗黃連薄荷當歸生地黃枳殼赤芍藥甘草各七分

黑參丸〔寶鑑〕治口舌生瘡連年不愈玄參天門冬麥門冬右等分末蜜丸如彈子每噙化一丸

薏苡仁湯〔寶鑑〕治風腫在脾脣口瞤動薏苡仁防己赤小豆炒甘草炙各一錢五分

緊脣 口脣緊小不能開合不急治則死實者瀉黃散〔五臟〕腫者薏苡仁湯○外用青皮燒灰猪脂調搽仍以青皮灰末一錢酒調服○亂髮露蜂房六畜毛灰蛇蛻皮蠐螬燒灰猪脂調傅

舌腫 腫硬滿不軟名木舌心脾熱壅也不急治殺人百草霜芒硝滑石末酒調傅或百草霜白鹽等末水調塗○針刺舌尖或兩傍出血泄毒

黃連湯〔寶鑑〕治心火舌上生瘡或舌上腫燥裂或舌尖出血或舌硬黃連酒炒梔子炒生地黃酒洗麥門冬當歸酒洗赤芍藥各一錢犀角薄荷甘草各五分

清胃瀉火湯 回春治上焦實熱心胃二經之火作口舌生瘡腫痛者並咽喉牙齒耳面腫痛 皆效連翹桔梗黃連黃芩梔子玄參升麻生地黃各一錢乾葛七分薄荷五分甘草三分水煎頻頻温服

重舌 舌根下生形如舌而小口不能聲飲食不通心脾熱盛也蒲黃末頻糝調竹瀝妙黃連煎湯頻呷或黃栢末竹瀝調塗或百草霜焰硝滑石末酒調傅針刺舌下兩傍去惡血勿刺中脉

青黛散 寶鑑治重舌黃連黃栢各三錢青黛馬牙硝朱砂各六分雄黃牛黃硼砂各三分龍腦一分右末先以薄荷汁拭口中以藥末糝之咽瘡腫亦佳

龍石散 寶鑑治口舌生瘡咽嗌腫塞寒水石三兩朱砂二錢五分片腦二分右末糝患處日三五次

加味龍石散 新增治牙疳乳香没藥麝香朱砂石雄黃寒水石白礬龍腦各等分爲末糝之

日三五次

牙齒

骨之餘屬腎腎衰則齒豁精盛則堅虛則動○齒根曰齦上齦屬胃喜寒惡熱下齦屬大腸喜熱惡寒○熱痛怕冷水冷痛怕熱水風痛不怕冷熱

脉法

齒痛腎虛尺濡而大火炎尺洪踈搖豁壞右寸關數或洪而弦此屬腸胃風熱多涎

牙齒痛有七

蓋因胃熱上出牙齦被風冷所菀熱不外達而痛也寒是標外用辛溫擦漱熱是本內服辛凉散熱○風熱痛者外風與內熱相搏齦腫痛膿臭犀角升麻湯門面荊芥湯含漱但風牙痛因內風襲外風吸風則痛甚消風散門頭風冷痛齒齦不腫蛀漸搖溫風散含漱○熱痛腸胃積熱齒齦腫爛臭穢凉膈散門火敗毒散門寒加荊芥防風升麻石膏清胃散虛熱腫痛口瘡柴胡地骨皮等分薄荷煎漱或服○寒痛客寒犯腦頭運齒痛羌活附子湯門頭白芷湯○毒痰痛痰熱攻注痰盛咳唾二陳湯飲痰加細辛枳殼薑棗烏梅煎服薑黃蓽撥等煎候溫浸舌○瘀血痛風熱攻齦血出瘀滯掣

痛鑽刺犀角地黃湯(血門)又取五靈脂醋煎汁含漱

齒齲久不愈桃仁承氣湯(傷寒)蜜丸服○蟲蝕痛飲

食不漱腐臭淹久齒齦有孔疳䘌亦此類必殺蟲

痛止啄木鳥舌痛齒咬之○齦宣齒摇腎虛八味

元(五臟)三味安腎丸(腰門)固齒羊脛骨灰二錢當歸白

芷皂角青鹽各一錢爲末擦牙○(新增)龍腦朱砂

等分爲末擦牙

神效名龍硃散

細辛湯(寶鑑)治腎虛熱上片牙痛細辛一錢五分蔓

荊子鼠粘子各一錢升麻黃連防己各七分

黃栢知母並酒炒各五

分薄荷三分華撥一分

白芷湯(寶鑑)治大腸虛熱下片牙痛防風荊芥

連翹白芷薄荷赤芍藥石膏各一錢

溫風散(寶鑑)治風冷齒痛當歸川芎細辛白芷華

撥藁本露蜂房各一錢煎服仍含漱吐之

清胃散(寶鑑)治胃熱上下齒痛牽引頭腦滿面發熱

其痛喜冷惡熱升麻二錢牧丹皮一錢五分

當歸生地黃黃連各

一錢水煎微冷服

定痛散（寶鑑）治蟲牙痛當歸生地黃細辛乾薑白芷連翹苦參黃連川椒桔梗烏梅甘草各一錢水煎噙漱後嚥下

固齒散（寶鑑）大鼠一箇去肉取骨川椒炒乳香各二兩香附子炒白蒺藜炒青鹽各一兩爲末每日擦牙永無齒病

香椒散（寶鑑）治冷症齒痛香附子川椒破古紙各二錢蓽撥一錢右末入炒鹽二錢擦牙

荊芥湯（寶鑑）治風熱齒痛荊芥薄荷升麻細辛各三錢爲末每二錢沸湯點含漱吐之

椒鹽散（寶鑑）治蟲牙痛川椒白鹽露蜂房各一錢葱白三莖煎水熱漱冷吐

齒壅 齦間努肉漸長生地黃汁一鍾皂角火炙淬地黃汁再炙又淬汁盡爲度曬末一付之又朴硝末付之○牙齒漸長難於飲食盖液溢也白朮末和水服又煎灌漱○齘齒者睡中齒相磨有聲取患人附席下塵納口中勿令知之即差

去痛齒不犯手方 川椒細辛各一兩草烏蓽撥各五錢爲末每少許揩痛齒自落○陳石灰納鴈膽內陰乾爲末少許點牙根上卽落切忌隊入口中

咽喉 咽者胃系通地以嚥物喉者肺系通天以候氣○會厭管于咽喉上司開闔

脉法 兩寸洪溢上盛下虛尺微伏死尺實滑生

咽喉病皆屬火 肝膽心包三焦皆有相火火爲本痰爲標也君火勢緩爲疼爲腫相火勢速腫甚爲痺不通而痰塞以死突雖有數種之名輕重之異乃火之微甚故也輕者緩治急者用針出血不急治殺人○新增形樂志苦病生於咽歸脾湯神門主之去人參木香加黃連酒炒青皮或加山梔

單乳蛾雙乳蛾喉痺 會厭一邊腫謂單蛾風難治會厭兩傍腫謂雙蛾風易治通謂喉痺皆相火衝逆盖關上易治關下難治○實火凉膈散火門加黃連荊芥石膏防風通聖散風門○虛火四物湯血門加桔梗荊芥知母黃柏痰盛者千緡湯痰門通用甘桔湯

内局 **牛黃凉膈元**(寶鑑)治咽腫口舌瘡頷頰腫熱痰壅馬牙硝寒水石煅石膏煅各二兩甘草爁一兩牛膽南星七錢五分紫石英煅水飛五錢牛黃龍腦麝香各二錢五分右末蜜和兩作三十丸每一丸薄荷湯嚼下

内局 **龍腦膏**(寶鑑)治喉痺腫痛薄荷葉一斤甘草三兩防風川芎桔梗各二兩焰硝一兩白豆蔲三十粒縮砂五粒片腦一錢右末蜜丸如彈子噙化嚥下

吹喉散(寶鑑)治懸雍下垂腫痛及一切咽喉疾膽礬白礬焰硝片腦山豆根辰砂鷄内金焙爲極細末以竹管吹少許入喉中卽效

清凉散(寶鑑)治實火咽喉腫痛桔梗一錢五分梔子連翹黃芩防風枳殼黃連當歸生地黃甘草各七分薄荷白芷各三分右剉作一貼燈心一團細茶一撮

加味四物湯(寶鑑)治虛火喉痺喉痛喉瘡最能降火桔梗甘草各一錢五分熟地黃白芍藥

各七分當歸川芎黃栢蜜水炒天花粉知母各五分水煎入竹瀝一鍾服

急喉痺纏喉風 急喉痺者瘡發咽嗌緩治則咽塞而死速鍼出血或好醋噙漱吐痰妙藥不下以曲竹管灌藥○喉閉危急以紙染巴豆油作撚子點燈吹滅以烟熏鼻流涎自開○皂角白礬黃連等分瓦上焙末吹喉○纏喉風者咽忽然腫痛氣促厥冷頃刻不治治同急喉痺時行咽痛以大蛤水細細嚥下尤佳

一字散(寶鑑)治急喉纏喉風咽喉堵塞水穀不下牙關緊急不省人事猪牙皂角七錢雄黃二錢生白礬藜蘆各一錢蝎梢七枚右末每一字吹入鼻吐痰

奪命散(寶鑑)治急喉閉枯白礬白殭蠶炒硼砂皂角各等分右末吹少許入喉中痰出卽差

懸雍垂 목젖 懸雍者聲音之關伏熱上衝懸雍長而垂腫謂帝鍾風此症及腎傷寒咽痛忌鍼蛇床子瓶中燒烟吸入

鹽礬散〔寶鑑〕治懸雍垂長咽喉妨悶鹽花白礬枯右末以筯頭蘸藥塗其上即差

硼砂散〔寶鑑〕治懸雍腫痛垂長硼砂馬牙硝滑石寒水石各五錢龍腦白礬各三錢右細末新水調五分服

咽喉痛 風客咽喉氣鬱乾枯常如毛刺者風燥荊防敗毒散〔咽喉門〕加薄荷黃芩半夏倍桔梗入生薑○大蛤殼內水徐徐嚥呑

〔內局〕**加減薄荷煎元**〔寶鑑〕治風熱咽喉腫痛薄荷葉八兩桔梗二兩防風川芎白豆蔻各一兩縮砂甘草各五錢龍腦五分右末蜜和兩作三十丸每一丸常含化嚥之

〔內局〕**薄荷煎元**〔醫林〕消風熱化痰涎利咽膈清頭目及治鼻衄大小便出血薄荷一斤取葉桔梗五兩甘草炙四兩防風川芎各三兩砂仁五錢右細末蜜丸兩作三十丸每一丸細嚼茶酒任下○〔內局〕又有白豆蔻

必用方甘桔湯 寶鑑治風熱咽喉腫痛或喉痺神效桔梗二錢甘草荊芥防風黃芩薄荷各一錢水煎徐徐服加玄參一錢尤妙

清火補陰湯 寶鑑治虛火上升喉痛喉閉或生瘡玄參二錢白芍藥熟地黃各一錢當歸川芎黃栢童便炒知母生天花粉甘草各七分水煎入竹瀝三匙溫服○喉乾燥痛四物湯血門加桔梗荊芥黃栢知母煎服立已

甘桔湯 寶鑑治少陰客寒咽痛桔梗三兩甘草一兩右五錢水煎徐徐服加鼠粘子竹茹各一錢治咽痛尤妙

咽喉瘡 胃脘實熱熏炙爲白頭赤根發聲散○虛火生瘡清火補陰湯凡咽瘡勿用生薑辛辣反甚故也

牛蒡子湯 寶鑑治咽喉腫痛牙關緊急或生瘡癰或愈後復攻胸脇氣促身熱不能坐臥牛蒡

子二錢玄參犀角升麻黃芩木通桔梗甘草各一錢食後服

發聲散 寶鑑治咽痛生瘡妨悶黃瓜蔞大者一箇桔梗七錢五分白殭蚕炒五錢甘草炒二錢右末每取少許乾糝如咽喉腫痛左右有紅或一邊紅紫長大此藥加朴硝一錢和匀糝之如喉中有小白頭瘡前藥入白礬末五分和糝

喉痺失音

咽瘡失音或服凉藥失音秘傳降氣湯入門或加黃芩去陳皮風寒失音甘桔湯加訶子木通生地黃汁○虛損咽瘡失音者死叅看聲音門

荊芥湯 寶鑑治咽喉腫痛語聲不出嚥之甚痛桔梗二兩甘草一兩荊芥穗五錢右麤末每取四錢薑三片水煎呷服

魚骨鯁獸骨鯁

凡治鯁皆以類推如髮灰治髮鯁之類也○鯉魚鱗皮燒灰水服○諸魚膽皆下魚骨鯁臘月收者佳酒化服○硼砂噙化○貫衆濃煎服○魚骨在腹刺痛呉茱萸煎服○海獺

水獺皮煎飲○白餳糖噙嚥○若鯁即出○獸骨在咽象牙磨水服○狗涎徐嚥○雞足一對燒灰水調服○虎骨末水調服○雞骨魚骨鯁白梅肉搓成大丸子綿裹用線穿在其內冷茶送下扯住線頭在手一嘔即出

引鯁法

寶鑑鯁在咽不下聚牛筋漬之索緊令大如彈丸持筋端吞之候至鯁處徐徐引之鯁着筋自出○綿絮一小塊蜜煮用如上法○薤白或韭白令柔以繩繫中吞之到鯁處引之○弓弦提令頭散吞引即出

誤吞諸物

誤吞金銀取水銀服之消○誤吞金銀及銅錢縮砂煎飲又堅炭末米飲調服○多食胡桃銅自爛○誤吞錢及環或釵或竹木餳糖多食便出小兒煮葵汁冷飲根葉子同功○誤吞針磁石磨光攢竅絲穿令含針自出○誤吞銅鐵等物多食猪羊肉肥脂葵菜○誤吞桃李哽喉不下狗頭煮湯摩頭上差○誤吞髮繞喉不出亂髮灰一錢水調服又舊木油梳燒末酒調服○誤吞稻麥

芒在咽不下腫刺謂穀賊乃急取鵝涎灌之甚妙

誤吞諸蟲

誤吞蜈蚣在咽喉食生猪血更灌清油蜈蚣滚在血中即吐出繼以雄黃末水調服鮮毒却以四物湯門血加黃芪調補〇誤吞水蛭入腹痛不可忍田中泥作丸如櫻桃一丸白水下即下或食蜜化爲水却以四物湯加黃芪調補

濟衆新編卷之三

濟衆新編卷之四

内局首醫臣康命吉奉　教撰

頸項

項強 前頸後項皆與膀胱爲表裏太陽感風濕頸項強痛口噤身腰反張爲痓病○北人以毛裘頭南人以帛護項

回首散〔寶鑑〕治頸項強急筋急或挫枕轉項不得者烏藥順氣散風門加羌活獨活木瓜

羌活勝濕湯〔寶鑑〕治太陽經中寒濕項強或似拔不得回顧羌活獨活各二錢藁本防風甘草各一錢川芎蔓荊子各五分

背

脉法 腎脉緩甚爲折脊浮大而無力陽虛背惡寒

背寒 內伏寒痰則背寒如掌大導痰湯(醫鑑)合蘇子降氣湯(入門)服之有寒有熱傷寒少陰症口中和陽明症口中乾燥此寒熱之辨

背痛 肺病則喘咳逆氣肩背痛汗出○腎病則肩背頸項痛○脊骨胛眼痛蒼朮復煎散(入門)髃尖痛者陰虛膀胱有火四物湯(入門)加知母黃栢桂少許有痰合二陳湯(醫鑑)加澤瀉前胡木香痛甚加乳香沒藥

通氣防風湯(寶鑑)治太陽經中寒濕肩背痛不可回顧又云肩背痛乃風熱乘肺肺氣鬱甚也黃芪升麻柴胡各一錢防風羌活陳皮人參甘草各五分青皮三分白豆蔻黃栢各二分

三合湯(寶鑑)治背心一點痛烏藥順氣散合二陳湯(醫鑑)香蘇散(入門)加羌活蒼朮(入門)

胃 膈心肺之分野俗稱心痛非眞心痛乃胃脘當心痛或脾連心痛或陽虛陰厥亦令心下痛久者心之別絡爲風冷熱所乘痛故成疹不死○眞心痛者大寒或污血衝心手足青至節痛甚死不治

脉法

背痺痛寸口脉沈遲關上緊數○心腹痛脉沈細宜浮大弦長命必殂

心痛

因傷思慮也脾胃連心痛因傷食與痰也殊分新久初病身受寒氣口食冷物當溫散扶陽助胃湯稍久則寒鬱成熱或因七情者是火以梔子爲熱藥向導清鬱散諸痛脉必伏多用溫藥附子之類大忌參朮閉氣愈痛

手拈散

(寶鑑)治九種心痛及心脾痛極驗詩曰草果玄胡索靈脂并没藥酒調三二錢一似手拈却

諸種心痛

虫痛痛止能食時作時止(門虫)○嘔涎或清水上下攻刺面白唇紅練陳湯(門虫)○疰痛或猝感惡忤尸疰昏倒口噤不省蘇合香元(門氣)備急丸(門救急)○風痛傷冷或肝勝心引兩脇分心氣飲(門氣)○悸痛因七情怔忡驚悸加味四七湯(門神)四七湯七氣湯正氣天香湯(門氣)○食痛因食生冷或過食行氣香蘇散平胃散(門六)香砂養胃湯○飲痛傷水飲聚痰涎痛如刺芎夏湯(門痰飲)五苓散(門寒)○冷痛形寒飲冷當

風取凉或腎勝心心懸若飢泄痢下重五積散寒門○熱痛積熱攻心暑毒入心面目赤黃煩熱便堅連附六一湯大承氣湯小柴胡湯並寒去人參甘草加枳殼赤芍藥梔子各一錢○去來痛或作或止久不愈神仙九氣湯氣門○心脾痛心下急痛如針刺手拈散復元通氣散氣門○腎心痛心痛引背善瘛如從後觸心傴僂腎傳心筋脉相引心下急痛下重苦泄寒中神保元氣門蟠蔥散前陰○七情中六情令心氣鬱結惟喜則氣散能止痛加味四七湯分心氣飲

扶陽助胃湯

〔寶鑑〕治胃脘當心而痛經曰寒氣客於腸胃之間則卒然痛得熱則已附子炮二錢乾薑炮一錢五分草豆蔲益智仁白芍藥酒炒人參甘草炙官桂各一錢吳茱萸白朮陳皮各五分薑三片棗二枚

却痛散

〔寶鑑〕治心氣冷痛不可忍川烏炮一錢五分當歸官桂石菖蒲木香胡椒各一錢五靈脂蒲黃炒各五分入鹽醋各少許

枳縮二陳湯（回春）治痰涎在心膈上攻走腰背嘔噦大痛枳實麸炒砂仁半夏薑製陳皮香附各一錢厚朴薑製茴香酒炒玄胡索各八分木香草豆蔻乾薑炒各五分甘草三分薑三片水煎入竹瀝磨木香同服

連附六一湯（寶鑑）治熱鬱胃脘痛甚黃連六錢附子一錢入薑三片棗二枚水煎熱服

梔薑飲（寶鑑）治胃熱作痛山梔仁十五枚炒焦水一盞煎至六分入薑汁三匙再煎熱服或入川芎一錢尤妙

清鬱散（寶鑑）治胃中有伏火膈上有稠痰胃口作痛及嘔吐酸水惡心煩悶半夏陳皮白茯苓蒼朮便香附神麴黃連薑汁炒梔子薑汁炒各一錢川芎六分乾薑炒黑五分甘草炙二分薑三片

神聖復氣湯（寶鑑）治腎元與膀胱經中陽氣不足致背脇臍腹牽引冷痛大惡風寒或上熱如火下寒如冰等症預先一日用黃栢黃連生地黃並酒洗枳殼各三分另用新水浸又取細辛川

芎蔓荊子碎各二分另用新水浸別取羌活柴胡各一錢藁本甘草各八分半夏升麻各七分當歸六分防風人參郁李仁各五分乾薑炮附子炮各三分白葵花三朵去心碎水五大盞同煎至二盞入黃芪草豆蔻煨各一錢橘紅五分同煎至一盞入前浸兩藥再煎至一大盞去滓空心熱服

行氣香蘇散 寶鑑治內傷生冷外感風寒又觸七情惱怒飲食填滯胷腹脹痛

紫蘇葉陳皮蒼术香附子烏藥川芎羌活枳殼麻黃甘草各一錢薑三片不拘時溫服

心胃痛虛實 按之痛止爲虛二陳湯饑加炒乾薑建中湯饑加遠志薑炒一錢○按之痛甚爲實梔萸丸○七情作心痛食積痰飲瘀血皆作胃脘痛

梔萸丸 寶鑑治氣實心痛按之尤痛山梔仁炒焦一兩五錢吳茱萸香附子各二錢五分右末蒸餅丸如川椒以生薑生地黃煎湯下二三十丸

寒痞寒結胷熱痞熱結胷 痞胷膈飽悶不舒暢也胷滿不痛爲痞也滿而痛爲結胷

治法同而痞輕結重黃連枳實為主寒痞寒結胷不渴脉遲理中湯寒門加枳實白茯苓熱痞熱結胷煩渴脉數柴陷湯○通用桔梗枳殼湯蓋痞自血中來獨益脾土以血藥治之○大小結胷水結胷見寒門

柴梗半夏湯 寶鑑治痰熱盛胷痞脇痛柴胡二錢瓜蔞仁半夏黃芩枳殼桔梗各一錢青皮杏仁各八分甘草四分薑三片

香砂養胃湯 寶鑑治陰伏陽蓄而為痞滿能調養脾胃升降陰陽成天地交之泰白朮陳皮半夏白茯苓各一錢香附子縮砂木香枳實藿香厚朴白豆蔻各七分甘草三分薑三片棗二枚

桔梗枳殼湯 寶鑑治痞氣胷滿不利煩悶欲死不論寒熱通用又傷寒結胷胷滿欲死服之神效桔梗枳殼各二錢甘草一錢薑五片

柴陷湯 寶鑑治熱實結胷及水結痰結半夏三錢瓜蔞仁柴胡各二錢黃芩黃連各一錢人參七

分甘草五分薑五片棗二枚

支結 傷寒未經下而膈氣塞悶非痞非結柴梗湯虛者半夏瀉心湯寒門

桂枝人參湯 寶鑑治支結桂枝甘草各二錢乾薑人參白术各一錢

柴梗湯 寶鑑治胷膈滿悶痞痛柴胡二錢黃芩半夏枳殼桔梗各一錢人參七分甘草五分薑五片棗二枚

血結胷 婦人瘀血入心脾痛五積散寒門加三稜蓬术桃仁紅花失笑散婦人

玄胡索散 寶鑑治婦人血結胷心腹作痛連腰脇背膂上下攻刺甚作搐搦玄胡索炒當歸蒲黃炒赤芍藥官桂各一錢薑黃木香乳香沒藥各七分甘草炙五分薑七片

乳 男以腎爲重女以乳爲重上下不同性命之根一也○女屬陰陰極上衝故乳房大而陰户縮男屬陽陽極下降故陰莖垂而乳頭縮

產後乳汁不行

有二有氣血盛壅閉者有氣血弱枯涸者虛則補猪蹄鯽魚實則疎通草()乳資於衝脉與胃經通故也病在衝任者乳小而色黃所生兒怯弱多病無兒欲消乳者麥芽五錢炒末白湯或四物湯血門調服產後乳自出是虛服補藥

當歸補血湯保元治婦人素禀怯弱血氣虛耗產後無乳宜補養之劑嫩黃芪蜜水炒一兩當歸身酒洗五錢葱白十莖

玉露飲保元治產後乳脉不行身體壯熱疼痛頭目昏痛此涼膈壓熱下乳川芎白芷桔梗炒各五錢人參白茯苓甘草各二錢五分芍藥一錢五分當歸一錢三分臨卧溫服○如煩熱甚大便結加大黃一錢二分金銀花乳脉不行結成癰腫疼痛黃芪蜜炙當歸金銀花甘草各二錢五分水煎入酒半鍾食後溫服

通乳湯寶鑑治氣血不足乳汁澁少猪蹄四隻通草川芎各一兩穿山甲十四片炮黃甘草一錢

右剉以水五升煎至半取汁分三服更以溫蔥湯頻洗乳房

立效方（寶鑑）治乳汁不行萵苣子糯米各一合細研水一碗攪勻入甘草末一字煎頻頻呷服

乳癰因膈間濕熱痰與滯乳相搏或小兒口氣吹噓或怒氣激滯而成寒熱煩渴甚則嘔吐毒氣上衝也

乳粉托裏散癰初起連根蔥白搗爛熱熨未潰神效爪蔞散內托升麻湯已潰者內托十宣散癰八物湯癰治法以青皮疏厥陰石膏清陽明甘草節行瘀爪蔞子消導腫毒蓋四十前行經者可治五十後斷經者難治

神效爪蔞散（寶鑑）治乳癰及妳巖神效黃爪蔞大者一箇去皮焙爲末子多者有力甘草生

當歸酒浸焙各五錢乳香沒藥另研各二錢五分右末好酒三升於銀石器內慢火熬至一升半去滓分作三服食後良久服之如妳巖服此可杜絕病根如毒氣已成能化膿爲黃水毒未成則卽於大小便中通利病甚則再合服以差爲度○一方酒水各半煎服

内托升麻湯（寶鑑）治乳癰未潰及兩乳間黑陷惡瘡升麻乾葛連翹各一錢五分黃芪當歸甘草炙各一錢惡實五分官桂三分黃柏二分水二盞酒一盞同煎服

加味芷貝散（寶鑑）治乳癰腫硬作痛白芷貝母天花粉金銀花皂角刺穿山甲土炒當歸尾瓜蔞仁甘草節各一錢酒水各半煎服

結核久成妳巖 婦人憂怒抑鬱時日積累脾氣消肝氣逆遂成隱核如碁子不痛不癢十數年瘡黑陷凹不治若初起使心清神安庶或治之急用十六味流氣飲單青皮湯虛者清肝解鬱湯中年未潰尚可治成瘡者終不可治

十六味流氣飲（寶鑑）治妳巖紫蘇葉一錢五分人參黃芪當歸各一錢川芎官桂厚朴白芷防風烏藥檳榔白芍藥枳殼木香甘草各五分桔梗三分加青皮一錢煎服

單煑青皮湯（寶鑑）治婦人百不如意久積憂鬱乳房結核青皮四錢日三服

清肝解鬱湯（寶鑑）治肝臟鬱火傷血乳房結核凡肝膽不和之證皆治之當歸白朮各一錢貝母赤茯苓白芍藥熟地黃山梔子各七分人參柴胡牧丹皮陳皮川芎甘草各五分

妳頭破裂 秋露茄子花或秋前茄花陰乾燒灰水調付○小兒吹乳血乾裂痛丁香末津唾調付○乳栗破少有生者大補氣血○男女乳疾少異女損肝胃男損肝腎盖怒火房勞過度致肝燥腎虛亦能結核腫痛

乳懸症 産後瘀血上攻兩乳伸長細小過小腹切痛川芎當歸各一斤濃煎服芎歸燒烟熏口鼻兩乳

腹 臍上曰大腹屬太陰臍下曰小腹屬厥陰當臍曰臍腹屬少陰

脉法 尺脉弦腹痛○弦急小腹痛○心腹痛脉沉細宜浮大弦長命必殂

腹痛有六 寒痛綿綿痛而無增減脉沉遲五積散（寒門）加呉茱萸葱白理中湯（寒門）○熱痛時痛時止痛處極熱黃芩芍藥湯（大便）○瘀血痛因墮撲或婦人經來産後瘀未盡其痛有常處而不移動失笑散

婦人○食積痛瀉後痛減宜溫散行氣忌峻利及寒藥平胃散合劑○痰飲痛腹中引釣脇下有水聲必尿不利芎夏湯痰飲○露宿積冷和劑抽刀散○虫痛見虫門

厚朴溫中湯寶鑑治客寒犯胃心腹虛冷脹痛乾薑炮二錢厚朴陳皮各一錢五分赤茯苓草豆蔻煨各七分木香甘草炙各五分薑三片棗二枚

薑桂湯回春治寒腹痛香附一錢五分陳皮枳殼麩炒厚朴吳茱萸炒砂仁各一錢乾薑官桂良薑各七分木香五分另研甘草三分薑一片

活血湯回春治死血痛併治血結痛當歸尾牡丹皮赤芍藥桃仁玄胡索烏藥香附子枳殼各一錢川芎七分紅花木香另研官桂各五分甘草二分薑一片

四合湯寶鑑治痰積氣滯腹痛陳皮半夏各一錢五分厚朴枳殼赤茯苓紫蘇葉香附鬱金各七分甘草五分薑五片

和劑抽刀散(寶鑑)治積冷腹痛白薑五兩入巴豆肉二錢二分五里同炒黑去巴豆良薑五兩入斑猫二十五箇同炒黑去斑猫石菖蒲五兩不炒糯米六兩炒黃右末每二錢溫酒下

腹痛有虛實 按痛爲實爲熱大柴胡湯(寒門)重按不痛爲虛爲寒小建中湯(虛勞)加遠志或理中湯(寒門)有積者按之愈痛參看積聚門

腹痛諸症 嘔泄諸藥皆吐蘸感元(大便)薑湯下腹中窄狹者肥人濕痰流灌二陳湯(痰飮)加香附蒼朮瘦人濕熱熏蒸二陳湯加黃連蒼朮氣血虛者宜六君子湯(痰飮)加川芎當歸大腹皮麻痺不仁多煮葱白吃之肚皮痛由腎虛不能行水也○湧水症水客大腸疾行則鳴濯濯如囊裹水

黃連湯(寶鑑)腹痛欲嘔吐者上熱下寒也以陽不得降而肯熱欲嘔陰不得升而下寒腹痛是升降失常也黃連二錢人參一錢五分半夏一錢二分乾薑桂枝各一錢甘草五分薑三片棗二枚

葶藶丸(寶鑑)治涌水病葶藶子隔紙炒澤瀉椒目桑白皮杏仁猪苓各五錢右末蜜丸如梧子葱

白湯下三五十丸

腹痛通治 凡腹痛鬱結阻氣不運宜温散又多屬血滯通用芍藥甘草湯雜病腹痛酒煑當歸丸胞門大抵宜通利

芍藥甘草湯（寶鑑）白芍藥四錢甘草炙二錢○稼穡作甘甘者己也曲直作酸酸者甲也甲己化土此仲景妙法也酸以収之甘以緩之

四物苦楝湯（寶鑑）通治腹痛亦治臍下冷痛四物湯血門加玄胡索苦楝子各一錢

開鬱導氣湯（寶鑑）治諸般腹痛一服立止蒼朮便香附炒白芷川芎赤茯苓滑石梔子炒神麯炒各一錢乾薑炮陳皮各五分甘草炙三分

臍 命之根常宜温煖臍下三寸即下丹田乃腎間動氣生氣之源男貯精血女貯月水名大海○水腫臍突出者死臍下築痛腎氣動也理中湯寒門去朮加桂

小接命熏臍方

〔寶鑑〕凡人賴精血成形其在胞胎惟有臍帶與母氣相通隨母呼吸十月脫胎漸長成人七情六欲內外交侵喪失真元殞軀丧命良可惜也余哀世人特傳良方壯固根蒂保護形軀熏蒸本源除却百病其效如神每年中秋日熏蒸一次却病延年乳香没藥猳鼠糞青鹽兩頭尖卽川烏也續斷各二錢麝香一分右末令人食飽仰臥用蕎麥麵水和捏一圈徑過寸餘臍大則徑二寸內入藥末安臍上用槐皮一片覆圈藥之上以豆許艾壯灸之百脉和暢冷汗如兩不可令痛痛則反泄真氣灸至行年歲數而止無病者連日灸之有病則三日一次灸至腹內作聲作痛大便有涎沫等物出爲止只服米湯兼食白肉黃酒以助藥力若患風氣有鬱熱在腠理者加女子紅鉛拌藥則汗易出而疾隨愈矣

溫臍種子方

〔寶鑑〕五靈脂白芷青鹽各二錢麝香一分右末用蕎麥粉水和成條圈安於臍上以前藥末實於臍中用艾灸之婦人尤宜但覺臍中溫煖卽止過數日再灸太過則生熱也

腰

腎之府諸經貫腎絡腰脊房勞傷腎痛最多又寒濕多而風熱少不可純用凉藥及純用參芪補藥久則必用官桂以開之腹脇皆然

脉法

沉弦而緊者爲寒○沉弦而浮者爲風○沉弦而濡細者爲濕○沉弦而實者爲挫閃

腰痛有十

腎虛痛常常疼不已或悠悠痛不擧脈大六味地黃丸八味元虛損五加歸茸木瓜續斷腰軟者肝腎伏熱加防己黃栢○痰流經絡腰背痛或腰背重注走串痛芎夏湯咳嗽加南星蒼朮黃栢二陳湯痰飲加木香茴香乳香玄胡砂仁蒼朮羌活酒芩當歸杜冲○食積痛醉飽入房濕熱入腎難以俛仰四物湯血門合二陳湯加麥芽神麴葛花砂仁杜冲黃栢官桂枳殼桔梗○挫閃及瘀血痛因擧重勞傷或跌撲墜落皆血瘀也日輕夜重五積散寒門去麻黃加茴香木香檳榔桃仁紅花○風痛風傷腎左右無常引兩足強急者五積散加防風全蝎烏藥順氣散風門加五加皮熱者敗毒散寒門加杜冲木瓜○寒痛寒傷腎經不能轉側連背拘攣者五積散加吳茱萸杜冲桃仁痛甚加黑丑

頭末一錢○濕痛久處卑濕雨露侵淫腰重如石冰冷者五積散加吳茱萸桃仁或川芎肉桂湯○濕熱痛暑濕相搏或膏粱濕熱遇天陰發者二炒蒼栢散濕門○氣痛憂思忿怒氣滯宜調氣散加便香附沉香或沉香降氣湯氣門

青娥元寶鑑治腎虛腰痛杜冲薑汁炒破故紙炒各四兩胡桃肉三十箇右末生薑二兩五錢取汁入煉蜜丸如梧子空心溫酒或鹽湯吞下百丸

加味青娥元寶鑑治腎腰或風寒血氣相搏為痛破故紙六兩脂麻同炒變色去脂麻杜冲六兩薑汁浸炒胡桃肉沉香乳香沒藥各三兩右末以肉蓯蓉六兩酒浸成膏和藥搗千杵丸如梧子溫酒或鹽湯下五七十丸

速效散寶鑑治腰痛不可忍川練肉以巴豆肉五粒同炒赤去巴豆茴香鹽炒破故紙炒各一兩右末每一錢空心以熱酒調下

如神湯 寶鑑治挫閃腰痛玄胡索當歸桂心杜冲薑炒各等分右末每二錢溫酒下

立安散 寶鑑治挫閃氣滯腰痛白牽牛頭末半生半炒二錢當歸官桂玄胡索炒杜冲薑汁炒茴香炒各一錢木香五分右末空心以溫酒調下二匙

川芎肉桂湯 寶鑑治瘀血在足太陽足少陰足少陽三經以作腰痛羌活一錢五分官桂川芎柴胡當歸梢蒼术甘草炙各一錢神麯獨活各五分酒防己防風各三分桃仁五箇酒三盞煎至一盞空心服

七味蒼栢散 寶鑑蒼术黃栢杜冲破故紙川芎當歸白术各一錢空心服

調氣散 寶鑑治諸氣藿香甘草各八錢縮砂四錢白豆蔲丁香白檀香木香各二錢右末每二錢塩湯點服不拘時

腎著症 身重腰冷如坐水不渴尿自利善食腰以下冷腰重如帶五千錢盖與濕同治

腎著湯（寶鑑）白术二錢五分乾薑炮赤茯苓各一錢五分甘草炙五分煎服流濕兼用温煖之藥以散之

脇 脇脺屬肝膽肝邪流於兩脇爲諸般脇痛○肝苦急是有餘急食辛以散之川芎蒼术青皮

脈法 寸口脈弦者卽脇下拘急而痛其人嗇嗇惡寒也脈雙弦者肝氣有餘兩脇作痛

脇痛有七 凡諸脇痛肝火盛木氣實也○氣鬱痛大怒及謀慮不決肝火動小柴胡湯（入門）加黃連牡蠣枳殼性急多怒時常腹脇痛小柴胡湯加川芎芍藥青皮神保元（入門）○死血脇痛瘀血留肝居於脇下按之痛甚夜痛或午後發者小柴胡湯合四物湯（入門）加桃仁紅花乳香沒藥○痰飲痛痰流肝經咳嗽氣急引脇痛芎夏湯（醫鑑）痰甚控涎丹（醫鑑）○食積痛脇下如杠梗起一條痛枳實煎湯呑神保元○風寒痛寒熱芎葛湯○乾脇痛虛甚成損脇下常一點痛不止八物湯（虛勞）加木香青皮桂心有火去桂加山梔或吳茱萸水炒黃連○腎邪上搏亦爲痛神保元

枳殼煑散（寶鑑）治悲哀傷肝兩脇痛又治七情傷肝兩腋兩脇牽痛枳殼二錢細辛桔梗防風川芎各一錢葛根七分甘草五分薑三片棗二枚

芎葛湯（寶鑑）治風寒脇痛川芎乾葛桂枝細辛枳殼人參芍藥麻黃防風各一錢甘草五分薑三片

芍藥散（寶鑑）治婦人冷證脇痛諸藥不效香附子四兩以醋二升鹽一兩同煑乾爲度官桂玄胡索炒白芍藥酒炒各一兩右末每二錢沸湯下

脇痛虛實 實者手足煩燥不得安卧小柴胡湯（寒門）加芎歸白芍藥蒼术青皮草龍膽甚則當歸龍薈丸（五臟）虛者悠悠痛不止耳目䀮䀮善恐如人將捕四物湯（血門）加柴胡青皮或五積散（寒門）去麻黃加青木香青皮○左宜枳芎散小柴胡湯踈肝飲右宜推氣散神保元（氣門）

枳芎散（寶鑑）治左脇刺痛枳實川芎各五錢甘草二錢五分右末每二錢薑棗湯下

推氣散 寶鑑治右脇痛枳殼桂心薑黃各五錢甘草二錢五分右末每二錢五分薑棗湯或酒下

疎肝飲 保元治左脇下痛肝積屬血或因怒氣所傷或跌撲悶挫所致而爲痛黃連呉茱萸煎汁炒三錢柴胡當歸酒洗各一錢五分青皮去穰桃仁研如泥枳殼麩炒各一錢川芎白芍藥酒炒各七分紅花五分水煎食遠服

腋臭

大蜘蛛塩泥裹煅放冷取蜘蛛研細入輕粉一字大醋調成膏夕付腋下必瀉臭黑汁僻處埋之

皮

皮毛屬肺○麻木見風門○

脈法

癍疹脈陽浮而數火盛於表陰實而大下焦實熱○滑伯仁曰脈者血之波瀾發癍者血散於皮膚故脈伏

痒痛

諸痒爲虚血不榮肌宜養血四物湯血門加黃芩煎調浮萍末服○酒後身痒蟬殼薄荷等末每二錢酒水調服

瘢疹 有色點而無顆粒曰瘢浮小而有顆粒曰疹隨沒隨出○傷寒發瘢謂陽毒人參白虎湯（傷寒門）春溫發瘢謂溫毒夏熱發瘢謂熱毒時行發瘢謂時毒皆火乘肺紅點見皮毛輕如疹子蚊跡發手足先紅後黃重如錦紋發胷腹先紅後赤切忌發汗又不宜下瘢欲出未出之際與升麻葛根湯（傷寒門）先透其毒○溫熱毒狂言三黃石膏湯（傷寒門）

消瘢青黛飲 寶鑑 治陽毒熱毒發瘢如錦紋黃連石膏知母柴胡玄參生地黃梔子犀角青黛各一錢人參甘草各五分薑一片棗二枚苦酒一匙調服

玄參升麻湯 寶鑑 治傷寒發瘢煩燥譫語咽喉閉痛玄參升麻甘草各三錢

犀角玄參湯 寶鑑 治發瘢升麻二錢黃芩一錢五分犀角鎊香附子玄參各一錢人參五分甘草三分加大青一錢煎服

梔子大青湯 寶鑑 治孕婦傷寒發瘢變黑梔子大青黃芩各一錢五分升麻一錢杏仁八分

入葱白三莖

陰症發瘢 瘢出胷腹及手足亦稀少微紅此無根虛火聚胷熏肺如蚊蚤咬狀虛甚脉沉身無大熱理中湯寒門或加附子玄參

調中湯 寶鑑治內傷外感爲陰證發瘢蒼朮一錢五分陳皮一錢縮砂藿香白芍藥桔梗半夏白芷羌活枳殼甘草各七分川芎五分麻黃桂枝各三分薑三片

升麻鱉甲湯 寶鑑治陰毒發陰瘢升麻二錢當歸甘草各一錢二分鱉甲炙一錢雄黃末四分川椒二十粒

內傷發瘢 胃氣極虛一身之火遊行於外或痰熱所致火則補以降之痰熱則微汗以散切忌下初起無頭疼身熱形如蚊跡疹子調中益氣湯內傷黃芪建中湯雜病

瘢疹吉凶 赤者半生半死黑者九死一生○瘢疹赤色身煖自胷腹散四肢者吉黑色身涼自四肢

入胃腹者死○陽毒發斑紅潤稀疎起發五六日自愈

癮疹 屬脾隱隱然在皮膚多痒或不仁無風熱濕之殊赤疹因天熱燥氣乘之稍涼則消川芎茶調散（頭門）人參羌活散（寒門）白疹因天寒冷氣折之稍煖則消消風散（頭門）烏藥順氣散（風門）枳實煎洗通用升麻葛根湯（寒門）加惡實荊防

清肌散 寶鑑治癮疹或赤或白瘙痒荊防敗毒散（寒門）加天麻薄荷蟬殼薑三片

丹毒 人身忽然赤如塗丹俗云赤瘤遊走狀如雲氣是惡毒熱血如熱時以通聖辛涼之劑寒時葛根升麻辛溫之劑凡丹從四肢入腹者死小兒最忌見小兒門

犀角消毒飲 寶鑑治丹毒及斑疹癮疹鼠粘子四錢荊芥防風各二錢犀角一錢五分另水磨取汁甘草一錢水煎調犀角汁服之

脉 榮行脉中衛行脉外脉者主榮衛而不可須臾失也

結促代

結脉緩遲中一止陰盛陽虛促脉數中一止陽盛陰虛結促皆止歇無定數積聚胎孕痛風痰濕見之無妨老人及久病見之危○代脉動而中止不能自還停久乃還止歇有定數脾衰危亡然胎孕見之無妨

炙甘草湯

寶鑑治傷寒脉結代心動悸凡見代脉卽宜服之甘草炙二錢生乾地黃酒炒桂枝麻仁麥門冬各一錢五分人參阿膠珠各一錢薑五片棗三枚水二分酒一分同煎至半去滓入阿膠再一沸温服日三

手

四支屬胃諸陽之本

肩臂病因

心肺有邪氣流兩肘手屈不伸病在筋手伸不屈病在骨○寒痛五積散(寒門)風痛烏藥順氣散(風門)濕痛蠲痺湯(風門)加蒼术防已○痰飲痛居多左右轉移脉沉細麻木或戰掉皆痰飲所作二陳湯呑青州白丸子(並痰飲)

舒經湯 寶鑑治氣血凝滯于經絡臂痛不舉薑黃二錢當歸海桐皮白朮赤芍藥各一錢羌活甘草各五分薑三片同煎入沉香磨汁少許服

白芥子散 寶鑑治七情鬱結榮衛凝滯肩臂背胛牽引作痛時發時止白芥子木鱉子各一兩沒藥木香桂心各二錢五分右末每取一錢溫酒調服

五靈脂散 寶鑑治風寒濕氣血壅滯臂胛疼痛五靈脂荊芥穗防風羌活獨活穿山甲骨碎補草烏製甘草節各五錢麝香五分右末每二錢溫酒調臨睡服

消痰茯苓丸 寶鑑治痰飲流注臂痛不能舉時復轉移脉沉細半夏二兩赤茯苓一兩枳殼五錢朴硝二錢五分右末薑汁糊丸如梧子薑湯下三五十丸無朴硝以焰硝代之

半夏芩朮湯 寶鑑治痰飲臂痛不能舉半夏蒼朮各一錢五分片芩酒炒白朮南星炮香附子各七分陳皮赤茯苓各五分威靈仙甘草各三分薑五片

代指 指頭先腫焮痛後甲邊膿潰甚則脫爪甲雄黃入鷄子內浸指一宿又蜈蚣燒烟熏之○蒲公英蒼耳草苄末好醋煎浸又焰硝煎漬又烏梅仁末醋調成膏漬之○猪脂和蚯蚓付之又田螺生搗付之○手足觸木惡刺及狐尿刺腫痛蒲公英汁多塗

冬月手足皸裂 生薑汁紅糟白鹽臘猪脂同研炒煎擦入皸內○面目手足皸裂出血猪腦著熱酒洗之○兎腦或雀腦生塗○百沸湯洗後白芨末水調塗之

黃蠟膏 寶鑑 治冬月手足皸裂作痛清油五錢慢火煎沸入黃蠟一塊再煎候熔入胡粉五倍子末各少許熬令紫色爲度先以熱湯洗患處火上烘乾用藥付上以紙貼之其痛立止入水亦不落

足

脉法 浮弦風濡弱濕遲濇因寒洪數熱欝微滑者虛牢堅者實○尺脉虛濇痿病○脾脉緩甚痿厥○痿躄虛則生緊急疾則死

脚氣治法

外症全類傷寒但初起脚膝軟痺轉筋赤腫爲異先起處隔蒜灸癒○有乾濕之分筋縮不腫名乾脚氣宜潤血清燥筋弛腫名濕脚氣宜利濕踈風雖有內傷外感之殊皆濕熱也○脚氣壅疾宜踈導大便毒氣得泄而愈忌補湯淋洗風烏藥順氣散(風門)寒五積散(寒門)濕不換金正氣散(寒門)加赤茯苓生乾薑濕熱在三陽敗毒散(寒門)加大黃蒼术在三陰踈風順氣元伏氣血虛獨活寄生湯病久熱甚二炒蒼柏散脚跟痛血熱四物湯(血門)加知母黃柏牛膝有痰五積散加木瓜脚轉筋有血熱者四物湯加酒芩紅花

神秘左經湯(寶鑑)治風寒暑濕流注足三陽經脚膝拘攣腫痛麻黃桂心黃芩枳殼柴胡赤茯苓半夏羌活防風厚朴白薑小草防己麥門冬乾葛細辛甘草各五分薑三片棗二枚

檳蘇散(寶鑑)治風濕脚氣腫痛拘攣用此踈通氣道蒼术二錢香附子紫蘇葉陳皮木瓜檳榔羌活牛膝各一錢甘草五分薑三片葱白三莖

羌活導滯湯（寶鑑）治脚氣初發一身盡痛或肢節腫痛便溺阻隔先以此導之後用當歸拈痛湯除之大黃酒煨二錢四分羌活獨活各一錢二分防己當歸尾各七分枳實五分煎服微利即止

當歸拈痛湯（寶鑑）治濕熱脚氣腫痛羌活茵蔯酒炒黃芩酒炒甘草炙各一錢知母澤瀉赤茯苓猪苓白术防己各六分人參苦參升麻乾葛當歸蒼术各四分水二盞浸藥少時煎至一盞空心臨卧各一服

獨活寄生湯（寶鑑）治肝腎虛弱筋攣骨痛脚膝偏枯緩弱冷痺獨活當歸白芍藥桑寄生各七分熟地黃川芎人參白茯苓牛膝杜冲秦艽細辛防風官桂各五分甘草三分薑三片空心服

二炒蒼栢散（寶鑑）治濕熱脚氣令足膝痛或赤腫脚骨間作熱痛雖一點能令步履艱苦令人痿躄百用百效蒼术泔浸一日夜鹽炒黃栢酒浸一日夜焦炒各四兩右剉五錢煎服或水丸服

亦可名二妙丸

脚氣危證 入心譫妄嘔吐脉亂者死三和散(氣門)加烏藥入肺喘咳小青龍湯(寒門)加檳榔入肝頭眩喘促烏藥平氣湯入腎腰脚腫尿閉上喘目額黑左尺絕者死八味元(五藏)去山藥或四物湯(血門)加黃柏外用附子末津唾調付涌泉穴艾灸引熱下行

木萸湯〔寶鑑〕治脚氣入腹喘悶欲死木瓜檳榔各二錢五分吳茱萸一錢五分

三將軍元〔寶鑑〕治脚氣衝心大便不通吳茱萸木瓜大黃各等分右末米糊丸如梧子枳殼湯下五七十丸

烏藥平氣湯〔寶鑑〕治脚氣上攻昏眩喘促烏藥一錢茯神人參白朮川芎當歸木瓜白芷五味子紫蘇葉各七分甘草三分薑五片棗二枚

痿病治法 痿謂手足無力以運動由火乘肺木乘脾血液衰少不能榮養百骸也總屬胃實則筋骨

潤而機關利虛則足痿弱治法瀉心補腎痰薄食
味切不可作風治調和金水腎氣丸五臟有氣痰積
有濕熱有濕熱相半有挾氣者兼濕痰二陳湯痰飲
加兩朮芩柏竹瀝薑汁熱厥滋腎丸小便或挾寒五
積散寒門合獨活寄生湯
膏粱者疎風順氣元大便

養血壯筋健步丸〔寶鑑〕治氣血兩虛兩脚痿軟不能
行動熟地黃四兩牛膝酒浸杜冲
薑汁炒當歸酒洗蒼朮黃栢鹽水炒各二兩白芍
藥酒炒一兩五錢黃芪鹽水炒山藥五味子破故
紙鹽水炒人參枸杞子兎絲子白朮炒虎脛骨龜
板并酥炙各一兩防風六錢防己酒洗五錢羌活
酒洗三錢右末猪脊髓七條入
煉蜜丸如梧子鹽湯下百丸

三妙丸〔寶鑑〕治濕熱下流兩脚麻木痿弱或如火烙
之熱蒼朮泔浸六兩黃柏酒炒四兩牛膝二
兩右末麪糊丸如梧子
薑鹽湯下五七十丸

滋血養筋湯〔寶鑑〕治氣血兩虛兩足痿軟不能行動
熟地黃一錢五分白芍藥當歸麥門冬

黄柏酒炒牛膝酒浸杜冲酒炒蒼术薏苡仁各八分人參川芎防風知母各五分羌活甘草各三分五味子九粒薑三片棗二枚

清燥湯（寶鑑）治長夏濕熱盛兩脚痿厥癱瘓黄芪白术各一錢五分蒼术一錢陳皮澤瀉各七分赤茯苓人參升麻各五分生地黄當歸猪苓麥門冬神麯甘草各三分黄連黄柏柴胡各二分五味子九粒

五獸三匱丸（寶鑑）治肝腎不足兩脚痿軟鹿茸酥炙血竭虎脛骨酥炙牛膝酒浸金毛狗脊燎去毛各一兩爲末卽五獸也另用附子一箇去皮剜去中心入辰砂細末一兩填滿又用木瓜一枚去皮剜去中心入附子於內以附子末盖口卽三匱也却以三匱正坐於磁缸內重湯蒸至極爛取出和五獸末搗丸如芡實木瓜酒化下

鶴膝風痢後瘀滯經絡兩膝腫痛髀脛枯細拘攣不能屈伸風乘足三陰虛損五積散五積交加散（對

獨活寄生湯痢後陰血虛八味元五臟加人參鹿茸牛膝

大防風湯寶鑑治鶴膝風熟地黃一錢五分白朮防風當歸白芍藥杜冲黃芪各一錢附子川芎牛膝羌活人參甘草各五分薑五片棗二枚煎服去風順氣活血脉壯筋骨

毛髮

在頭曰髮屬心血之餘血盛則潤血熱則黃血衰則白顋下曰鬚屬腎在頰曰髯在口上曰髭眉屬肝

鬚髮榮枯黃落

腎精上升鬚髮潤黑不升則枯白老人常也少壯鬚髮落者血燥風動腎氣丸五臟虛勞防風通聖散風門肺虛八物湯虛勞脉弦氣弱黃芪建中湯虛勞

前陰

脉法

疝皆滑而弦急○寸口弦緊寒疝○婦人少陰脉滑數陰瘡浮動陰脫○牢急者生弱急者死

疝病之因

始於濕熱在經鬱久感寒而痛諸疝皆言寒論其標有睾丸連小腹急痛或攻刺腰脇或

遊走背膂，或不得便尿，或厥冷寒熱，或下泄自汗，或積聚作痛，或卵有大小上下不常，囊腫脹痛，或挾冷觸怒則塊物衝心，或有聲如蛙，有形如瓜〔局方〕。以爲膀胱氣、小腸氣、腎氣者，亦言標也，其實專主肝疝，久成積。

疝症治法

走注痛流散遍身無形，屬氣也；痛有常處而有形，乃濕痰食積瘀血。古方辛温發之者，治標也。〔丹溪〕以爲痰飲食積死血流注歸肝，辛平藥豁痰消積破血，治本也。大要雖因流注，虛忌驟補，流行疏利爲先。諸藥借巴豆氣爲此也。〇手按痛爲實，不痛爲虛。〇挾虛發者，其痛亦輕，惟重墜牽引，人參、白术爲君，佐以梔仁、山查、枳實、梔子、吳茱萸、川練子、玄胡索、丁香、木香疏導。

疝病有七

寒疝囊冷硬如石，莖不舉，或控睪丸痛，得於寒濕使內過房，五積散〔寒門〕加吳茱萸、小茴、食鹽。〇水疝癪疝類，囊腫如水晶，陰汗或痒出黃水，或小腹按之有水聲，得之飲水醉酒，使內風寒濕氣聚於囊，氷冷卒疝，逐水之劑下之。〇筋疝下疳瘡類，陰莖腫脹，或潰而爲膿，裏急筋縮，莖中痛痒挺縱自物隨尿出得於房勞邪術清心蓮子飲(消渴)○血疝如瓜在小腹兩傍卽便毒得於春夏大燠勞於使內血滲入脬囊結癰膿或値情慾當泄不泄亦成此疾和血之劑下之桃仁承氣湯(入門)○氣疝狐疝類上連腎俞下及陰囊得於號哭忿怒氣鬱而脹怒罷氣散是也散氣之劑下之蟠蔥散妙小兒此疾名偏墜灸築賓穴○狐疝狀如仰瓦臥入小腹立則出腹入囊與氣疝大同逐氣流經之劑下之又寒濕聚囊中爲狐疝屬痰二陳湯(痰飮)加香附子青皮蒼朮四炒川練丸○積疝囊大如升斗不痛痒屬濕五苓散(入門)加小茴韭汁神保元(入門)在婦人則陰戶突出小兒胎中積疝不必治○大抵奔豚疝素有腎積因寒發動衝心理中湯(入門)去白朮加官桂赤茯苓

蟠蔥散(寶鑑)治脾胃虛冷心腹攻刺連胷脇膀胱小腸腎氣作痛蒼朮甘草各一錢三稜蓬朮白茯苓青皮各七分縮砂丁香皮檳榔各五分玄胡索官桂乾薑各三分右麤末作一貼蔥白一莖煎服

當歸四逆湯(寶鑑)治寒疝臍下冷痛當歸一錢二分附子官桂茴香各一錢白芍藥柴胡各九分玄胡索川練子茯苓各七分澤瀉五分空心服

羊肉湯(寶鑑)治寒疝臍腹脹痛手不敢近羊肉一斤生薑五兩當歸三兩右水八升煮取三升每服七合日三服

龍膽瀉肝湯(寶鑑)治肝臟濕熱男子陰挺腫脹婦人陰挺瘡痒或陰莖濕痒出膿水此因酒得之龍膽草柴胡澤瀉各一錢木通車前子赤茯苓生地黃當歸並酒拌山梔仁黃芩甘草各五分空心服

腰子散(寶鑑)治水疝腫痛黑丑白丑等分並炒取頭末右末三錢取猪腰子一部薄批入川椒五十粒茴香百粒以牽牛末遍糝之濕紙包裹以線扎定煨令香熟取出空心溫酒嚼下取下惡物便卽愈

神聖代鍼散 寶鑑治血積疝痛及諸疝刺痛服之神效乳香白芷沒藥當歸川芎芫青製各一錢右末每服一字甚者五分先點好茶一盞次糁藥末在茶上不得吹攪立地細細呷之

聚香飲子 寶鑑治七情所傷遂成疝氣乳香沈香白檀香木香藿香丁香各八分玄胡索薑黃烏藥桔梗桂心甘草各四分薑三片棗二枚

二香丸 寶鑑治狐疝上下出入作痛或疝痛作則腹內塊痛止疝痛止則腹內塊痛復作木香香附子各三兩山查肉二兩三稜蓬术並醋煮神麯薑黃南星各一兩黃連與吳茱萸同炒蘿蔔子梔仁梔子仁橘核炒各五錢右末薑汁浸蒸餅丸如梧子白湯下五七十丸

天台烏藥散 寶鑑治小腸氣川楝子十箇巴豆十四粒同麩炒黑色去豆麩不用烏藥木香茴香炒良薑青皮各五錢檳榔三錢右細末每一錢溫酒調下痛甚炒薑熱酒下

三疝湯 寶鑑治膀胱氣腫痛車前子二錢四分茴香一錢六分葱白一錢二分沙參八分

橘核丸 寶鑑治四種㿗疝卵核腫脹偏有大小或硬如石或小腹絞痛甚則囊腫潰爛出黃水橘核炒海藻鹽酒炒昆布鹽酒炒海帶鹽水洗桃仁麩炒川楝子炒各一兩玄胡索炒厚朴枳實桂心木香木通各五錢右末酒糊丸如梧子溫酒或鹽湯下六七十丸久不消加醋煮硇砂二錢

橘核散 寶鑑治四種㿗疝久者用橘核丸新者用橘核散橘核一錢五分桃仁十五枚梔子仁一錢川烏炮吳茱萸各五分右各炒麄末煎服〇橘核單止痛烏頭散寒鬱山梔除濕熱又引烏頭速下不令胃中停留用之甚捷

茱萸內消元 寶鑑治陰㿗偏大腎囊腫脹或生瘡瘍時出黃水川楝肉一兩五錢大腹皮五味子玄胡索海藻各一兩二錢五分桔梗青皮山茱萸各一兩木香七錢茴香桂心川烏炮吳茱萸食茱萸桃仁各五錢右末酒糊丸如梧子溫酒下三五十丸

橘茴飲 新增治寒疝囊腫大睾痛或丸入小腹橘核三錢茴香鹽水炒木通官桂各二錢川楝

子吳茱萸黃連煎水炒各一錢五分

木腎陰痿陰冷

木腎者陰莖堅硬頑痺不痛此心火不降腎水不溫四炒川練丸又有墜傷驚氣與敗血交攻當消瘀○陰痿者耗散過度傷筋所致乃七傷之疾固本健陽丹婦或有鬱火甚而陰痿服知母黃柏清火堅腎藥參看虛勞門○陰冷者下部陽虛八味元[illegible]

還少丹

集略治下部脈微細陰痿不起熟地黃枸杞子各一兩五錢山藥遠志牛膝山茱萸巴戟白茯苓五味子石菖蒲肉蓯蓉楮實子杜仲茴香各一兩右末蜜和棗肉丸如梧子空心溫酒或鹽湯下三五十丸○亦有火甚而致腎痿者非還少丹所能起當服黃柏知母清火堅腎之藥

膃肭補天丸

寶鑑治虛損陰痿胡桃肉三兩白术二兩五錢白芍藥黃芪熟地黃杜仲牛膝破故紙川練肉遠志各二兩膃肭臍人參白茯苓枸杞子當歸川芎茴香各一兩五錢木香茯神甘草蜜炙各一兩沉香五錢右末用膃肭製酒煮麵糊丸如梧子空心溫酒或鹽湯下五七十丸

加減內固丸

寶鑑治命門火衰腎寒陰痿元陽虛憊巴戟肉蓯蓉山茱萸兎絲子各三兩破故紙二兩五錢石斛胡蘆巴各二兩茴香一兩附子五錢右末蜜丸如梧子溫酒或鹽湯下五七十丸

陰囊濕痒

即腎臟風精血不足嗜慾內傷風冷外乘風濕毒氣從虛而入囊下濕痒或生瘡皮脫下注則兩脚生瘡癬或耳鳴眼昏甘草煎洗或蛇床子吳茱萸車前子並佳○囊癢濕熱入肝雖皮脫丸懸不死蘇葉或荷葉包裹如燥香油潤之

活血驅風散

寶鑑治腎臟風囊下濕痒脚生瘡癬白蒺藜炒當歸川芎白芷細辛桃仁半夏梶潤白芍藥五靈脂甘草生各六分蒼朮杜冲桂皮薏苡仁天麻橘紅厚朴檳榔枳殼各三分薑五片棗二枚水煎入乳香末少許空心服之乳香以佐心氣使心腎相交

諸疝通治

二陳湯（痰飲）隨症加減五苓散（寒門）茱萸內消元

四炒川楝丸 寶鑑治一切疝氣腫痛縮小久一服斷根川楝肉一斤作四分一分用麩一合斑猫四十九枚同炒一分用麩一合巴戟一兩同炒一分用麩一合巴豆四十九枚同炒一分用鹽一兩茴香一合同炒並以麩黃色爲度揀去同炒藥只取川楝肉再加木香破故紙炒各一兩爲末酒糊丸如梧子每五十丸鹽湯下日三服

烏附通氣湯 寶鑑治新久疝病四氣七情疝皆效烏藥香附子當歸白芍藥山查肉橘皮各一錢白朮七分赤茯苓澤瀉各五分猪苓木香甘草各三分空心服

十味蒼柏散 寶鑑通治濕熱疝痛蒼朮黃柏香附子各一錢青皮玄胡索益智仁桃仁各七分茴香炒附子炮甘草各五分空心服

婦人陰門諸疾 陰戶突出如菌四圍腫痛或陰挺尺許名陰㿉肝鬱脾虛先以補中益氣湯內傷加山梔茯苓車前子青皮更以歸脾湯神門加山梔茯苓川芎或龍膽瀉肝湯或柴胡四物湯婦人加草梔

龍膽青皮外用蔾蘆末猪脂調塗○陰脫詳見婦人門○陰腫痛極便秘枳實橘皮炒綿袋盛遍身陰戶更後熱熨又四物湯加柴胡山梔牧丹皮草龍膽寒熱加味逍遙散〔血門婦人〕加知母地骨皮車前子○陰瘡乃七情鬱火損傷肝脾濕熱下注或月後行房湛濁流陰道生疳瘡與男子妬精瘡略同先以荊芥蛇床子煎洗黃丹枯礬篇蓄藁本各一兩硫黃蛇床子荊芥各五錢蛇蛻一條燒灰末清油調塗○陰中生蟲極痒蝕臟腑死令人寒熱先以蛇床子煎洗五倍子五錢白礬一錢乳香銅綠各五分輕粉二分五里爲末糝之又猪肝一大片花椒末葱拌猪油煎乾待冷納陰戶蟲入肝攝他片○濕痒出水痛乃憂思過傷歸脾湯加柴胡梔子牧丹赤芍漬爛加味逍遙散或猪肝搗爛入米粉少許作粥空心服○陰冷蛇床子或硫黃白礬煎洗○交接出血作痛乃房勞有傷肝火動脾不能攝血歸脾湯補中益氣湯外用熟艾綿裹入陰中或亂髮青皮燒末糝之

後陰

脉法

蠹蝕肛陰虛小者生緊急者死○痔脉沉小實易治浮洪而軟弱難愈

痔病之因

蓋筋脉病也小腸熱必痔重也大腸熱便血輕也痔非外邪乃臟內濕熱風燥合成其腸頭成塊者濕也墜腫者濕兼熱也出膿血者熱勝血也大痛者火熱也痒者風熱也便秘者燥熱也尿澁者肝濕熱也蓋因酒色風氣食過度也

痔病有五

牡痔肛出肉珠如鼠乳滴膿血○牝痔肛生瘡腫突出數枚膿潰且散並秦艽蒼朮湯○脉痔腸頭顆顆發癰且痛且痒○腸痔肛內結核寒熱脫肛治同脫肛○氣痔若當憂恐恚怒立見腫痛氣散則愈加味香蘇散○又有三痔血痔同腸風臟毒○瘻痔同痔漏○酒痔飲酒輒腫痛或下血乾葛湯○毒甚者大如雞冠毒戕者小如牛乳種種不同皆三陰虛也體薄肝脾腎陰精損者腎氣丸[illegible]補中益氣湯內傷十全大補湯虛勞選用○腸辟下血作一派遠射如箭濕熱也當歸和血散○腸風臟毒見血門便血條

加味香穌散(寶鑑)治氣痔陳皮枳殼川芎槐花各一錢紫蘇莖檳榔木香桃仁香附子甘草各五分薑三片棗二枚

乾葛湯(寶鑑)治酒痔乾葛枳殼半夏赤茯苓生地黃杏仁各一錢條芩甘草各五分黑豆百粒薑三片白梅一箇

加味槐角丸(寶鑑)治諸痔及腸風臟毒通用槐角生乾地黃各二兩當歸黃芪黃連條芩枳殼秦艽防風連翹地榆升麻各一兩阿膠川芎白芷各五錢右末酒糊丸如梧子溫酒或米飲下五七十丸空心

秦艽蒼朮湯(寶鑑)治濕熱風燥合而爲痔其腸頭成塊者濕與熱也大痛者風也大便秘結者燥也此藥神效秦艽皂角仁燒存性桃仁泥各一錢蒼朮防風各七分黃栢酒洗五分當歸梢酒洗澤瀉檳榔末各三分大黃二分右除檳榔桃仁皂角仁外餘藥作一貼水三盞煎至一盞二分去

痒入三味末再煎至一盞空心熱服以美饍壓之一服即愈

當歸和血散（寶鑑）治腸風射血及濕毒下血當歸升麻各一錢五分槐花炒青皮荊芥白朮熟地黃各七分川芎五分右末每二錢空心米飲調下

益智和中湯（寶鑑）治腸澼下血色紫黑腹痛惡寒右關脈按之無力喜熱物熨之內寒明矣

白芍藥一錢五分當歸黃芪升麻炙甘草各一錢牡丹皮柴胡葛根益智半夏各五分桂枝四分官桂乾薑炮各二分

熊冰膏（寶鑑）治五十年久痔及一切諸痔痔漏脫肛腫痛絕勝他藥熊膽二分五里片腦五里研勻白雄鷄膽三箇取汁調勻一以鷄羽蘸塗痔上先以藥水洗淨乃上藥神效○一方熊膽片腦各少許井水研調塗痔上名曰熊膽膏○又方治諸痔雄鷄膽片腦並研勻塗之爲佳

田螺膏（寶鑑）治痔瘡腫痛坐臥不得諸藥不效惟此極妙一點即好大田螺八九箇鍼破頂蓋入

白礬末少許置地上水上尖底埋土中其頂盖仰天經一宿次日取盖上水汁以鷄羽塗痔上五七次卽消○治痔囊田螺一箇挑開靨入片腦少許過一宿先以冬瓜煎湯洗後取藥塗之○又蝸牛一箇入片腦麝香各少許入尾器頓半日自化成水取塗痔上

枯痔方

〔寶鑑〕治諸痔消腫雄黃硫黃明礬各等分右末用新盞先鋪礬末一半次鋪餘藥又以礬末盖上火煆候礬枯爲度研爲末津唾調付乾落爲度後用石膏五倍子末付收瘡口神效

痔漏

痔破流膿卽囊痔浸淫濕爛蟲蝕極痒痛或射血如線得於酒色痔輕漏重治法初宜涼血清熱燥濕久則漩竅殺蟲兼乎溫散或初因風冷久虛挾濕熱○一云先服補氣血大劑外用附子末津和作餅付漏上灸微熱乾則易至漏肉平效

涼血飲

〔寶鑑〕治痔漏因風熱燥歸于大腸故涼血爲主人參黃芪黃連生地黃當歸川芎槐角條芩枳殼升麻各一錢空心煎服或丸服

秘傳神應膏（寶鑑）治痔漏片腦熊膽血竭牛黃乳香沒藥各五分右末蝸牛取肉搗成稀膏每夜洗淨拭乾將此膏搽上患處數遍即愈宜磁罐收貯不要乾了

黑地黃丸（寶鑑）治久痔痔漏下膿血蒼朮一斤泔浸熟地黃一斤五味子八兩乾薑秋冬一兩春七錢夏五錢右末棗肉丸如梧子空心米飲或溫酒下百丸

取痔蟲方（寶鑑）槐白皮煎湯熏穀道桅皮葉杵爛水漬去滓漬之○棗肉入水銀撚如棗核臨臥納肛內若痛加甘草末○東向石榴根皮末糝之

塞漏孔方（寶鑑）赤石脂白石脂枯礬黃丹腦子同末塞之或飯和撚條插入○蒁藥插竅童便煅爐甘石牡蠣粉龍骨密陀僧

脫肛 即腸痔氣虛也勞倦房慾過度及產婦用力過多與小兒叫號努氣並久痢不止風邪襲虛而作氣下陷補中益氣湯（內傷）加訶子樗根白皮少許○氣熱條芩六兩升麻一兩麵糊丸服血熱四物湯加

加黃栢升麻風邪敗毒散[illegible]濕熱升陽除濕湯大便
腎虛六味地黃丸八味元[illegible]五（　）肛痒腸中有虫
生艾苦練根煎湯熏洗
或槐白皮煎湯熏洗

參芪湯［寶鑑］治肛門虛寒脫出人參黃芪蜜炒當歸
白朮生地黃白芍藥酒炒白茯苓各一錢升
麻桔梗陳皮乾薑炒
各五分甘草炙三分

猬皮散［寶鑑］治因泄痢或努力脫肛猬皮鱉甲各一
箇燒存性磁石煅醋淬七次五錢桂心三錢
右末每二錢空心米飲下仍
用草鞋底炙熱按入忌房事

蚊蛤散［寶鑑］治脫肛不收五倍子末入白礬蛇床子
煎湯熏洗後以赤石脂末糝芭蕉葉上托入
或長尺餘者以兩床相接中空以器盛藥水滿架
起與床平令病者仰卧浸器中逐日如此縮盡為
度

七聖丸［寶鑑］治肛門痛不可忍脉訣曰積氣生於脾
藏傍大腸疼痛陣難當此藥主之郁李仁泥

一兩五錢羌活一兩大黄煨八錢檳榔桂心木香川芎各五錢右末蜜丸如梧子白湯下三五十丸微利即愈切不可快利其痛滋甚

洗痔熏痔法〔寳鑑〕痔腫痒痛威靈仙枳殼煎湯熏洗槐花荊芥枳殼艾葉煎湯入白礬熏洗〇痔漏川椒艾葉葱白五倍子焰硝馬齒莧茄子根水煎熏洗〇痔痛不可忍木綿花煎湯入焰硝熏洗單用焰硝水妙〇脫肛苦參五倍子東壁土煎湯熏洗又熱童便和白礬末熏洗以烘熱鞋底搽入〇五痔及瘻漏蟲蝕膿血猬皮三指大雄黄如棗大熟艾如鷄子右麁末入尾缸火燒坐上熏之取煙從口中出爲佳三日將息更熏三度永差〇鰻鱺魚火燒熏之蟲盡死蠡魚亦佳

霍亂

脉法 浮洪或微滑者生微遲或澁數者死〇脉或伏或絶或結或促或代皆不死脉亂故也

霍亂形症 人或冷熱不調内傷飲食外感風寒不能消化水穀真邪相干升降失常心腹疼痛吐利

寒熱頭痛眩暈虛煩夏秋為多邪在上焦心痛而吐邪在下焦腹痛而瀉邪在中焦心腹俱痛吐利俱作甚則轉筋欲死風盛故也不轉筋悉治死

乾濕霍亂治法

乾霍亂者心腹痛不吐利關格陰陽煩燥喘脹多死禁涼藥悉用鹽湯或薑鹽湯探吐續以理中湯（寒門）倍橘紅或藿香正氣散加官桂枳殼赤茯苓木瓜吞蘇合香元（氣門）絞腸沙（寒門）者乾霍亂一名也腹痛不可恐或手足厥冷乃腸絞縮在腹也悉用鹽湯吐之鍼尺澤委中穴或十指頭出血兼服治中湯（寒門）或藿香正氣散○濕霍亂者上吐下瀉渴為熱五苓散（暑門）不渴為寒理中湯寒月虛冷理中湯五積散（寒門）暑月煩渴黃連香薷散或茹苓湯（暑門）分消上下要合益元散（暑門）降火虛煩竹葉石膏湯（寒門）四時通用藿香正氣散或白礬水吐之○吐瀉心腹痛炒鹽二椀紗包頓胷腹熨斗火熨之氣透則甦又熨背又法鹽炒吳茱熨臍○吐瀉時切勿與穀食及酒立死待吐瀉止少與稀粥○大吐瀉氣欲絕肢冷面黑則與脫陽症同大固陽湯（熱悉）考救急門脫陽條治之

薑鹽湯〔寶鑑〕治乾霍亂欲死鹽一兩生薑切五錢右同炒色變以童尿二盞同煎至一盞分二服

木萸散〔寶鑑〕治霍亂吐瀉肢體轉筋逆冷木瓜吳茱萸食鹽各五錢右同炒令焦餅盛百沸水三升入藥同煎至二升冷煖任意服如無前藥枯白礬末一錢沸湯調服如無白礬只用鹽一捻醋一盞同煎服或鹽梅醎酸等物皆可煑服

回生散〔寶鑑〕治霍亂吐瀉過多但一点胃氣存者服之藿香陳皮各五錢水煎温服

麥門冬湯〔寶鑑〕治霍亂後煩渴麥門冬二錢陳皮半夏白朮白茯苓各一錢小麥半合人參甘草各五分薑三片梅一箇一名九君子湯

二香黃連散〔寶鑑〕治伏暑霍亂腹痛燥悶脉沉手足冷藿香厚朴半夏赤茯苓陳皮白扁豆香薷各一錢黃連澤瀉各八分甘草三分水煎入薑汁一匙温服

霍亂後轉筋 暴吐瀉亡津液不潤宗筋兩脚轉筋甚則遍身轉筋厥冷鹽塡臍中艾灸無數或灸

大顚中脘氣海背若燒立甦木萸散加茴香甘草紫蘇理中湯際加石膏一兩或理中湯去朮加生附子○大蒜研塗兩脚心○脇痛脈弦平胃散[illegible]加木瓜五錢或小建中湯瘧加柴胡木瓜厥冷脈微加當歸附子血熱四物湯[illegible]加酒芩紅花蒼朮南星轉筋不止男子牵陰女子牵乳兩傍

木瓜湯 寶鑑 治霍亂轉筋木瓜四錢吳茱萸二錢茴香炒一錢甘草炙四分薑三片紫蘇十葉鹽一撮梅一箇

嘔吐

脉法 寸口數則吐寸緊尺濇或滑或寸細而數數爲熱細爲寒脈弦者胃虛膈噎反胃浮緩生沉澁死

嘔吐治法 皆屬火嘔者有物有聲氣血俱病吐者有物無聲血病噦者有聲無物氣病皆因脾虛或物寒客胃或傷食嘔重吐輕胃冷厥冷食久乃吐二陳湯際加縮砂丁香薑桂甚加附子或理中湯際去甘草加陳皮半夏赤茯苓藿香丁香縮砂桂皮胃熱手足熱食已卽吐二陳湯加芩連梔子甚加

木香檳榔○上焦吐脉浮洪食入暴吐口渴六君子湯（醫鑑）加木香中焦吐脉浮弦傷食與氣平胃散（脉六）二陳湯加青皮縮砂白豆蔻山查神麴下焦吐脉沉遲朝食暮吐暮食朝吐尿清便秘附子理中湯（入門）熱結大柴胡湯（入門）痰火嘔吐小調中湯（醫鑑）瘀血嘔吐腥臊惡心雜涎（入門）血四物湯（入門）加赤茯苓牡丹皮虛者八物湯（醫鑑）加陳皮

保中湯（寶鑑）因痰火致嘔吐不下飲食白朮土炒二錢黃芩黃連並土炒藿香梔子薑汁炒各一錢半夏陳皮赤茯苓各八分縮砂三分甘草二分薑三片以長流水和黃泥澄清取水煎之稍冷頻服

清熱二陳湯（寶鑑）治痰火嘔吐出涎半夏陳皮赤茯苓甘草人參白朮竹茹砂仁梔子麥門冬各一錢薑三片棗二枚梅一箇

葛根竹茹湯（寶鑑）治胃熱嘔吐葛根三錢半夏切薑汁漿水同煮焙乾二錢甘草一錢薑三

片棗二枚竹茹一彈子大

比和飲(寶鑑)治胃虛嘔吐不納水穀聞食即嘔聞藥亦嘔人參白朮白茯苓神麯炒各一錢藿香陳皮縮砂甘草各五分陳倉米一合右作一貼先以順流水三升泡伏龍肝末澄清取一升五合入藥及薑三片棗二枚同煎至七分去滓稍冷服日二三遂納而不吐別以陳倉米煎湯時時啜之

惡心乾嘔 惡心者無聲無物但兀兀欲吐不吐見食便惡心二陳湯(痰飲)加白豆蔻香附子縮砂乾嘔者只有聲或厥冷吐涎生薑橘皮煎服○胃虛寒理中湯(寒門)加陳皮半夏或六君子湯(痰飲)加縮砂胃熱痰火煩渴二陳湯加薑炒芩連

生薑半夏湯(寶鑑)治胸中似喘不喘似嘔不嘔似噦不噦徹心中憒憒然無奈者半夏五錢水一盞半煎至半盞入薑汁半盞和勻緩緩服

梔子竹茹湯(寶鑑)治胃熱惡心乾嘔不止梔子炒三錢陳皮二錢青竹茹一錢五分水煎和

薑汁服

食痺吐食

食痺者食已心痛陰陰然不可名不可忍吐出痛止乃胃氣逆不下行寒也○風客胃翻翻不定全不食不摟金正氣散(寒門)

茯苓半夏湯

(寶鑑)治風痰羈絆於脾胃之間惡心欲吐宜實脾土麥芽炒一錢五分白术白茯苓半夏神麯炒各一錢三分橘紅天麻各一錢右麤末薑五片煎服

噎膈反胃治法

噎膈反胃者三陽熱結血液俱耗脉洪數有力便尿閉塞反而上行噎食不下縱下復出大率血虛四物湯(血門)氣虛四君子湯(氣門)痰二陳湯(痰飲)實火解毒湯(寒門)便閉通幽湯(大便)氣血俱虛八物湯(虛勞)俱加薑汁童便竹瀝韭汁食積枳术丸(內傷)加黃連陳皮半夏或保和丸(內傷)七情分心氣飲(氣門)蓋噎病屬血乾血靜則火不起宜養金水生津液腎氣丸(五臟)且多飲牛羊乳蓋人乳有火不可用禁香燥藥宜薄滋味○酒客加砂糖驢尿以防蟲生

五膈寬中散 寶鑑治五膈食不下厚朴香附子各一錢五分甘草五分青皮陳皮丁香縮砂各四分木香三分白豆蔻二分

右爲末薑三片塩少許煎服

生津補血湯 寶鑑治年少人噎膈乃胃脘血燥不潤故便閉塞而食不下當歸白芍藥生地黃熟地黃白茯苓各一錢枳實陳皮黃連炒蘇子貝母各七分縮砂沉香水磨取汁各五分薑一片棗二枚水煎入沉香汁服

順氣和中湯 寶鑑治嘔吐反胃嘈雜吞酸噎膈吐痰水心腹刺痛陳皮塩水炒香附子醋炒梔子薑汁炒黑各一錢白术土炒八分白茯苓七分半夏神麯黃連薑汁浸灑乾猪膽汁拌炒各六分枳實五分縮砂三分甘草炙二分薑三片長流水入黃土泥攪澄清水煎入竹瀝童便薑汁溫服

嘔吐噎膈反胃宜通大便 嘔吐忌利藥言其常若便尿熱結不通嘔吐膈食不用利藥嘔吐何止三一承氣湯噎膈虛冷積感元氣大便熱結猪膽導等法大便

紫沉丸【寶鑑】治中焦吐食由食積與寒氣相格故吐而疼此主之陳皮五錢半夏麯代赭石縮砂烏梅肉各三錢丁香檳榔各二錢沉香木香杏仁白朮各一錢白豆蔲巴豆霜各五分右末醋糊丸如黍米每五十丸薑湯下○一法橘皮一箇去白生薑一塊煨熟煎湯下紫沉丸百丸一日二服後大便通不吐則止

人參利膈丸【寶鑑】治噎膈大便燥結喘滿壅塞治膈氣之聖藥也人參當歸藿香枳殼大黃厚朴甘草各一兩木香檳榔各七錢五分右末水丸如梧子白湯下五七十丸

咳嗽

脈法 寸微為咳弦緊為寒○浮風細濕數熱○沉為留飲○胃濡傷食○洪滑多痰弦澁血小○浮大易治沉小難治○○喘脈浮滑生澁數死大抵宜浮遲不宜惡數○○脈結或促或微可治代者危

咳嗽病因 咳無痰有聲肺氣傷欬無聲有痰脾濕動咳嗽有聲有痰也○形寒飲冷則傷肺咳嗽○

秋傷濕冬必咳嗽〇咳非獨肺也臟腑皆有春宜潤肺抑肝夏清金降火秋清熱瀉濕冬解表行痰〇晨嗽食積火流肺瀉白散（五臟）加知母〇午前多胃火石膏煅醋糊丸服便閉喘渴痰稠者瓜蔞枳實湯（痰飲）敗毒散（寒門）午後多陰虛四物湯（血門）合二陳湯（痰飲）加知母黃栢麥門冬〇黃昏多肺火不宜用涼藥五味子五倍子斂而降之〇咳之為病有二咳即出痰者脾濕勝宜南星半夏皂角灰燥其脾連嗽十數不出痰者肺燥勝宜枳殼紫蘓杏仁利其肺〇咳而脇痛者宜青皮疎肝兼用白芥子

二母散

「寶鑑」治諸般咳嗽兼治痰喘知母貝母各一兩巴豆十粒作霜右末每服一字與薑三片臨卧細嚼白湯下便合口睡其嗽即定亦治久嗽不愈

風嗽寒嗽

風乘肺脉浮鼻塞聲重寒熱自汗惡風口乾喉痒語未竟而咳參蘓飲（寒門）加桑白皮杏仁〇寒傷肺脉緊寒熱無汗惡寒煩燥不渴胷緊聲啞遇寒而咳二陳湯（痰飲）加麻黃杏仁桔梗或理中湯（寒門）加赤茯苓半夏陳皮細辛五味子〇風寒鬱熱夜咳三拗湯加知母黃芩〇天行嗽參蘓飲

金沸草散〔寶、鑑〕治肺感風寒咳嗽聲重痰涎黃濁壅盛荆芥穗二錢旋覆花前胡各一錢五分
麻黃赤茯苓各一錢半夏七分五里細辛甘草各
三分薑三片棗二枚梅一箇水煎綿濾去滓服

三拗湯〔寶、鑑〕治感風寒咳嗽鼻塞聲重失音麻黃不去根節杏仁不去皮尖甘草不炙不去皮各
一錢五分
薑五片

華蓋散〔寶、鑑〕治肺感寒邪咳嗽上氣鼻塞聲重麻黃二錢赤茯苓蘓子陳皮桑白皮杏仁各一錢
甘草炙五分薑
三片棗二枚

半夏温肺湯〔寶、鑑〕治虛寒咳嗽中脘有痰水冷氣心下汪洋嘈雜多唾清水脉沉弦細遲此
胃虛冷也半夏細辛桂心旋覆花陳皮人參桔
梗白芍藥甘草各一錢赤茯苓六分薑五片

桔梗湯〔寶、鑑〕除痰止咳嗽又治心咳桔梗半夏製陳皮去白各一兩枳實三錢右為麤末每三錢
薑五片
煎服

飴薑元〔寶鑑〕治冷嗽黑糖一斤乾薑細末四兩右先熔糖次下薑末和勻待凝作片常常嚼下

人參飲子〔寶鑑〕治天行咳嗽痰盛寒熱人參桔梗五味子赤茯苓半夏各一錢五分枳殼甘草各七分薑五片

熱嗽濕嗽 暑傷肺脉數煩渴聲嘶吐沫咯血辰砂六一散(暑門)痰小調中湯(痰飮)○濕傷肺脉細骨節煩疼灑淅身重有汗尿不利五苓散不換金正氣散(並寒)

參朮調中湯〔寶鑑〕除熱補氣止嗽定喘和胃進食桑白皮一錢黃芪八分人參白朮白茯苓甘草各六分地骨皮麥門冬陳皮各四分青皮二分五味子二十粒

四汁膏〔寶鑑〕止咳嗽消痰降火雪梨汁藕汁生蘿葍汁生薄荷汁右等分入砂糖屑和勻慢火熬成膏以匙抄服

千金麥門冬湯〔正傳〕治火熱乘肺咳唾血胷脇脹上氣喘急羸瘦五心煩熱而渴麥門冬

桑白皮生地黃各七分紫菀茸半夏桔梗竹葉麻黃各五分五味子甘草各三分薑三片煎服若病後火熱乘肺渴而煩悶去半夏代貝母去麻黃代天門冬尤妙

鬱嗽乾嗽火嗽 鬱嗽者火甚乾咳無痰乃水枯火炎於肺瀉白散(五臟)加桔梗虛者腎氣丸(五臟)〇乾嗽者肺無津液有聲無痰火鬱之症久成勞上用桔梗開之下用補陰降火四物湯(血門)加竹瀝黃栢或瓊玉膏(身形)或生地黃二斤杏仁二兩生薑白蜜各四兩搗如泥盛器飯蒸五六度五更嚥三匙〇火嗽者有聲痰少面赤或煩渴脉洪數二母寧嗽湯久不愈宜玄霜雪梨膏(血門)

清金降火湯(寶鑑)治熱嗽能瀉肺胃之火陳皮杏仁各一錢五分赤茯苓半夏桔梗貝母前胡瓜蔞仁黃芩石膏各一錢枳殼八分甘草三分薑三片水煎食後服

二母清順湯(保元)治上氣喘逆咽喉不利痰滯咳嗽口舌乾渴知母貝母各二錢天門冬麥門冬當歸身枯芩山梔子天花粉玄參桔梗各一錢薄荷七分人參五分甘草三分

勞嗽夜嗽　勞嗽虛勞盜汗痰多寒熱或吐血四物湯血門加減六味地黃丸五臟瓊玉膏[illegible]○夜嗽陰虛六味地黃丸加知母黃栢橘皮貝母天門冬勿用生薑散氣並參看火門陰虛火動條

人參清肺湯　寶鑑治久嗽勞嗽及肺痿唾血腥臭人參桑白皮地骨皮知母阿膠珠罌粟殼蜜炒杏仁桔梗甘草各一錢入大棗烏梅各一枚水煎去滓入蜜一匙攪勻澄清吸服

食積嗽痰嗽　食積嗽因食生痰胷滿噫酸二陳湯痰飲加厚朴山查麥芽○痰嗽痰出嗽止多胷滿二陳湯加枳殼桔梗瓜蔞仁黃芩貝母

二母寧嗽湯　寶鑑治傷飲食胃火上炎衝逼肺氣痰嗽久不愈石膏二錢貝母知母各一錢五分梔子黃芩各一錢二分桑白皮赤茯苓瓜蔞仁陳皮各一錢枳實七分生甘草二分五味子十粒薑三片

氣嗽血嗽　氣嗽者七情痰結成咳或如敗絮梅核咯嚥不得婦人多有蘇子降氣湯入門加味四七湯

（神門）○血嗽者因打撲喉有腥氣唾血四物湯（血門）加大黃蘇木末酒調服

三子養親湯〔寶鑑〕治咳嗽氣急養脾進食紫蘇子蘿蔔子白芥子各一錢紙上微炒研煮湯飲勿煎太過

酒嗽久嗽酒嗽傷酒飲冷冷熱凝胃成濕痰瓜蔞仁杏仁黃連等末竹瀝薑汁糊丸服○久嗽痰膠氣不升降而作蜂薑丸肺胃寒食少只理脾咳止然腎納氣久咳動引百骸臍下氣逆乃氣不歸元三味安腎丸（虛勞）陰虛腎氣丸（五味）陽虛黑錫丹（寒門）

蜂薑丸〔寶鑑〕治酒痰嗽及積痰久嗽留肺脘粘滯如膠氣不升降便香附白殭蠶炒海蛤粉瓜蔞仁蜂房杏仁神麯各等分右末以薑汁竹瀝入蜜丸如櫻桃含化嚥下一方無便香附有茜根

清肺湯〔寶鑑〕治久嗽及痰嗽肺脹嗽黃芩一錢五分桔梗赤茯苓桑白皮陳皮貝母各一錢當歸天門冬杏仁梔子麥門冬各七分五味子七粒甘草三分薑三片棗二枚

風寒喘 呼吸急促謂喘 風寒內鬱肺脹氣逆 風喘 金沸草散 ○寒喘 三拗湯加陳皮桂皮五味子或蘇香正氣散(寒門)加五味子杏仁或小青龍湯(寒門) ○冷喘 下虛氣不歸元 八味元(五臟) 黑錫丹(寒門)

參蘇溫肺湯 〔寶鑑〕治形寒飲冷則傷肺喘喝煩心胷滿短氣 人參 紫蘇葉 官桂 木香 五味子 陳皮 半夏 桑白皮 白朮 白茯苓各一錢 甘草五分 薑三片

痰喘氣喘 痰喘有痰聲 風痰 千緡導痰湯 食積濕痰 二母散 神保元(膈門) ○氣喘 七情所傷 氣急無痰聲 四七湯 蘇子降氣湯(並氣)氣實人服黃芪喘 三拗湯瀉氣

千緡湯 〔寶鑑〕治痰喘數服即安 半夏七枚炮四破 皂角炙 甘草炙各一寸 南星炮一錢 薑五片 ○加陳皮 赤茯苓 枳殼各一錢 名千緡導痰湯 治同

定喘化痰湯 〔寶鑑〕治咳嗽痰喘 陳皮 杏仁各二錢半 夏 南星並製各一錢五分 五味子 甘草各八分 款冬花 人參各七分 薑五片

蘓子導痰降氣湯〔寶鑑〕治痰喘上氣蘓子二錢半夏當歸各一錢五分南星陳皮各一錢前胡厚朴枳實赤茯苓各七分甘草五分薑三片棗二枚

四磨湯〔寶鑑〕治七情鬱結上氣喘急人參檳榔沉香烏藥右各等分濃磨水取七分盞煎三五沸微温服不拘時加木香枳殻等分製法服法同上名六磨湯治同上

火喘陰虛喘 火喘火炎肺胃氣進氣退得食則減食已則喘白虎湯寒門加瓜蔞仁枳殻黃芩導痰湯痰飲加芩連梔子瓜蔞仁杏仁滋陰降火湯火門○陰虛喘陽無所依附而上奔四物湯血門倍芍藥加人參五味子或四物湯合二陳湯痰飲加枳殻黃芩知母黃栢

瀉火清肺湯〔寶鑑〕治火喘片芩一錢梔子枳實桑白皮陳皮杏仁赤茯苓蘓子麥門冬貝母各八分沉香五分水磨取汁朱砂五分水飛水煎入沉香汁朱砂末竹瀝調服

水喘胃虛喘久喘 水喘飲水多漉漉有聲怔忡喘滿小青龍湯寒門○胃虛喘虛極氣逆擡肩

擷肚生豚散門瘄加杏仁陳皮白术或理中湯門際加胡椒○久喘氣短不能接續似喘非喘單人參湯門瘋

平肺湯寶鑑肺與腎皆以至陰積水喘急咳嗽盖水乘之也葶藶子炒二錢桑白皮炒桔梗枳殼半夏紫蘇葉各一錢麻黃七分五里甘草五分薑五片

定喘湯寶鑑治肺虛久喘歌曰和劑須投定喘湯阿膠半夏及麻黃人參四兩同甘草四兩桑皮五味強罌粟二錢須蜜炙三錢煎服用生薑多年氣喘從今愈始信良醫有妙方

喘嗽劫藥諸嗽不止椒目末一二錢薑湯調服虛者勿用又蘿蔔子蒸熟一兩皂角燒灰三錢薑汁和蜜丸服又五味子五錢甘草二錢五分五倍子芒硝各一錢蜜丸噙化

哮證哮肺竅有痰喘甚作響宜吐痰吐藥入醋忌凉藥此寒包熱須帶表散之○水哮水積肺為痰金沸草散小青龍湯門際○風痰哮千緡導痰湯○欲斷根定喘湯門際○遇厚味發者清金丸

定喘湯（寶鑑）歌曰諸病原來有藥方惟愁齁喘最難當麻黃桑杏尋蘇子白果冬花更又良甘草黃芩同半夏水煮百沸不須薑病人遇此仙丹藥服後方知定喘湯○治哮喘神方麻黃三錢杏仁一錢五分片芩半夏桑白皮蘇子款冬花甘草各一錢白果[illegible]二十一箇去殼碎炒黃色煎服不拘時

淸金丸（寶鑑）治哮喘遇厚味發者蘿葍子淘洗蒸熟曬乾末一兩皂角燒存性末三錢右末薑汁浸蒸餠丸如蘿葍子每取三四十丸淡薑湯下

解表二陳湯（寶鑑）治哮吼二陳湯痰飮加紫蘇葉麻黃杏仁桑白皮紫菀貝母桔梗各五分薑三片

肺脹肺痿 肺脹咳而上氣煩燥者欲作風水發汗卽愈喘而脉浮心下有水氣小青龍湯寒門加石膏○肺脹而欬不眠痰挾瘀血碍氣動則喘急四物湯血門加桃仁訶子青皮竹瀝薑汁若虛脹喘單人

參膏 入門 〇肺痿寸數咳唾血寒熱自汗涎多盖熱在上焦因咳而得或汗出或嘔吐或消渴小便利數或便難或被快藥下利亾津液而得

門冬清肺飲 寶鑑 治肺胃虛弱氣促氣喘或吐唾血將成肺痿證紫菀茸二錢黃芪白芍藥甘草各一錢五分人參麥門冬各一錢當歸身六分五味子十五粒

噙化仙方 寶鑑 治痰盛咳喘吐膿血名曰肺痿甜梨汁生蘿蔔汁生薑汁白砂糖款冬花桔梗紫菀各二兩五味子一兩右共熬去滓成膏入人參末一兩丸如彈子臨卧噙化一丸

人參平肺散 寶鑑 治心火刑肺傳爲肺痿咳嗽喘嘔痰涎壅盛寒熱盜汗桑白皮二錢知母人參地骨皮甘草炙各一錢天門冬赤茯苓各八分陳皮青皮各五分五味子二十粒薑三片

咳逆治法

咳逆者噦餲餩之總名乃氣上衝作聲其發有三五聲或七八聲而止紙燃刺鼻得嚏〇陰症胃寒脉細或吐下虛極理中湯 入門 倍人參丁香柿蒂散〇陽症胷滿脉數發熱口苦小柴胡湯

(寒門)加橘皮竹茹○痢後胃氣不足不能接續補中益氣湯(內傷)加竹茹生薑附子氣從臍下逆上夜甚四物湯(血門)加知母黃柏竹茹陳皮生薑○食塞二陳湯(痰飲)加枳角縮砂紫蘇○痰閉上火動下二陳湯加芩連桔梗梔子或人參蘆煎服吐之挾痰氣虛六君子湯(痰飲)胃虛飲水多結胷小青龍湯(寒門)去麻黃加附子或五苓散(寒門)○七情氣鬱木香勻氣散(氣門)蘿蔔煎湯下或蘇子降氣湯(氣門)

咳逆順逆

噦聲頻密相連爲實可治若半時噦一聲爲虛難治咳逆至七八聲相連收氣不回難治或病久脾敗而發額汗連聲不止最惡

丁香柿蒂散

(寶鑑)治大病後胃中虛寒咳逆丁香柿蒂人參白茯苓橘皮良薑半夏製各五錢甘草二錢五分生薑七錢五分右麤末每三錢煎乘熱服或調蘇合香元(氣門)服之爲妙一方七味各一錢甘草五分煎服亦佳

橘皮竹茹湯

(寶鑑)治胃虛膈熱而咳逆青竹茹四錢橘皮三錢人參二錢甘草一錢薑五片

棗二枚煎服加白术枳殼尤妙一名陳皮竹茹湯

半夏生薑湯（寶鑑）治噦欲死半夏製五錢生薑切一兩入青竹茹鷄子大

濟衆新編卷之四

集學齋

濟衆新編卷之五　僬錫齋

內局首醫臣康命吉奉　敎撰

積聚

脉法　欝脉沈伏或結促代濇癥瘕積聚皆弦緊○心肺積脉皆喘數肝積弦長脾腎積皆大○沈伏細而附骨者積也沈結者聚也有積不見脉難治見一脉相應易治○堅強急生虛弱死

鬱爲積聚癥瘕痃癖之本　欝者病結不散氣欝生濕濕欝成熱熱欝成痰痰欝血不行血欝食不消遂成痞塊此六者相因爲病致升降不得順氣爲先降火化痰消積分多少治蒼朮蕪芎揔解諸欝凡病當尋六欝與痰火○木欝吐之火欝汗之土欝下之金欝滲泄解表水欝抑制衝逆

六鬱湯（寶鑑）通治六欝香附子二錢川芎蒼朮各一錢五分陳皮半夏製各一錢赤茯苓梔子仁

各七分縮砂甘草各五分薑三片○氣鬱加木香檳榔烏藥紫蘇葉○濕鬱加白术羌活防己○熱鬱加黃連連翹○痰鬱加南星瓜蔞仁海粉○血鬱加桃仁牧丹皮韭汁○食鬱加山查子神麯麥芽

越鞠丸〔寶鑑〕解諸鬱蒼术便香附川芎神麯炒梔子炒各等分右末水丸如菉豆溫水下七九十九

六鬱氣鬱胷滿脇痛脉沈濇二陳湯痰飲下交感丹氣門○濕鬱周身關節走痛首如物蒙足重遇陰寒便發脉沈濡滲濕湯濕門○熱鬱目蒙口乾舌燥小便赤濁脉沈數升陽散火湯火門○痰鬱胷滿動則喘急起卧怠惰寸脉沈滑○血鬱四肢無力能食小便淋大便紅脉沈芤濇○食鬱噫酸惡食黃疸鼓脹痞塊氣口緊盛○不言風寒者鬱則爲熱故也

解鬱調胃湯〔寶鑑〕治氣分之火壅遏於中時作刺痛由怒憂思慮所致梔子鹽水炒當歸酒

洗各一錢二分白术陳皮白茯苓各一錢赤芍藥
酒浸乾地黃酒洗薑汁炒香附米各八分神麯炒
麥芽炒各七分川芎六分
桃仁甘草各四分薑三片

升發二陳湯〔寶鑑〕治痰鬱半夏二錢陳皮蕪芎赤茯
苓各一錢五分柴胡防風升麻甘草各
一錢薑
三片

當歸活血湯〔寶鑑〕治血鬱當歸赤芍藥川芎桃仁各
一錢牧丹皮香附子烏藥枳殼青皮各
八分紅花五分桂皮乾薑
炮甘草各三分薑三片

香砂平胃散〔寶鑑〕治食鬱蒼术厚朴陳皮便香附各
一錢山查肉縮砂枳殼麥芽神麯乾薑
木香各五分甘草炙三分入
薑三片蘿葍子炒研一撮

積聚

積屬五臟陰也有形脉沈伏發痛有常處肝積在
左脇名肥氣脇痛痎瘧心積起臍上名伏梁心煩
脾積在胃脘稍右名痞氣黃疸倦怠飲食不爲肌
膚肺積在右脇名息賁咳喘肺癰腎積起小腹上

至心名奔豚喘逆骨瘦最難治諸積禁吐下徒損真氣○聚屬六腑陽也無形豚流結發痛無常處○痞與痃癖肖膈間病積聚肚腹內疾多見男子癥瘕獨見臍下婦人常得皆因痰飲食積死血而成其實一也在右食積在左血積在中痰積○凡婦人有塊多屬死血

加味柴平湯〔寶鑑〕治積塊有熱柴胡黃芩半夏蒼朮厚朴陳皮山查肉青皮枳殼神麯三稜蓬朮各七分甘草五分薑三片棗二枚

麯麴保和丸〔寶鑑〕開鬱行氣消積散熱白朮三兩山查肉二兩蒼朮川芎神麯炒便香附陳皮半夏白茯苓枳實黃連酒炒當歸酒洗各一兩梔子炒連翹蘿葍子炒木香各五錢右末薑汁泡蒸餅丸如梧子薑湯下五十丸

消積正元散〔寶鑑〕治痰飲氣血鬱結食積氣不升降積聚脹痛白朮一錢五分神麯香附枳實玄胡索海粉各一錢赤茯苓陳皮青皮縮砂麥芽炒山查肉甘草各七分薑三片○一名開鬱正

元散無枳實有桔梗

散聚湯〔寶鑑〕治六聚及癥瘕隨氣上下心腹刺痛二便不利厚朴吳茱萸枳殼各一錢五分陳皮杏仁桂心赤茯苓各一錢川芎附子炮甘草炙各五分半夏檳榔當歸各四分薑三片

潰堅湯〔寶鑑〕治五積六聚諸般痞塊當歸白朮半夏陳皮枳實山查肉香附子厚朴縮砂各一錢木香五分水磨取汁調服○〔回春〕云左脇有塊加川芎右脇加青皮○肉食成塊加薑炒黃連○粉麪食積加神麯○血塊加桃仁紅花官桂去半夏山查○痰塊加海石瓜蔞枳實去山查○飽脹加蘿蔔子檳榔去白朮健壯人加蓬朮瘦人加人參少許○〔保元〕有紅花桃仁白茯苓蓬朮甘草加減法與〔回春〕同

大七氣湯〔寶鑑〕治五積六聚心腹痛脹二便不利三稜蓬朮青皮陳皮桔梗藿香益智仁香附子官桂甘草各一錢薑三片棗二枚○一方加大黃檳榔各一錢治諸般痞積面色萎黃四肢無力

皆緣內有蟲積或好食生米或壁土或茶炭醎辣等物只一服除根水煎露一宿空心溫服不得些少飲食不然則藥力減而蟲積不行矣服後心腹痛當下惡物如魚凍蟲鱉至日午下積盡方用溫粥止之

真人化鐵湯〔寶鑑〕治五積六聚痃癖癥瘕三稜蓬术青皮陳皮山查肉神麯香附子枳實厚朴黃連當歸川芎桃仁檳榔各五分紅花木香甘草各三分薑三片棗一枚

養正積自除真氣實胃氣強積自消斷厚味節色慾戒暴怒正思慮○積聚氣虛不食四肢沉困補中益氣湯醫林合大七氣湯○凡攻擊藥有病病受之無病胃氣受傷雖參芪性偏況攻擊者乎

諸物傷成積食積平胃散醫林加砂仁香附子神麯麥芽紫蘇生薑○酒積面黃黑腹脹時嘔痰水對金飲子醫林加葛根赤茯苓縮砂神麯○麪積阿魏元蘿蔔子煎湯下○肉積阿魏元○魚蟹積香蘇散寒門多加生薑木香○果菜積用平胃散加丁香麝香為末塩湯服○茶積川椒末麪糊丸如梧

子茶清下○○水積肖脇引痛瀝瀝有聲十棗湯寒門芎夏湯痰嗽○○血積打撲瘀蓄面黃糞黑桃仁承氣湯寒門○蟲積食積變成蟲妙應丸蟲門紫金丹解毒

阿魏元寶鑑食麵食生果過多成積腹痛嘔惡亦治肉積阿魏酒浸化桂皮蓬术麥芽炒神麴炒蘿蔔子青皮白术乾薑各五錢百草霜三錢巴豆三七粒去皮油右末薄糊丸如菉豆薑湯下二三十丸麪傷用麪湯下生果菜傷麝香湯下

阿魏丸寶鑑治肉積及食積成塊阿魏一兩醋煮軟山查肉蘿蔔子神麴麥芽陳皮青皮香附子各二兩右末炊餅和丸服○一方阿魏山查各一兩黃連六錢五分連翹五錢右末醋糊和丸服名日小阿魏丸

桂香丸寶鑑治多食雜苽果子成積腹脹氣急桂心一兩麝香一錢右末飯丸如菉豆白湯下十五丸

積聚癥瘕痃癖痞塊通治法

陽虛有積易治陰虛難以峻補○痞積忌滯藥○偏熱燥血偏寒傷脾不可過用衰其太半而止但平補之劑善消融化

寬中丸

寶鑑治七癥八瘕五積六聚痃癖氣塊肖腹脹痛面黃肌瘦蒼朮炒烏藥香附子各二兩三稜蓬朮並醋煮焙青皮陳皮乾薑炮良薑炮茴香炒神麯炒麥芽炒各一兩右末醋糊丸如梧子薑湯下五十丸

熨癥法

寶鑑吳茱萸三升碎之酒和煮熟布裹熨癥上冷更炒熨移走則逐而熨之

浮腫

諸濕腫滿皆屬脾土○脾肺寒結氣化爲水陰陽氣塞不得滲利水溢皮膚爲腫○目下腫鼻頭微黑水之兆○水病上喘下腫標本俱病

脈法

脈沈當責有水○浮大洪大可治微細沈細不可治○陽水沈數陰水沈遲○沈伏相搏陽虛陰實必爲水實者生虛者死

水腫治法

陽水多外因涉水冒兩或感風寒暑濕先腫上體熱渴二便閉八正散小便或敗毒散寒門加麻黃防風黃芩山梔○陰水多內因茶酒飢飽勞役房勞先腫下體身凉大便利胃苓湯大便復元丹○氣腫皮厚按之不成凹三和散分心氣飲並氣濕腫按之凹不即起○血腫皮間有赤縷血痕四物湯血門加桃仁婦人經閉敗血腫者腎氣丸五臟加紅花○他病久則皆能變水因兩濕腫平胃散六腑加白朮赤茯苓草豆蔻飲水過多加減胃苓湯久喘後宜分氣飲久瘧後退黃丸黃疸久痢後宜加味腎氣丸補中益氣湯內傷加炮附子腫後水泡瘡脾土崩壞平胃散末油調付○氣陷者升提則陽舉陰自降○〔新增〕蘿葍尾濃煎服全體亦可卽당다리불휘

越婢湯

〔寶鑑〕治腰上浮腫欬喘麻黃三錢蒼朮二錢石膏甘草各一錢薑五片棗二枚

復元丹

〔寶鑑〕夫心腎真火能生脾肺真土今真火既虧不能滋養真土故土不制水水液妄行三焦不瀉樞機不運腫脹滿溢喘急股冷舌乾不能正偃小便不通澤瀉二兩五錢附子炮二兩木香

茴香炒川椒獨活厚朴白朮略炒橘皮吳茱萸桂心各一兩肉豆蔻煨檳榔各五錢右末糊丸如梧子紫蘇湯下五十丸一日三服禁慾絕醎半年

分氣飲〔寶鑑〕治腫脹喘悶桔梗赤茯苓陳皮桑白皮大腹皮枳殼半夏麴蘇子炒蘇葉各一錢草果甘草各五分薑三片棗二枚

加味腎氣丸〔寶鑑〕治腎虛不能行水以致浮腫附子炮二兩白茯苓澤瀉官桂牛膝車前子炒山藥山茱萸牧丹皮各一兩熟地黃五錢右末蜜丸如梧子空心米飲下七十丸或百丸

黃米丸〔寶鑑〕治水蠱結內腹大有聲欲飲皮麄名水蠱乾絲瓜一棒去皮剪碎和巴豆肉十四粒同炒以巴豆色黃爲度去巴豆入陳倉米如絲瓜之多少同炒米黃色去瓜取米爲末水丸如梧子每湯下百丸數服即愈

赤小豆湯〔寶鑑〕治年少氣血俱熱生瘡疥變爲腫滿赤小豆猪苓桑白皮防己連翹澤瀉當歸

商陸赤芍藥各一錢薑五片

結陽 腫四肢也氣濕熱争故腫也邪氣盛陽氣衰致邪代正氣不宣通四維發腫諸陽受氣於四肢也

犀角湯(寶鑑) 治結陽症四肢腫閉犀角玄參各一錢升麻木通各八分連翹柴胡各六分沈香射干甘草各五分芒硝麥門冬各四分

氣分證血分證 氣爲飲隔痞滿腹鳴骨痛冷痺則曰氣分亦曰水分○經脉不行血化爲水四肢紅腫則曰血分皆水氣所作也

桂朮湯(寶鑑) 治氣分桂皮一錢五分白朮麻黃細辛甘草各一錢只角乾薑各七分五里薑五片

桂苓湯(寶鑑) 治血分桂皮赤茯苓當歸川芎赤芍藥蓬朮三稜桑白皮檳榔蒼朮大腹皮瞿麥青皮陳皮甘草各五分葶藶大黃煨各二分五里薑五片

浮腫通治 朝寬暮急血虚暮寬朝急氣虛朝暮急氣血虛○開鬼門發汗絜净府利小便所謂上下

分消其濕○男從脚下腫女從頭上腫起皆逆○先起腹後散四肢生先起四肢後入腹死○唇黑耳焦缺盆平臍突背平手足掌平肉硬不治○禁鹽及甘藥忌鍼

補中治濕湯〔寳鑑〕通治水病補中行濕人參白朮各一錢蒼朮陳皮赤茯苓麥門冬木通當歸各七分黃芩五分厚朴升麻各三分

加減胃苓湯〔寳鑑〕治浮腫蒼朮一錢五分陳皮澤瀉白朮赤茯苓木瓜各一錢厚朴猪苓神麯檳榔各八分山查肉縮砂各七分香附子薑炒大腹皮各六分甘草炙三分薑三片燈心一團

四苓五皮湯〔寳鑑〕治浮腫桑白皮陳皮地骨皮茯苓皮生薑皮大腹皮蒼朮白朮澤瀉猪苓青皮車前子炒各一錢

行濕補氣養血湯〔回春〕治氣血虛弱單腹鼓脹浮腫人參白朮茯苓當歸川芎白芍藥各一錢蘇梗陳皮厚朴大腹皮蘿葍子海金沙木通各八分木香甘草各三分薑三片棗一枚○氣

虛倍人參白术茯苓○血虛倍川芎當歸白芍藥
○尿澁加猪苓澤瀉滑石○服後腫脹俱退惟面
足不消此陽明氣
虛倍白术茯苓

消河餅〔寶鑑〕治水腫膨脹大蒜五箇大田螺四箇車
前子末三錢右研成餅貼臍中以帛縛之少
時尿出如
注卽愈

導水茯苓湯〔回春〕通身腫光按陷擧起喘滿尿澁赤
茯苓麥門冬澤瀉白术各三兩桑白皮
紫蘇葉檳榔木瓜各一兩大腹皮砂仁陳皮木香
各七錢五分每五錢入燈心二十五根水二盞煎
至八分
空心服

沈香琥珀丸〔寶鑑〕治水腫尿澁葶藶子炒郁李仁沈
香各一兩五錢琥珀杏仁蘇子赤茯苓
澤瀉各五錢右末蜜丸如梧子麝香爲衣
每三十丸至五十丸以蘿葍子煎湯下

壯原湯〔赤水〕治下焦虛寒中滿腫脹小便不利上氣
喘急陰囊兩腿腫或面浮人參白术各二錢

赤茯苓破故紙各一錢陳皮七分桂心附子乾薑砂仁各五分煎食遠服有痰加半夏○咳嗽痰盛加桑白皮○胂趺面腫加薏苡仁二錢○中氣不運不知飢加木香厚朴○氣鬱加沈香烏藥○虛甚加人參三錢附子一錢○汗多加桂枝五分白芍藥酒炒八分○夏月喘乏無力汗多加麥門冬一錢五味子十粒○兩脇氣硬加白芥子八分或加蘇子五分○不能轉側加蒼术一錢澤瀉七分○濕盛加赤小豆桑白皮○夜夢不安加遠志一錢

脹滿 諸腹脹大皆屬熱○中空外堅故名鼓脹若蠱侵食之義故又名蠱脹

脉法

大堅濇或盛緊或遲滑○關脉虛內脹○脉弦肝制脾○浮爲虛滿緊則中實○浮大可療虛小難

保

脹滿

由脾虛之極乃眞臟病也臍腹四肢悉腫爲水但腹脹四肢不甚腫爲鼓○虛脹陰寒爲邪吐利不食時脹時減按則陷而軟○實脹陽熱爲邪身熱因乾常脹內痛按之不陷而硬蓋寒脹多熱脹少

○濁氣在上則生䐜脹濁氣寒氣也寒在上焦水穀精微不能運化鬱結爲脹木香順氣湯

木香順氣湯 寶鑑 治濁氣在上生䐜脹宜先灸中脘後服此藥厚朴白茯苓澤瀉半夏各一錢蒼术八分青皮陳皮各六分草豆蔻人參當歸各五分木香乾生薑升麻柴胡甘草各四分益智仁吳茱萸各三分薑三片

脹滿有七 穀脹失飢傷飽痞悶停酸朝能食暮不食○水脹水漬腸胃溢於皮膚漉漉有聲怔忡喘息防己椒藶丸○氣脹七情鬱結氣道壅塞升降不得體腫肢瘦分心氣飲門氣○血脹煩躁漱水迷忘驚狂尿多便黑婦人多有○寒脹腹滿濡時減吐利厥冷○熱脹飲食如故○蠱脹見上

大異香散 寶鑑 治穀脹及氣脹三稜蓬术青皮陳皮藿香半夏麯桔梗益智仁香附子枳殼各一錢甘草二分五里薑五片棗二枚

防己椒藶丸 寶鑑 治水脹凡脹病腹滿口舌乾燥此腸胃間有水氣防己椒目葶藶子炒大

黃各一兩右末蜜丸如梧子白湯下十九日三

三和湯 寶鑑 治氣脹大小便不利白术陳皮厚朴各一錢檳榔紫蘇葉各七分五里木通大腹皮白茯苓枳殼海金沙甘草各五分薑三片

金蟾散 寶鑑 治氣鼓如神大蝦蟆一箇以縮砂推入其口使吞入腹以滿為度用泥罐封固火煅通紅烟盡取出候冷去泥細末為一服陳皮煎湯或酒調下撒屁多乃效

人參芎歸湯 寶鑑 治血脹是瘀血凝成脹川芎二錢當歸半夏各一錢五分蓬术木香縮砂烏藥甘草各一錢人參桂皮五靈脂各五分薑五片棗二枚紫蘇四片（）去烏藥加芍藥名散血消腫湯治血脹煩燥漱口

中滿分消湯 寶鑑 治中滿寒脹二便不通益智仁半夏木香赤茯苓升麻各七分五里川芎人參青皮當歸柴胡生薑乾薑蓽澄茄黃連黃芪吳茱萸草豆蔻厚朴各五分

順氣木香散

〔寶鑑〕治寒脹心腹痛面黃瘦或泄瀉縮砂丁香皮良薑乾薑炮官桂陳皮厚朴桔梗茴香炒蒼术炒各一錢甘草炙五分薑三片棗二枚

七物厚朴湯

〔寶鑑〕治熱脹厚朴三錢枳實一錢五分大黃甘草各一錢桂心五分薑五片棗二枚

消脹飲子

〔寶鑑〕治蠱脹單腹脹猪苓澤瀉人參白术赤茯苓半夏陳皮青皮厚朴紫蘇葉香附子砂仁木香檳榔大腹皮木通蘿蔔子甘草各五分薑五片棗二枚

脹滿通治

凡脹初是氣脹行氣疎導久成水脹行濕利水比腫更難盖水腫飲食如常鼓脹飲食不及常病根深固必三五年後成治腫惟補中行濕治脹必更兼消積斷鹽醬音樂妄想不責速效○單腹腫大四肢極瘦名蜘蛛蠱不治○喜行利藥雖暫寬其脹愈甚眞氣傷病邪甚通治木香檳榔

凡麻六○脹久忽瀉數升不止服藥不驗乃氣脫最難救益智仁濃煎服

廣朮潰堅湯〔寶鑑〕治腹脹有積二便澁半夏一錢五分黃連厚朴黃芩益智仁草豆蔻當歸各七分陳皮青皮神麴澤瀉柴胡甘草各五分蓬朮升麻吳茱萸各三分紅花二分薑三片

四炒枳殼丸〔寶鑑〕治氣血滯成鼓脹積聚枳殼一米泔浸製四兩分作四分○一分蒼朮一兩同水煮乾炒黃去朮○一分蘿葍子一兩同水煮乾炒黃去葍子○一分茴香一兩同水煮乾炒黃去茴○一分乾漆一兩同水煮乾炒黃去漆○香附子醋浸炒二兩○三稜蓬朮各二兩童便并浸一宿次日用去殼巴豆三十粒同水煮乾炒黃色去巴不用○右末用前同炒蒼朮蘿葍子茴香乾漆同煮取汁好醋一碗打麪糊丸如梧子米飮下七九十丸

補中行濕湯〔入門〕治鼓脹厚朴澤瀉麥門冬黃芩大腹皮半夏陳皮白朮白茯苓人參○肥人合平胃散瘦人加便香附黃連方見腑分類注

消渴胃主血大腸主津俱熱結則喜消水穀皆津液不足之致

脉法 心脉滑爲渴滑者陽氣勝也○心脉微小爲
消癉數大或緊實者生沉小或濇微虛者死

消渴有三

上消煩燥舌裂大渴尿數能食人參白虎湯
醫鑑不能食錢氏白朮散小兒加柴胡枳殼五味
子○中消善食而瘦自汗便硬尿赤數不甚渴調
胃承氣湯醫鑑食㑊症善食而瘦治同消中○下消
煩燥引飲面黑耳焦尿如膏腿膝枯六味地黃元
八味元醫鑑五去附子加五味子命門火衰八味元
加五味子○強中症因耽色或服丹石眞氣旣脫
邪熱獨盛善食肌削尿如膏陽強不交精泄難治
○酒渴積熱嗜冷○蟲渴
單苦楝煎湯入麝香少許

淸心蓮子飲 〔寶鑑〕治心火上炎口乾煩渴小便赤澁
蓮子二錢赤茯苓人參黃芪各一錢黃
芩車前子炒麥門冬
地骨皮甘草各七分

藕汁膏 〔寶鑑〕治胃熱消中藕汁白蓮藕尤佳生地黃汁牛乳
汁和黃連天花粉末入薑汁白蜜爲膏以匙
抄置舌上白湯
送下日三四次

加減腎氣丸（寶鑑）治腎消口燥煩渴兩脚黃瘦熟地黃二兩牧丹皮白茯苓山茱萸五味子澤瀉鹿茸山藥各一兩官桂沉香各五錢右末蜜丸如梧子空心鹽湯下七八十丸

生津養血湯（寶鑑）治上消當歸白芍藥生地黃麥門冬各一錢川芎黃連各八分天花粉七分知母黃栢並蜜炒蓮肉烏梅薄荷甘草各五分

黃連猪肚丸（寶鑑）治消渴消中及強中症雄猪肚一箇黃連五兩麥門冬知母瓜蔞根各四兩並末入猪肚內以線封口置甑中蒸爛石臼中搗爛入蜜少許丸如梧子米飲下百丸

五豆湯（寶鑑）解酒毒止消渴乾葛甘草各一斤剉貫衆八兩黑豆黃豆菉豆青豆赤小豆各一兩右水五斗五升臘月初八日大鍋熬至熟濾去滓盛磁器封口春夏開用隨意飲大人渴後生瘡妙酒後渴尤好

消渴傳變不能食者末傳中滿鼓脹由寒藥太急所謂上熱未除中寒復生○能食者火邪勝也末

傳癰疽黃芪六一湯癰疽益元散醫門○蓋傳變脹滿癰疽強中皆不治

忍冬元(寶鑑)渴疾須預防發癰疽忍冬草不以多少根莖花葉並剉酒浸糠火煨一宿晒乾入甘草少許擣末以所沉酒糊丸如梧子酒飲任下一百丸

消渴通治渴必小便甜○三消多屬血虛亡津四物爲主上加人參麥門冬五味子天花粉牛乳生地黃汁藕汁酒客生葛根汁○中加知母石膏寒水石滑石○下加知母黃栢熟地黃五味子○肺消飲一溲二者死○禁酒色忌醎及麵

活血潤燥生津飲(寶鑑)通治消渴天門冬麥門冬五味子瓜蔞仁麻子仁當歸熟地黃生地黃天花粉甘草各一錢

玉泉散(寶鑑)治消渴聖藥天花粉二錢粉葛麥門冬生地黃五味子甘草各一錢糯米一合

杞元膏(俗方)治陰虛火動發渴龍眼肉枸杞子各一斤黑豆一升黑豆水三斗沉文武火濃煎取

汁一斗三升入藥再煎至七升餘去滓入煉蜜一升熬成膏至四升半卽滴水成珠矣磁器盛白沸湯或淡薑茶化下

黃疸

脉法 洪數者實熱微澁者虛弱○緩大者順弦急堅者逆

黃疸 如盦麯蓋濕熱蒸鬱血熱土色上行面目延及爪甲身體俱黃以十八日爲期○凡病當汗不汗當利小便而不利及時行感冒伏暑未解宿食未消皆發黃時行瘟疫發黃殺人瘴疸丸○乾黃熱勝色黃而明便燥濕黃濕勝色黃而晦便利

內局 **茵蔯丸** (寶鑑)一名瘴疸丸治天行病急黃及瘴瘧發黃茵蔯梔子大黃芒硝各一兩杏仁六錢常山鱉甲巴豆霜各四錢豆豉二錢右末蒸餅丸如梧子每三丸或五丸溫水下以吐利爲效

黃疸有五 黃疸小便面目牙齒肢體如金食已善飢安臥懶動茵蔯五苓散無汗爲表實發汗或吐

之麻黃醇酒湯○酒疸心胷懊憹欲吐不食足心熱面發赤斑鼻䶊最重茵蔯一物酒煎服酒蒸黃連丸暑門○穀疸食已頭眩腹脹穀疸丸○女勞疸又名黑疸額黑微汗手足心熱膀胱急小便利過房寒熱脾腎俱病難治滋腎丸小便○黃汗身腫發熱汗出染衣得於汗時水浴芪陳湯桂枝黃芪湯

茵蔯五苓散（寶鑑）治濕熱黃疸茵蔯一兩五苓散寒門五錢右末每二錢米飲調下

麻黃醇酒湯（寶鑑）治黃疸麻黃一兩好酒一升半煮至半頓服冬用酒春夏用水

穀疸丸（寶鑑）治冒暑瘀熱食不消熱鬱發黃苦參三兩草龍膽一兩人參七錢五分梔子仁五錢

右末牛膽汁一方用猪膽汁丸如梧子以麥粥飲下五七十丸日二

腎疸湯（寶鑑）治腎疸目黃尿赤蒼朮一錢升麻羌活防風藁本獨活柴胡葛根白朮各五分猪苓四分澤瀉神麴人參甘草各三分黃芩黃柏各二分

芪蔯湯（寶鑑）治黃汗石膏二錢黃芪赤芍藥茵蔯麥門冬豆豉各一錢甘草五分薑五片

桂枝黃芪湯（寶鑑）治黃汗黃芪二錢五分桂枝芍藥各一錢五分甘草一錢好酒三合水一盞半煎服

陰黃 身面俱黃體重背寒身冷自汗心下痞小便利脉緊細空虛此寒涼過度變陽爲陰茵蔯一物湯量加乾薑附子吳茱萸理中湯[illegible]加茵蔯茯苓

黃疸通治 諸黃皆尿不利惟瘀血黃尿利○疸因食積下之其餘利小便爲先○疸癖愛喫土炭生米茶葉四寶丹

茯苓滲濕湯（寶鑑）治濕熱黃疸茵蔯二錢赤茯苓澤瀉猪苓各一錢黃連黃芩梔子防己白朮蒼朮陳皮青皮枳實各五分

退黃散（寶鑑）治黃疸身面如金小便如黃栢汁柴胡升麻草龍膽茵蔯黃連黃芩梔子黃栢木通滑石各一錢甘草五分燈心一握

一清飲（寶鑑）治黃疸柴胡三錢赤茯苓二錢川芎桑白皮各一錢甘草五分薑三片棗二枚

退黃丸（寶鑑）治黃疸腫脹溏泄青礬二兩鍋內熔化入陳黃米四升用醋拌勻慢火炒令烟盡入平胃散（六腑）六兩同炒少頃去火毒爲末醋糊丸如梧子每七十丸空心臨卧米飲下忌糯米油麪生冷硬物

四寶丹（寶鑑）治黃病喫生米茶葉黃土黑炭等物○食米者麥芽一斤使君子肉二兩檳榔南星薑製各一兩○食茶葉者茶葉一斤使君子肉二兩檳榔南星薑製各一兩○食黃土者壁土一斤使君子肉二兩檳榔南星薑製各一兩○食黑炭者黑炭一斤使君子肉二兩檳榔南星薑製各一兩右末蜜丸如梧子早晨砂糖水下五十丸

痎瘧 如凌虐狀○夏傷於暑秋必痎瘧夏暑汗不出秋成風瘧○無痰不成瘧○瘧者少陽也

脉法 瘧脉自弦弦數熱弦遲寒弦滑痰弦短傷食○弦小緊宜下弦緊汗浮大吐○病久則虛微中見弦

而無力○代散死遲緩愈

瘧源

暑舍榮衛得秋之風寒而發或非暑因風寒而得在氣發早在血發晏○榮衛行到病所不通則作寒戰中外皆寒此邪氣入內寒已內外皆熱此邪氣發外○陽爲腑晝發外感邪氣升也發在春夏邪淺與榮衛並行一日一發其間陽爲風暑有汗陰爲寒濕無汗○陰爲臟夜發內傷正氣虛降也發在秋冬邪深橫連募原不能與正氣並行間日蓄積乃發或三四日一發久必有瘧母其間陽爲氣虛陰爲血虛○二日連發住一日及日夜各一發者氣血俱病○衛虛先寒榮虛先熱表邪多寒多裏邪多熱多表裏相半寒熱相等○從卯至午發邪在外從午至酉發邪在內從酉至子發邪在血分

六經瘧

太陽寒多熱少汗出難已柴胡加桂湯單寒無汗五積散[寒門]果附湯○陽明熱多寒少煩渴尿赤柴苓湯單熱而渴白虎加參湯[並熱]○少陽寒熱相等柴胡桂枝湯風盛筋搐烏藥順氣散[風門]加柴

胡黃芩身疼敗毒散咳嗽參蘇飲傷寒以上三陽氣
分受病發在處暑前俱謂暴瘧乃傷之淺者○太
陰辰戌丑未日發輕者異功散內傷重者理中湯倍半夏寒門
○少陰子午卯酉日發輕者小柴胡湯寒門
重者合四物湯血門○厥陰寅申巳亥日發輕者小
建中湯虛勞重者四物湯量加玄胡索金鈴子附子
以上三陰血分受病發在處暑後者俱謂溫瘧乃
感冬溫氣藏於腎與骨髓至夏秋重感新邪觸發
自臟達腑乃傷之重者（新增）大法瘧初先瀉後
補以柴芩等藥清熱發散若用參附必久而不愈
間或有老人虛極之症雖
用參劑不可以爲例也

桂枝羌活湯〔寶鑑〕治太陽瘧自汗頭項痛腰脊強桂
枝羌活防風甘草各一錢五分去桂加
麻黃名麻黃羌活
湯治太陽瘧無汗

柴胡桂枝湯〔寶鑑〕治少陽瘧寒熱往來柴胡二
錢桂枝黃芩人參芍藥半夏各一錢甘
草五分薑三片棗二枚
去參芍名柴胡加桂湯

桂枝芍藥湯 寶鑑治瘧寒熱大作此太陽陽明合病也寒熱作則必戰動發熱則必汗經曰汗出不愈知爲熱也不治則恐久而傳入陰經宜用此赤芍藥知母石膏黃芩各二錢桂枝一錢

桂枝黃芩湯 寶鑑服桂枝芍藥湯後寒熱轉甚者知太陽陽明少陽合病宜用此和之柴胡二錢石膏知母各一錢五分黃芩人參半夏甘草各一錢二分桂枝一錢

白虎桂枝湯 寶鑑溫瘧者其脉如平身無寒但熱骨節煩疼時便難朝發暮解暮發朝解此藥主之石膏四錢知母二錢桂枝甘草各一錢粳米一合一名加減桂枝湯

諸瘧 風瘧感風而得先熱後寒無汗散邪湯有汗正氣湯○寒瘧感寒而得先熱後寒無汗散邪湯有汗正氣湯○寒瘧感寒而得又名牝瘧寒多熱少人參養胃湯寒門交解飲果附湯○熱瘧因暑熱而得一名瘴瘧又名暑瘧龍虎湯○濕瘧因冒雨汗出澡浴得之寒熱相半小便不利五苓散寒門加蒼朮川芎羌活○痰瘧嘔吐昏倒柴陳湯加草果二陳湯痰門倍加白豆蔻或四獸飲久不止露薑飲截之○食瘧一名胃瘧寒已後熱熱已後寒清脾飲○勞瘧

即久瘧寒熱微微寒中有熱熱中有寒難治小勞復來養胃湯(寒門)合露薑飲氣虛六君子湯(痰飲)勞倦補中益氣湯(內傷)加黃芩半夏血虛柴胡四物湯(婦人)加知母黃栢升麻紅花氣血俱虛十全大補湯(虛勞)加黃芩陽虛去柴胡黃芩加附子吞黑錫丹(寒門)有瘧橘皮煎元(虛勞)○鬼瘧因尸疰客忤寒熱恐怖夢寐不祥辟邪丹○疫瘧一方長幼相似須參運氣而用藥不換金正氣散交加散([illegible])瘴瘧丸([illegible])○瘴瘧迷困發狂或啞一作寒作熱雙解飲子瘴瘧丸○痎瘧者老瘧三日一發即陰經瘧最重○(新增)凡瘧初用連翹敗毒散(癰疽)加黃芩一錢熱甚加石膏知母

散邪湯(寶鑑)治風瘧初起川芎白芷麻黃白芍藥防風荊芥紫蘇葉羌活各一錢甘草五分薑三片葱白三莖煎露一宿早晨溫服

正氣湯(寶鑑)治同上柴胡前胡川芎白芷半夏麥門冬檳榔草果青皮赤茯苓各一錢桂枝甘草各五分薑三片棗二枚

果附湯〔寶鑑〕治脾寒瘧疾面青振寒草果附子炮各二錢五分薑七片棗二枚

龍虎湯〔寶鑑〕治熱瘧火盛舌卷脣焦鼻如烟熏六脉洪緊石膏二錢五分柴胡黃連各一錢五分黃芩知母黃柏各一錢梔子八分半夏七分粳米百粒薑三片棗二枚

柴陳湯〔寶鑑〕治痰瘧柴胡半夏各二錢人參黃芩陳皮赤茯苓各一錢甘草五分薑三片棗二枚

四獸飲〔寶鑑〕治七情聚痰五臟氣虛瘧久不已人參白术白茯苓陳皮半夏草果甘草烏梅生薑大棗各一錢右拌鹽少許淹食頃以皮紙包果水浸濕慢火煨香熟取出煎服未發前連進數服

露薑飲〔寶鑑〕治痰瘧生薑四兩連皮搗爛取自然汁約明日當發隔夜安排將紗片蓋露一宿五更初澄者一上飲之或有痰吐任之即安

清脾飲〔寶鑑〕治食瘧柴胡半夏黃芩草果白术赤茯苓厚朴青皮各一錢甘草五分薑三片棗二枚○此方乃小柴胡平胃二陳合而爲一也一方加常山二錢煎之露服五更截瘧令人不吐爲妙

一名清脾湯

辟邪丹〔寶鑑〕治嵐瘴鬼瘧菉豆雄黑豆各四十九粒信砒五分另研朱砂二錢黃丹一錢右末滴水和勻分作三十粒每一粒取東南桃枝七枚研汁和井華水早晨日出時面東吞之虛人愼用

雙解飲子〔寶鑑〕治瘴瘧及寒瘧神效肉豆蔻草豆蔻各二箇一箇煨一箇生厚朴二寸一寸薑汁浸炙一寸生用甘草大者二兩一半炙一半生生薑二塊一塊煨一塊生右各剉合分二貼棗二枚梅一箇空心溫服一名交解飲又名生熟飲

觀音元〔寶鑑〕治瘴瘧半夏生烏梅肉母丁香巴豆肉各十枚晒右末薑汁糊丸如麻子每五丸臨卧冷水下有人於海角遇白衣人授之因名焉

老瘧丸〔寶鑑〕治痎瘧久不差腹痛有母常山草果各二兩縮砂檳榔三稜蓬术青皮陳皮烏梅半夏各一兩右先將常山草果酒醋各一碗浸一宿後入八味同浸至晚炭火煮乾末酒醋各半打糊

丸如梧子白湯下三四十丸日二服服至八兩卽除根

消癖元 寶鑑治痎瘧彌年經汗吐下氣血虛邪伏脇間成癥癖腹脇堅痛名瘧母芫花炒朱砂各等分右末蜜丸如小豆每十丸棗湯下去癖須用芫花大戟破水之劑

鱉甲飲子 寶鑑治老瘧腹中結癥瘕名曰瘧母鱉甲二錢白朮黃芩草果檳榔川芎陳皮厚朴白芍藥各一錢甘草五分薑三片棗二枚梅一箇

參歸鱉甲飲 寶鑑治老瘧腹脇有塊成瘧母鱉甲醋煑一錢三分黃芪蜜水炒靑皮當歸白茯苓白朮厚朴川芎香附子各八分人參縮砂山查肉枳實各五分甘草三分薑三片棗二枚梅一箇空心服

瘧疾治法 暑風傷食及痎三症祛暑消痰爲要○瘧得於暑及感冒與風皆當汗解○寒瘧非草果厚朴不散熱瘧非柴胡黃芩不淸陽瘧無汗柴胡蒼朮葛根陰瘧無汗柴胡升麻川芎汗多白朮烏

梅○風暑當發汗○治此病春夏易秋冬難謂汗之難易○如發寅卯而退於未申或發未申而退於子丑皆謂陰陽不分用藥趲早或移時分定陰陽然後陽瘧截住陰瘧升散○老瘧係風暑之邪在陰分宜用血藥引出陽分而散○老瘧必有痰水瘀血結成痞塊乃瘧母也雖虛非常山檳榔不除但製熟不損胃○藥必半生半熟所以分陰陽解寒熱○截瘧早則邪閉遲則氣衰○不可帶熱飲食恐成痞塊○遇發日食飽病劇服藥當於未發前兩時否則藥病交爭爲害○病久瘧虛浮不食死○忌猪牛肉

柴平湯 寶鑑 治諸瘧柴胡蒼朮各二錢厚朴陳皮半夏黃芩各一錢人參甘草各五分薑三片棗二枚梅一箇○一名平胡飲子

加減清脾湯 寶鑑 治諸瘧即小柴胡湯與人參養胃湯竝合和也寒多熱少多用養胃湯熱多寒少多用小柴胡湯寒熱勻則平用每貼入桃柳枝各三寸薑五片棗二枚空心溫服

人參截瘧飲〔寶鑑〕虛人截瘧宜用一切瘧並可截人參白朮白茯苓當歸青皮厚朴柴胡黃芩知母常山酒浸草果鱉甲醋炙各八分桂枝甘草各三分薑三片棗二枚梅一箇桃仁七箇煎露一宿臨發日五更空心服渣再煎朝時服糖拌烏梅下藥忌鷄魚豆腐麪食熱物

不二飲〔寶鑑〕治諸瘧疾一劑截住神效鷄心檳榔要一雌一雄若重二錢則餘藥各二錢常山知母貝母各等分酒一鍾煎至八分不可過熟熟則不效露一宿臨發日五更溫服勿令婦人煎藥

內局**脾寒丹**〔醫林〕治諸瘧黃丹不拘多少火上炒紫色煨獨頭蒜和勻五月五日午時丸如梧子每服七八丸當發日早晨長流水面東吞下合藥時不令陰人鷄犬見之或四更東桃柳枝煎湯下四丸

斷瘧如聖丸〔寶鑑〕信砒二錢大蜘蛛三箇雄黑豆四十九粒右末滴水丸如芡實如來日發今夜北斗下先獻過次早以綿裹一丸於男左女右耳內塞之立愈一丸可救二人

瘟疫冬傷於寒春必病瘟○春應煖而反寒夏熱反涼秋涼反熱冬寒反溫病無少長大率相

似謂之時行瘟疫

脉法 未汗時强急生虛軟死○熱病汗後脉靜者生躁疾煩熱者死○〔新增〕〔入門〕云疫氣不拘於診陶節菴云勿藥無妨至哉斯言大抵脉和緩無力者生躁疾澁者死

瘟疫形症 感四時不正之氣使人痰涎壅盛煩熱頭疼身痛憎寒壯熱項强睛疼或飮食如常起居依舊甚至聲啞或眼赤口瘡大小腮腫喉痺咳嗽稠痰噴嚏

瘟疫治法 切不可作傷寒正治而大汗大下但當從乎中治少陽小柴胡湯（寒門）陽明升麻葛根湯（寒門）加減○初得疑似間人參敗毒散加乾葛以試之或人多風痰脚氣瘦弱者尤佳○（寒門）表症荊防敗毒散（寒門）半表裏小柴胡湯裏症大柴胡湯（寒門）發狂或大便泄柴苓湯（寒門）去桂代黃連加乾葛一錢

聖散子 〔寶鑑〕治疫癘流行不問陰陽表裏連服取瘥又治風溫濕溫等證 草豆蔻煨猪苓石菖蒲赤茯苓良薑獨活赤芍藥附子麻黃厚朴藁本枳殼柴胡澤瀉細辛防風白朮藿香半夏吳茱萸蒼

朮甘草各五分薑三片棗二枚○平朝煑一釜老幼各飲一盃則時氣不入

十神湯

（寶鑑）治時令不正瘟疫妄行葛根二錢赤芍藥升麻白芷川芎陳皮麻黃紫蘇葉香附子甘草各一錢薑五片葱白三莖

瘟疫預防

常以鷄鳴時淨心誦四海神名三遍則辟百鬼瘟疫火灾東海神阿明西海神巨乘南海神祝融北海神禺強○大豆或赤小豆新布帒盛納井中大豆一宿小豆三宿大豆吞七粒小豆擧家服男十女二十○清酒一瓶浸蘇合香元九丸時時飲之又絳囊盛三九當心帶之妙門氣

屠蘇飲

（寶鑑）辟瘟氣白朮一兩八錢大黃桔梗川椒桂心各一兩五錢虎杖根一兩二錢川烏六錢右剉盛絳囊十二月晦日中沈井中正月朔日早曉出藥入二瓶清酒中煎數沸東向飲從少至老飲一杯其滓還沈井中取水飲之

神聖辟瘟丹

（寶鑑）（內局）歌曰神聖辟瘟丹留傳在世間正元焚一炷四季保平安○蒼朮二兩羌

活獨活白芷香附子大黃甘松三乃子赤箭雄黃各一兩右末麪糊丸如彈子黃丹爲衣晒乾正朝早晨焚一炷○〔内局〕加虎頭骨

不傳染法〔寶鑑〕香油塗鼻端紙撚嚏之○雄黃朱砂末塗耳鼻内○門戸並開水二斗置堂中心煎蘇合香元氣門二十丸其香能散疫氣醫者診視不染○凡入疫家從容自左而入男病醫坐於足女病坐於頭既出紙撚噴嚏

大頭瘟 即頭痛腫大如斗也甚則潰裂又染他人○俗呼狸頭瘟從耳前後腫起名蝦蟆瘟從頤頷腫起名鸕鷀瘟十死八九推運氣治之

普濟消毒飮子〔寶鑑〕治天行大頭瘟黃芩黃連並酒炒各五錢人參三錢陳皮桔梗玄參柴胡甘草各二錢鼠粘子馬勃板藍根無則靑黛代用連翹各一錢升麻白殭蚕各五分右末取一半白湯調時時呷之留一半蜜丸如彈子每一丸細嚼熟水下或加防風薄荷川芎當歸各一兩水煎分二三

次服腫甚宜砭刺出血

鸕鷀瘟方

〔赤水〕治頰腮紅腫啞惡發熱下午煩燥口若夜不能睡脉洪大此少陽陽明二經症

柴胡　貫衆各二錢　乾葛　竹茹　半夏麯各一錢　黃連　枳殼各七分　甘草四分

一貼而愈半再服腫快消

一方

〔醫林〕東向栢葉乾末白湯或酒一盃調服○桃樹蠹屎末水調服方寸匕

邪祟

脉法

脉來遲伏或如雀啄乃邪脉也欲知祟害心脉虛散肝脉洪盛或浮沈長短大小無定或錯雜不倫乍大乍小乍長乍短此皆邪脉神志昏亂○乍疎乍數乍大乍小或結促皆邪脉也

邪祟形症

能言平生未見聞事見五色鬼鬼見青鬼肝虛赤鬼心虛黃鬼脾虛白鬼肺虛黑鬼腎虛此乃氣血虛極神光不足或挾痰火也神氣衰乏邪因而入理或有之若夫氣血兩虛痰滯心胷升降不得以致十二官失職視聽言動皆妄非眞有鬼祟也以邪治之必殺人

十疰五尸 皆挾鬼邪之氣流注身體令人寒熱淋瀝精神錯亂積年累月漸至頓滯以至于死死後復易傍人乃至滅門故號謂尸疰一曰飛尸二曰遁尸三曰沈尸四曰風尸五曰伏尸

驗尸疰法 寶鑑 以紙覆痛處燒病者頭髮令病人以蔟紙上若尸疰則髮粘著紙此疰氣引之非疰則不著紙

禳法 寶鑑 蘇合香元浸酒服之又盛於蠟紙當心佩之○女人感邪交通取雄黃末一兩松脂二兩熔化以虎爪攪丸如彈子焚之用焙籠令女坐其上以被蓋之只露頭耳不過三丸神效

還魂湯 醫林 治疰忤中惡乾霍卒死若口噤折齒下湯湯入口不下分病人髮左右捉踏肩引之藥下復增取盡二升立甦麻黃去根節洗一兩五錢甘草桂皮各一兩杏仁去皮尖一百五十枚右每服四大錢水一盞半煎服不拘時○正傳云麻黃三兩桂枝二錢杏仁十二粒水煎灌即醒名還魂丹

蘇合香元（寶鑑）治疰忤鬼氣一切邪祟及鬼魅狐狸等病（方見氣門）○蠟紙裹一丸如彈子當心帶之一切邪神不敢近又取二七丸浸一瓶清酒中時時温服令微醺邪氣自絶

太乙紫金丹（寶鑑）治感鬼邪成鬼胎温酒化下半錠至一錠（方見解毒）○一女子爲邪魅所交腹中作痞服此藥隨下惡物其邪仍至又服半錠叓燒三錠藥氣滿屋邪不復至

桃奴元（寶鑑）治邪祟尸疰客忤魘夢不祥言語錯亂恍惚失常　桃奴七箇另研　玳瑁鎊細末　安息香去滓各一兩右三味同入銀石器中熬成膏　辰砂　犀角各五錢　琥珀　雄黃各三錢　龍腦　麝香　牛黃各二錢　桃仁十四箇麩炒右末入安息香膏丸如芡實陰乾瓷封固置靜室人參湯下一丸

一方（保元）（丹溪）治婦人如癲不省人事一日略甦診視間忽聞香氣又不省此氣血虛邪從入以秦承祖灸鬼法灸之病者哀告曰我自去遂愈○灸鬼法（正傳）以病者兩手大拇指用細麻繩扎縛以大艾炷置於其中兩箇甲及兩指角肉四處著火一處不著即無効灸七壯神驗

一方〔保元〕凡感臭穢瘴毒暴絕日中惡不治即死燒炭火以醋沃之令病人鼻受醋氣則復甦藿香正氣散〔寒門〕服之

一方〔保元〕初到館驛久廢冷房睡中爲鬼物所魘但聞吃吃聲傍人叫喚如不省用牛黃雄黃各一錢朱砂五分右末每一錢床下燒一錢酒灌下〇又蘇合香元〔氣門〕酒調服

一方〔保元〕有人得病之初譫語發狂六部無脈寸口上有動脈此爲鬼脈乃邪祟也不用藥宜符呪或從俗送鬼亦可

一方〔保元〕男子被鬼打有青痕作痛者金銀花煎服

一方〔正傳〕一婦人年二十七美貌忽如醉如癡頰赤面青潮熱不嗜食脈乍疎乍數而虛每夜白衣少年與睡醫與八物湯〔虛勞〕不效召予治見病家白犬枕戶閾予曰此犬作恠殺犬取心血膽汁丸遠志菖蒲當歸黃連茯神朱砂側柏葉草龍膽等安神藥以八物湯吞下而愈

一方 〔正傳〕治魘死不還半夏末不拘多少吹入鼻中即甦○〔醫林〕云令病人仰卧以物塞兩耳及二陰以竹筒納鼻中使兩人痛吹之塞口傍無令氣出半日病人即噫噫則勿吹

狐狸精迷人

〔保元〕不問男女被他媱惑直傳至死其狐狸精來先用口陰戶一展即昏迷不省或男子來陽物上一展即昏迷用眞桐油抹在陰戶陽物上其狐狸即大嘔而去神效

癰疽

脉法 數脉不時生惡瘡也浮洪滑爲陽也微沉緩濇爲陰脉數身無熱內有膿也

癰疽 寒熱頭痛惡心筋攣煩悶○陰滯於陽發癰大而高起屬六腑陽也易治陽滯於陰發疽平而內發屬五臟陰也難治未破時毒攻臟腑切禁熱藥已破臟腑既虧切禁冷藥未潰痛瀉之既潰痛補之穢氣所觸和解風冷所逼溫散○小按痛病淺大按痛病深○男左重女右重○腫高軟者發血脉腫下堅者發筋肉色不變者發骨髓○又有半陰半陽似腫似痛似赤似潰脉數無力用藥托裏變

陽者生内托不起死有熱生無熱死小瘡無熱不妨○腫痛熱渴便閉邪在内宜疏通焮痛寒熱頭疼在表宜發散焮腫痛甚邪在經絡宜和解微腫微痛不膿氣血虚宜補托漫腫不痛不宜膿或膿成不潰虚甚宜峻補○色黯微腫痛或膿成不出或腐肉不潰虚寒温補○未潰前雖例用敗毒過則損脾慎之

癰疽辨膿淺深

手掩腫熱軟而即復者有膿不熱強而不復者無膿按之堅硬者未膿半軟半硬者已膿也○小按即痛膿淺重按乃痛膿深○膿稠實膿稀虚

癰疽五善九惡

潰後動息自寧飲食知味一善便尿調勻二善神彩精明聲清三善膿清腫消色鮮不臭四善氣和五善也○眼白睛黑緊小一惡不能飲食不知味服藥嘔二惡腹痛渴甚三惡肩背不平四肢沈重四惡聲嘶色脫唇鼻青黑面目四肢浮腫五惡煩燥時嗽泄利尿淋六惡膿血大泄色敗臭焮痛甚七惡喘麄短氣恍惚嗜臥八惡未潰黑陷面青唇黑便污九惡也盖五善見三

吉九惡見六危

癰疽五發

腦鬢眉頤背五處發至險頤尤險○背後五臟腧分生最重○因風則痒氣則痛食則寒熱藥毒則堅硬勞損則瘦弱風氣食易治藥毒勞損難治

替鍼丸

寶鑑治癰疽膿成未破或膿出不快白丁香二十粒硇砂没藥陳倉米各一字研匀米飯丸如粟米貼瘡上即潰膿○蛾蛋一殼燒存性好酒調下一時許便出瘡口服一枚出一口服兩枚出兩口名透膿散治諸癰及附骨疽不潰能代鍼

癰疽治法

初起寒熱連翹敗毒散加味不換金正氣散虛而寒戰乳香末一錢熟水調下○隔蒜灸法治癰疽腫毒麻木及瘰癧先覆濕紙看先乾處獨頭蒜切片如三文錢厚安其上蒜上艾灸五炷換蒜如瘡大蒜搗爛攤患處鋪艾灸若痛灸至不痛不痛灸至痛毒隨火散大有回生之功若瘡白不膿不問日期多灸○葱灸法治虛怯人患腫或痛或不痛或風襲經絡肢體疼痛流注或跌撲損

傷棒打刺痛及婦人吹乳陰症腹痛手足厥冷葱頭杵爛炒熱付之冷則易之〇潰後排膿生肌內托補中益氣湯(內傷)〇諸托裏藥選用〇洗藥頻頻洗之糯米飯糁雄黃末付之膿去後付諸生肌膏

連翹敗毒散 寶鑑 治癰疽初憎寒壯熱甚似傷寒頭痛拘急羌活獨活柴胡前胡桔梗川芎赤茯苓金銀花枳殼連翹防風荊芥薄荷甘草各七分薑三片

加味不換金正氣散 寶鑑 治癰疽寒熱或挾風邪或內氣虛餒蒼朮橘紅半夏麯藿香厚朴各一錢二分五里甘草炙一錢白茯苓川芎各七分五里木香五分薑五片棗二枚

仙方活命飲 寶鑑 治一切癰疽毒腫未成內消已成即潰排膿止痛消毒大黃五錢金銀花三錢當歸尾皂殼刺陳皮各一錢五分乳香貝母天花粉白芷赤芍藥甘草節各一錢防風七分沒藥五分穿山甲三片燒另研用好酒入尾罐封口煎熟隨瘡上下飲之服後再飲酒二三盃側卧忌酸物鐵器在背皂殼刺爲君在腹白芷爲君在四肢金銀花爲君

十宣散

寶鑑治一切癰疽瘡癤已成速潰未成速散敗膿自出消惡肉止痛生肌人參黃芪鹽水浸蒸焙當歸酒洗厚朴薑製桔梗官桂川芎防風白芷甘草各等分為末每三錢溫酒調服不飲者木香湯調下

托裏消毒散

寶鑑治癰疽未成即消已成即潰能壯氣血使毒氣不致內攻金銀花陳皮各三錢黃芪鹽水炒天花粉各二錢防風當歸川芎白芷桔梗厚朴穿山甲炒焦皂殼刺炒各一錢分作二貼每一貼酒水相半煎服病在下只用水煎

托裏和中湯

寶鑑治癰疽潰後氣虛飲食少思或嘔吐泄瀉久不收斂人參白朮各一錢五分黃芪白茯苓乾薑炮陳皮半夏各一錢甘草炙木香各五分薑三片棗二枚

托裏消毒飲

寶鑑治癰疽潰後氣虛不斂及陰疽不潰發人參黃芪白芍藥當歸白朮白茯苓陳皮連翹金銀花各一錢白芷甘草各五分

托裏散 寶鑑 治癰疽潰後久未收斂人參黃芪各二錢白朮陳皮當歸熟地黃白茯苓白芍藥各一錢五分甘草一錢

托裏溫中湯 寶鑑 治癰疽陽氣下陷腹痛泄瀉咳逆昏憒附子炮二錢乾薑羌活各一錢二分五里甘草炙一錢益智仁丁香沈香木香茴香陳皮各五分薑五片

托裏益氣湯 寶鑑 治癰疽肉色不變或潰不斂白朮二錢人參白茯苓貝母陳皮香附子白芍藥熟地黃當歸各一錢桔梗甘草各五分

洗藥 寶鑑 桑灰淋水〇鹽湯〇苦參防風露蜂房甘草煎水〇瘡久不合肉白膿少虛冷陳艾煎洗

雄黃散 寶鑑 去諸瘡惡肉雄黃末一錢巴豆一箇不去皮研入乳香没藥各少許再研付惡肉即消〇俗用田螺搗付瘡口能去惡生新

神異膏 寶鑑 治發背癰疽及諸惡毒瘡癤付之神效膏藥雖多效不及此勸覘

雲母膏（寶鑑）治癰疽惡瘡腫毒折傷瘰癧骨疽內疽乳癰肺癰腸癰并外貼內服[illegible][illegible]○五發及發背以敗蒲煎水洗貼又取一兩丸如梧子溫酒下三十丸瘰癧骨疽亦如之腸癰甘草湯吞下下膿即愈忌食羊血

糯米膏（寶鑑）淨糯米三升入磁盆內於端午前四十九日以冷水浸之一日再換水勿令米碎至端午日取出用絹帒盛之風乾每取少許炒黑為末冷水調成膏量瘡大小貼之絹帛包定候瘡愈為度乾則換常令濕

牛糞熨法（俗方）治一切癰疽毒腫多取牛糞瓦器炒熱作片塗油乘熱付瘡冷則換熱不計其數無間斷而直至瘡根自消瘡口突起為度

秋麥熨法（俗方）治四時成腫或痰結隱痛將成陰腫付之秋牟淨搗以鹽湯作飯乘熱付之冷則換熱無有間斷則能散結核而腫自消矣

臟腑癰

肺癰中府隱隱痛上肉微起胠滿喘咳唾膿寒熱能食實者參蓍飲虛者小青龍湯（症寒門）○心癰巨闕隱隱痛上肉微起○肝癰期門隱隱痛上肉微起脅滿臥則驚尿澁小柴胡湯（寒門）隨症加減上○腎癰京門隱隱痛上肉微起胠下至小腹滿八味元臟或托裏散加減○胃脘癰中脘隱隱痛寒熱身皮甲錯咳嘔唾膿雲母膏（雜方）作九桔梗甘草煎湯下○腸癰關元天樞丹田隱痛上肉微起小腹腫按痛尿淋寒熱身皮甲錯腹皮急如腫或繞臍生瘡膿出或臍中膿出若便膿者自愈虛者十宣散加茯苓熱者桃仁承氣湯（寒門）雲母膏作丸牛膝煎湯下○腹癰生於肚腹皮裏膜外治同腸癰

桔梗湯

寶鑑治肺癰桔梗貝母各一錢二分當歸瓜蔞薏苡仁各一錢枳殼桑白皮防風黃芪各七分杏仁百合甘草節各五分薑五片

涼血飲

寶鑑治心癰退潮止渴解熱能內消木通瞿麥荊芥薄荷白芷天花粉赤芍藥麥門冬生乾地黃梔子車前子連翹甘草各八分入燈心竹葉煎服

十六味流氣飲

〔寶鑑〕治癰疽無名惡腫等疾乃表裏氣血藥也人參當歸黃芪桔梗防風木香枳殼川芎官桂白芍藥檳榔白芷厚朴紫蘇葉烏藥甘草各六分

牧丹散

〔寶鑑〕治腸癰冷證腹軟而痛時下膿血牧丹皮人參天麻白茯苓黃芪薏苡仁桃仁白芷當歸川芎各一錢官桂甘草各五分木香三分

諸癰

臀癰陰中之陰道遠氣不到中年後難治初起葱熨托裏消毒飲〇懸癰生兩陰間初如松子甚痒數十日赤腫如桃卽破便尿從中出難治首尾服國老膏切禁凉藥〇便癰便毒同血疝生山藥砂糖搗付復元通氣散〇囊癰見前陰門瘋門

國老膏

〔寶鑑〕治懸癰橫紋大甘草帶節一兩四寸切以山澗長流水一椀文武火慢慢蘸水炙自早至午乾則投前水再炙直待水盡看甘草中心潤透爲度細剉好酒二升煎取一升空心隨量飲之三日一服二三服可保無虞此藥雖不卽消過二十日後必盡消

附骨疽因露臥浴水寒濕襲湊與痛風相類初起痛不能轉寒熱無汗筋骨痛如刺外無赤腫苑久熱而膿用火鍼使毒不得內潰甚則腐潰碎骨出而愈○流注骨疽因痰火或感風寒而發痰飲流注不論上下結塊腫硬或痛或不痛按無血潮淡紅不熱破之出清水或薄血通順散合二陳湯斂痰

青草蒼柏湯[寶鑑]治附骨疽始作宜預防蒼朮黃柏各三錢青皮一錢五分甘草節五分水煎調薑汁三匙空心飲冬加桂枝夏加條芩體虛加牛膝

通順散[寶鑑]專治痰腫及癰疽發背一切痰患赤芍藥木通白芷何首烏枳角茴香烏藥當歸甘草各一錢酒水各半煎服○宜與十宣散相間用之並加忍冬藤○○能順氣均血治流注腫毒等症○虛加炮附子○實加大黃○痰盛加南星半夏○腫硬不穿加川芎麻黃蔥白全蝎穿山甲○流注加獨活○此藥治流注癰疽發背至於救壞病活死肌弭患於未萌之前拔根於既愈之後一名榮衛返魂湯

蟾蜍膏 〔寶鑑〕治附骨疽久不差膿汁敗壞或骨從瘡孔出桑白皮烏豆煎湯淋洗拭乾却貼之大

蝦蟆一箇亂髮一握猪脂四兩

右以猪脂煎去滓凝如膏貼之

疔疽 因膏粱酒色熱毒而發形如釘盖黃疱中或紫黑先寒後熱先痒後痛頭痛心驚眼花重則嘔逆難

治鍼刺知痛出血爲好如不痛無血火鍼烙瘡焦黑取痛爲效

紅絲疔 一条紅絲直上急用鍼刺紅絲所至處出毒血外付萍草根又蟾酥乳香和塗瘡口若入心腹

及咽喉必致危殆

拔疔法 〔寶鑑〕蒼耳莖葉燒灰和雄黃醋調塗乾換根出○斑猫捻破鍼刺疔封之○馬齒莧和梳垢封疔○白狗糞燒灰和酒服又塗疔上○紫金丹〔解毒〕淡酒和下又塗疔○新增〔經驗〕南瓜花播付

疔自拔疽疔付之亦神效

癰疽雜症 煩渴八物湯〔虛勞〕加黃芪麥門冬山茱萸五味子○渴嘔逆潰前毒氣上攻也潰後六君子湯

嗽加木香砂仁獨參湯膿痰盛通順散加南星半夏六君子湯○寒熱加味不換金正氣散○泄瀉

乳粉托裏散木香白茯苓煎湯調服加味不換金正氣散六君子湯加炮附子

乳粉托裏散

〔寶鑑〕治癰瘡毒氣攻心迷悶嘔吐喉舌瘡初起服此返出毒氣不致內陷菉豆粉四錢乳香一錢末每二錢甘草湯調時時呷下或新水調服或一加朱砂二分名乳香護心散治同

忍冬酒

〔寶鑑〕治癰疽惡瘡背癰乳癰不問發在何處初發當服忍冬藤生取一把以葉入砂盆研爛入酒少許塗付四圍中心留一口又取五兩槌碎甘草一兩剉入砂瓶水二碗文武火煎至一碗入好酒一大碗煎數三沸分三服

忍冬丸

〔寶鑑〕治一切癰疽諸瘡消渴後發疽尤宜忍冬草不以多少根莖花葉並用入瓶內好酒浸以糠火煨一宿晒乾入甘草少許搗末以所浸酒打麵糊丸如梧子每服百丸酒飲任下

灸疔疽法

〔寶鑑〕大蒜爛搗成膏塗瘡四圍留瘡頂以艾炷灸之以爆爲度不爆難愈灸百壯無

不愈

三仁膏 俗方癬疽初發神效草麻子去殼取仁麻子去殼取仁杏仁留皮尖右各細研白清攪句調付

食疫死牛馬禽獸肉生疔 十患十死急取紫金丹解淡酒化下吐利神效白頸蚯蚓擂爛和酒濾去滓飲之滓塗疔四圍留頭出毒〇大蜘蛛放疔上自咂其毒連易三五箇其毒自敗

諸瘡

大風瘡 脉風成癩榮衛熱腐遍身癩疹初起白屑紫雲或皮落鼻昇壞色敗毛落眉脫俗謂龍病防風通聖散 [illegible]

白花蛇酒 寶鑑 治大風癩瘡白花蛇一條先蒸糯米二斗缸底先安酒麴次將蛇以絹袋盛之頓於麴上後以糯飯頓於蛇上以紙封缸口候三七日開取酒將蛇去皮骨焙乾末每溫酒一盞調

蛇末一匙服之仍以酒脚並糟做餅食之〇服烏蛇釀酒法亦同

瘰癧

頸前項側核如銀杏梅李也生胷脇腋下堅硬如石形如馬刀蛤曰馬刀瘡也盖因味厚氣鬱與風熱毒蘊積而成肝膽主筋病則筋累累如貫珠寒熱焮痛孔竅相穿流汁氣血虛而痰熱相乘非斷慾絕慮淡食不治婦人多有之

梔子清肝湯 寶鑑 治肝膽火盛耳後頸項胷乳等處結核腫痛寒熱柴胡二錢梔子酒炒牧丹皮各一錢三分赤茯苓川芎赤芍藥當歸牛蒡子各一錢青皮甘草炙各五分

海藻散堅丸 寶鑑 治瘰癧馬刀堅硬形瘦潮熱及癭氣神麯四錢海藻昆布草龍膽蛤粉通草貝母白礬枯眞松蘿各三錢半夏二錢右末蜜丸如菉豆葱白湯下三十丸或取末二錢溫酒調服

益氣養榮湯 寶鑑 治懷抱抑鬱瘰癧流注日晡發熱或潰而不斂黃芪一錢五分人參白朮

各一錢當歸酒洗川芎白芍藥酒炒生地黃陳皮香附子貝母各七分柴胡桔梗地骨皮甘草炙各五分煎服日二次

夏枯草散

寶鑑治瘰癧散結氣有補養厥陰血脉之功夏枯草末六錢甘草末一錢和勻每二錢茶清調下○又取一兩水煎服虛者多服兼服十全大補湯虛勞加香附子遠志貝母治瘰癧馬刀退寒熱之聖藥

柴胡通經湯

寶鑑治少陽經分項側有堅核不潰名馬刀瘡桔梗二錢柴胡連翹當歸尾黃芩黃連並酒炒鼠粘子三稜甘草生各一錢紅花一分

外治法

寶鑑瘰癧日久成膿若腫高消軟面色痿黃皮膚壯熱上蒸膿已成鍼決核中追毒藥紝紝之用膏貼之夏枯草熬膏貼之○隔蒜灸鼉尤妙

蟾酥膏

寶鑑蟾酥如大豆許白丁香十五枚巴豆肉五粒寒水石寒食麪各少許右各研合和再

研蜜丸如菉豆每一丸或二丸三丸入鍼竅中如膿未盡再納數丸以膿盡爲度

瘰癧膏〔回春〕眞香油四兩象皮三錢熬熟去滓入官粉一兩五錢黃蠟三錢離火燒溫入孩兒茶一兩乳香沒藥各三錢龍骨一錢五分血竭一錢攪勻以磁器收貯任意貼之

奇效膏〔回春〕貼瘰癧未破內消已破則合眞香油一斤二兩大黃六兩入油煤焠濾去滓慢火下淨黃丹半斤慢火再熬滴水成珠下古石灰炒過五錢乳香沒藥各四錢黃蠟二兩成膏用油單紙攤貼

琥珀膏〔醫林〕治瘰癧及腋下初如梅子漸若連珠不潰或穿穴流膿不絕經久成漏琥珀一兩別研丁香木香各七錢五分木通桂心當歸白芷防風松脂朱砂木鱉子去殼各五錢麻油二斤右用琥珀丁香桂心朱砂木香爲末其餘並剉以油浸一宿於鐺中慢火煎候白芷焦黃漉出次下松脂末濾去滓再澄安鐺中慢熬下黃丹一斤以柳木篦不住手攪令黑色入水中成珠不散看硬軟得

所入琥珀等末攪勻磁器盛紙上勻攤貼之

綠雲膏

〔寶鑑〕治瘰癧黃連大黃黃芩玄參黃栢木鼈子去殼各一錢細切用香油一兩同煎焦色去滓入松脂五兩再熬成膏濾入水中扯拔如金色再熬放溫入猪胆汁三箇銅綠三錢醋浸一宿去滓攪勻攤貼如瘡口不乾加乳香沒藥輕粉丸妙○又法夏枯草地榆各一兩甘草三錢蜜丸如菉豆米飲下

糝貼藥

〔寶鑑〕白膠香海螵蛸降眞香等分末糝患處外以水紙掩之一夕而退○未破者蜜蜂二十一箇蛇蛻七分五里蜈蚣二條端午前收者右用香油四兩熬成入光粉二兩以桑枝七條急攪候冷出火氣七日收貯攤紙上貼患處

洗傳方

〔寶鑑〕治瘰癧白芷荊芥煎湯溫洗拭乾貼膏藥膿汁出盡後半夏南星血竭各一錢輕粉少許末唾調傳之

一方 寶鑑治瘰癧烏鷄卵一枚穿項納斑猫一箇紙封其竅蒸熟去猫日一服煎五積散寒門下四五枚卽效

治瘰癧方 新增大蜘蛛四五箇浸香油三四合過六七日後和人中白末塗紙撚納瘡孔

生肌膏 新增治瘰癧及諸瘡油髮松脂黃蠟黃獱油枯礬乳香沒藥血竭香油右先以香油煎髮熔化後去滓和諸藥末磁器收貯塗舊藍貼瘡

毒腐散 新增治連珠瘰癧砒礵蟾酥各一錢巴豆去油白丁香輕粉各五分麝香大蜘蛛蛇含草石雄黃各四分糯米三錢青黛水浸右黃蠟松脂香油調付

一方 新增治同上巴豆去油大黃人中白各一錢石雄黃乳香沒藥砒礵輕粉各五分白丁香三分

大蜘蛛一箇為末糯米糊和付○一方連珠久不合以人吐蛔蟲乾為末糝之

癭瘤 氣血凝滯結為五癭六瘤決不可破破則殺人有脂瘤決去脂則愈癭因憂恚傷心肺多頸項肩瘤

因勞慾邪氣乘經虛隨處有之初起十六味流氣飲(癰疽)

痏瘻 多項腋及陰僻肛門間失治生寒熱凡癰疽有宿膿朽骨停蓄為漏治法急宜溫散風冷收水次之生肌又次之○隔蒜灸法(癰疽)佳

蜂房散 (寶鑑) 治久年漏瘡露蜂房炙黃七錢五分穿山甲焦龍骨各二錢五分麝香少許右末臘猪脂調付

雄黃膏 (寶鑑) 治積年冷瘻黃水不止頭髮灰黃蠟各五錢雄黃硫黃研細各二錢五分和句用香油二兩熬成膏貼之

六精膏 (醫林) 治漏瘡久不愈濃汁淋漓成血不合殺蟲妙眞油二兩童子亂髮明松脂各一錢五分蛇脫皮四寸黃蠟四錢白清三錢右先將清油亂髮蛇皮用磁器盛熬亂髮色黃為度次下三物以柳枝不住手攪疑如清蜜磁器貯紙撚塗塞

熏洗方〔寶鑑〕艾葉五倍子白膠香苦練根等分剉於桶內燒坐其上熏之○白芷露蜂房或大腹皮苦參煎湯熏洗拭乾取東向石榴根皮末乾糝殺淫虫○凡漏瘡多穢惡常洗淨忌洗生水

取朽骨方〔寶鑑〕久疽及痔漏中有朽骨空取去之烏骨鷄脛骨砒礵實之鹽泥固濟火煆通紅取出去泥研為末飯丸如粟米以紙撚入竅內外用膏藥封之其骨自出

取漏蟲法〔寶鑑〕取活鱔魚數條令盤屈以竹簽串定香油塗上下覆瘡上以布巾繫定良久痒痛不可忍取鱔入水中有蟲如線出焉未盡再覆蟲盡後以艾湯入白礬洗淨黃連檳榔末糝付治臁瘡

治心漏方〔寶鑑〕胷前有孔常出血水人多不知鹿茸酥炙附子炮鹽花等末棗肉丸如梧子空心酒下三十丸

疥癬乾疥皮枯屑起濕疥焮腫痛流汁易於傳染○乾癬搔生白屑濕癬狀如蟲行搔之汁出○蓋血分

熱燥致風毒皰皮浮淺爲疥瘡洗爲癬疥多挾熱癬多挾濕○凡疥痛加寒水石痒加貫衆微痒加蛇床子有蟲加雄黃喜熱加硫黃○久不愈防風通聖散風門○何首烏陳艾等分煎洗○冬瓜藤煎洗○溫泉浴之妙○濕癬牛糞燒存性眞油調塗

一上散寶鑑治疥癬痛痒蛇床子炒黑狗脊卿貫白膠香寒水石各一兩枯白礬黃連各五錢雄黃三錢五分硫黃吳茱萸各三錢斑猫十四箇去翅足右末臘猪脂或香油調先以蒼耳煎湯洗去痂後掌中擦藥令熱鼻中嗅二三次却擦瘡上一擦卽愈

一掃光回春治疥瘡枯礬一兩硫黃七錢五倍子花椒各五錢砒礵二分香油煎鷄子令熟去鷄子只油調藥末付之

秦礬散新增治疥瘡秦艽藍漆各一錢五分羌活黃丹各一錢胆礬水銀各五分右末香油調塗

解毒散新增治濕癬黃丹三錢枯礬石雄黃乳香沒藥白芷王不留行人中白輕粉各一錢胆礬

辰砂各五分右末糁

癩頭瘡 頭上生瘡如癩塩湯溫洗服防風通聖散(風門)

酒歸飲 寶鑑治頭瘡酒當歸白术各一錢五分酒芩酒芍藥川芎陳皮各一錢酒天麻蒼术蒼耳各七分五里酒黃柏酒甘草各四分防風三分水煎日三服服後穩睡片時

陰蝕瘡 濕陰瘡腎虛風濕乘之成瘡汁出○妬精瘡壯年久曠慾動敗精流莖生瘡○陰蝕瘡又名下疳瘡熱結下焦經絡澀滯或婦人有宿精或月水時交合房勞後不洗莖睾腫痛尿如淋久蝕潰膿屬肝經龍膽瀉肝湯(前陰)八正散(小便)潰後八物湯(虛勞)加柴胡梔子知母

消疳敗毒散 寶鑑專治下疳瘡柴胡一錢五分黃柏赤芍藥赤茯苓木通草龍膽各九分黃連麴荊芥黃連蒼术知母各七分防風獨活各六分甘草三分燈心一團

洗疳湯 寶鑑治下疳瘡川練子黃連尾松川椒葱根艾葉等分煎水以青布蘸洗立效○黃柏以

磁鋒刮取末，蛤粉，右等末糁上。名栢蛤散，治下疳濕瘡。

七寶檳榔散 (醫林)治玉莖上生瘡，漸至蝕透。檳榔、石雄黄、輕粉、黄栢、密陀僧、黄連、朴硝，右細末和匀，先以葱白漿水洗淨，軟帛拭乾，如瘡濕乾糁，瘡乾少油調傅。

麝香輕粉散 (醫林)治疳蝕瘡。乳香、白礬各一兩，輕粉五錢，麝香五分，右末，每用一錢乾塗之。○一方輕粉、麝香各五分，又有没藥一兩。

銅綠散 (寶鑑)治男女陰濕瘡𧏾蝕瘡。五倍子五錢，白礬一錢，乳香、銅綠各五分，輕粉二分五里，右末，洗後糁之。

臁瘡 生於兩脚腫爛臭穢，三陰虛也。八物湯(加減)，先取𧏾後貼膏。○生臁骨上，肉少皮薄，故為重。○風熱濕毒，鹽湯或葱白湯洗之，次付黄蠟膏或連翹敗毒散(加減)。

馬齒膏 (寶鑑)治臁瘡。馬齒莧煎取汁一釜，入黄蠟五兩，再熬成膏塗之。

黃蠟膏 (寶鑑) 治內外臁瘡 香油一兩入油髮如梅大熬消化入白膠香三錢黃蠟一兩熔化入龍骨赤石脂血竭末各三錢攪勻候冷盛磁器每用捏作薄片貼瘡上緝帛縛定三日後翻過貼之

洗藥 (寶鑑) 治臁瘡以海桐皮石榴皮煎湯洗後牛蒡子五錢末燒熏之無海桐代地骨皮○又槐枝葱白川椒湯淋洗乃貼膏藥○蠡魚腸以五味火上炙貼蟲出卽去之

凍瘡 冬月凍傷成瘡流水○耳爛貝母末乾糝○足爛黃丹猪脂調付○足跟瘡潰川椒湯洗刮去腐肉針刺出血馬勃調牛髓付之○五倍子煎洗○兎雀腦生付○生附子末麪水調付凡凍瘡皮爛不可忍大黃末井水調付立效

臘享膏 (寶鑑) 治凍瘡 松脂黃蠟各三兩七錢五分猪脂猯油各二兩五錢香油二合半海松子油一合右各煉去滓和合成膏先以藥水洗後塗之

湯火瘡 湯燒傷卽急向火炙強忍一時不痛忌冷物冷水熱毒不出側栢葉搗付○生胡麻搗付○柴

灰白蜜調付○火燒瘡好酒洗之付塩○熱酒傷糯米粉炒黑酒調付○皮脫者阿膠酒熬付之○湯火熱油傷白蜜塗竹膜付之○醋泥或醬汁付之無痕○水中青苔付之○黃栢煎洗又末油調付○黑大豆煎服○西瓜灰香油調付○水溝泥付之○新增經驗冬栢油塗之神效○陶器細末香油調付○針刺瘡邊紅暈

漆瘡

生蟹黃付之○石蟹汁塗之○芒硝湯冷洗○井中苔擣付○生薑汁付之○鷄子黃付之○韭葉研付○紫蘇葉擣擦○人乳塗之○柳枝葉煎洗○芥子喫之

月蝕瘡

小兒多有生耳後隨月盛衰胡粉炒黃枯礬黃丹黃連輕粉各二錢乾臙脂一錢麝香少許爲末香油調塗○黃連枯白礬末付之

內痔瘡

生口上腭初如蓮花根小而垂大以刀決其根鐵烙止血雄黃輕粉粉霜白芷白斂等末付之

諸般惡瘡

諸般遍身瘡及惡瘡出膿血痛痒升麻葛根湯合人參敗毒散寒証加天麻蟬殼生地黃麥

門冬

祛毒湯（回春）治一切無名腫毒初起大黃三錢半生半炒貝母穿山甲土炒成珠殭蚕各二錢水煎用好酒一盞攪勻空心服渣淬再煎服以利爲度

三白散（回春）治一切腫毒諸瘡疼痛白芨白斂各一兩白礬五錢右末入水碗中卽沈底外用桑皮紙拖水搭於患處熱則再易直待腫處冰冷將藥敷上立消

追毒膏（回春）治諸般惡瘡及無名腫毒芙蓉葉白芨各四兩孩兒茶二錢青木香沒藥各一錢唐木香乳香各五分血竭一分右末和勻臨用看瘡大小以生蜜調塗患處以綿紙付之不過三五次卽消

磨風膏（醫林）治頭面五發瘡腫疥癬湯火破傷磨風止痛滅瘢痕大瓜蔞二兩瓜蔞根一兩白附子白芍藥白茯苓零陵香白芨白斂白芷白檀升麻細辛藿香黃芪甘草杏仁去皮尖各五錢腦子

二錢五分黃蠟六兩芝麻油一斤右先藥十四味剉油內浸百日於臘日熳火木炭上銀石器內煎至白芷微焦黃離火入瓜蔞二味着內煑百沸重綿濾去滓再慢火上煉油香下黃蠟熔開爲度傾在磁器內收上糝腦子窨封旋用塗之

乳香蠟油膏〔醫林〕治瘑瘡久不差杏仁去皮乳香各三錢硫黃輕粉各一錢五分黃蠟五錢麻油一合右細末先熬油沸入蠟熔盡次入諸藥煎攪成膏冷地出火毒磁器收用

大黃膏〔寶鑑〕治腫初結大黃當歸黃栢等分右末地黃汁和塗之

紫草膏〔寶鑑〕治熱毒瘡紫草茸黃連黃栢漏蘆各五錢赤小豆末菉豆粉各一合右末猪脂或清油調日三付之

一掃光〔寶鑑〕治小兒頭瘡及多虱子瘙痒成瘡膿水不止牙皂川椒各二錢研細細茶水銀各一錢右末油調擦上

黃蠟膏〔寶鑑〕治諸瘡能生肌香油黃蠟松脂各等分右熔化待凝貼之加油髮灰尤妙

洗藥方〔寶鑑〕治諸般惡瘡黃柏茵蔯荆芥葱白藿香煎水淋洗妙○洗諸般惡瘡毒艾葉細茶葱白柳枝桃枝川椒濃煎湯入塩頻洗

殺蟲方〔寶鑑〕治惡瘡有蟲龍骨虎骨白礬露蜂房各二錢五分硇砂雄黃土蜂房各二錢膽礬輕粉乳香各一錢麝香五分片腦一字右末藥水洗後付之神效○諸瘡殺蟲檳榔五錢黃連二錢五分穿山甲五片燒灰麝香一字右末茶清調塗○諸惡瘡有蟲須用斑猫藜蘆

生肌散〔寶鑑〕治一切瘡斂口大效寒水石煆滑石各一兩烏賊骨龍骨各五錢密陀僧枯白礬乾臙脂定粉各二錢五分右末乾糁瘡中妙

天疱瘡方〔新增〕紫金丹辯五錠水銀五錢朱砂雄黃各一錢龍腦三分右末棗肉丸如菉豆每十一丸空心熟水呑下五日

一方〔新增〕治新舊天疱瘡 槐花三錢 輕粉二錢 朱砂 川芎 當歸 炒白芷各一錢 血竭 乳香 没藥 皂角刺 孩兒茶 石雄黃各五分 丁香四分 牛黃二分 龍腦一分 麝香少許 觀其病輕重加減 右末棗肉米粉打糊丸如菉豆 土茯苓煎湯下

一方〔新增〕治年久漏瘡及天疱瘡 白蠟一錢五分 作薄片入水銀碎作粉一錢 無名石 銅綠 石雄黃各等分 百草霜倍入 捲藥末作紙撚三四箇 真油燈引火 口含冷水 熏鼻孔

青雲生肌膏〔新增〕去惡瘡 水銀 桂皮燒存性各一錢 朱砂三分 黃蠟 松香各一兩 真油一合半 右同煎成膏

黃雲出毒膏〔新增〕治同上 蟾酥 砒礵 龍腦 黃丹 輕粉 巴豆各等分 乳香倍入 右末 真油調用

神聖散〔新增〕治諸般惡瘡及無名腫毒及天疱等瘡 枯白礬 石硫黃各一錢五分 黃丹一錢三分 朱砂一錢 胡桐淚三分 輕粉 唐麝香各一分五里 右末 白芨糊作錠 納于瘡孔 能生肌合瘡

灸瘡方【新增】灸瘡不合人糞燒存性真油調塗

齒距瘡方【新增】一婦人口內齦交穴生贅肉長寸餘妨礙飲食房勞則痛不可堪百藥無效烙亦復出得燕京醫方神驗其方莞花煎湯浸線一宿取線繫其贅根勿緊待二三日則贅色青黑更緊扎之自落試於他贅亦神效

煮線方【新增】治瘿瘤及痔根細者莞花五錢勿犯鐵壁錢二錢同細白線三錢并入小磁罐內水一碗慢火煮至湯乾取線陰乾雙扣活繫使易解扎於病根蒂兩頭留線日日漸緊扎以病處紫黑冰冷為度輕者七日重者十五日自然枯落後用珍珠輕粉韶粉水片為散收瘡口為妙一人股間有肉刺用此線扎之自落

諸瘡中風水發腫痛 鯉魚目及諸魚目燒灰研付汁出即愈○川椒一升和麪作餅灰火煨熟封瘡上冷則易付出水瘥○桑灰水漬之○葱白連鬚煎洗或煨研付之又韭白搗爛熱付以

帛扎定冷則易付出水瘥

諸傷

金瘡止血生肌合瘡藥

白膠香老松皮白芷血竭爲末付之或血竭末付之又黃丹白礬末付之又黃丹滑石末付之

救急方

寶鑑金瘡及諸傷重痛悶欲死取牛一隻割腹納其人可甦○又熱尿多灌卽甦童尿尤好

箭鏃金刃中脉不出

鏃及鍼入肉象牙屑和水塗上鼠腦塗之螻蛄汁頻塗磁石着上

攧撲墮落壓倒傷

如氣絶急擘開口灌熱小便以袖掩口鼻候開眼蘓合香元嚥五丸熱湯或童便下

杖瘡

卽服童便好酒各一鍾合而温服免血攻心實者鷄鳴散下之虛者當歸鬚散○外治擣葱熱付○

片豆腐蓋水煮熱付豆腐色紫換之至色淡爲度鳳仙花連根葉擣付○蘿蔔擣付

馬驢騾咬踢傷 獨顆栗或栗嚼付又燒灰貼付○艾灸傷處○雞冠熱血塗或浸之○取其尿洗瘡以糞塗之又飲糞汁

犬傷 人尿洗淨胡桃殼半邊填滿人屎掩瘡上著艾灸之殼焦屎乾易之連日至三五百壯○杏仁嚼付○狂犬傷蚯蚓糞封之○虎牙及頭頸骨末酒調服○狂犬咬人發狂如犬吽蝦蟆膾食之

猫鼠咬傷 猫傷薄荷葉嚼付○虎骨及毛燒末塗之○鼠傷取猫毛燒灰入麝香少許津調付或單麝香塗之

蛇咬傷 雄黃末付之萵苣汁和付○白礬火熔滴瘡○蒼耳葉汁酒和服淬付○人尿洗後人唾及齒垽塗之○人屎付之

蜈蚣咬傷 取蜘蛛置咬處自吸其毒烏雞血及屎塗之○人頭垢塗之○盐湯漬之○蝸牛汁付之

蜘蛛咬傷羊乳飲之○飲酒大醉○雞冠血塗之○韭白搗付蔓菁子研油調付

蚯蚓傷鹽湯飲又洗之○石灰水浸之○雞屎付之

蠼螋傷烏雞翎燒灰雞子清調付○猪脂苦酒和付○鹽湯洗之○犀角磨汁付之

蜂叮傷搗芋莖付之○嚼青蒿付之○雄黃醋磨付之○醬付之○蜂房末猪脂和付

壁鏡傷壁鏡咬毒人必死桑灰淋濃汁調白礬末付之○雄黃末醋和付之

夏月雜色毛蟲傷豉一梡清油半盞同搗厚付經一宿埋地棄之白芷湯洗後烏賊骨末付之○伏龍肝醋和作團搓轉傷處其毛皆出○麝香付之○蒲公英汁付之○馬齒莧搗付

簽刺傷鹿角燒末和水塗之○栗楔生嚼付之○人頭垢付之○羊屎燒灰和猪脂付之○烏雄雞搗付○魚骨在肉中不出嚼吳茱萸封之又海獺皮煮服○鐵棘竹木刺鼠腦厚付

人咬傷成瘡龜板或鱉甲燒灰油調付

鷄鳴散〔寶鑑〕治金刃傷打撲傷血瘀凝積煩悶欲絕大黃酒蒸五錢當歸尾三錢桃仁二七粒研酒煎鷄鳴時服次日下瘀血即愈○治折傷炒花蘂石散治一切瘀血內服外糝效花蘂石四兩硫黃一兩右末入一瓦罐內鹽泥固濟安墫上火煅經宿候冷研細每一大匙童便入酒煎熱調服之

當歸鬚散〔寶鑑〕治打撲損傷致氣凝血結胷腹脇痛當歸尾一錢五分赤芍藥烏藥香附子蘓木各一錢紅花八分桃仁七分桂皮六分甘草五分酒水相半煎服

二生膏〔寶鑑〕治折傷手足生地黃一斤生薑四兩右搗爛入酒糟一斤炒熱布裹罨傷處熨之傷筋損骨神效○傷損臂臼脫出腫痛生地黃搗爛攤油紙上次糝木香末一層又攤生地黃貼患處○治折傷斷筋損骨生地黃搗取汁好酒服日二三次又搗爛蒸熱封傷處一月筋骨連續

化瘀散〔寶鑑〕治杖打重血上攻心煩悶蘓木當歸尾各三錢大黃紅花各二錢右末每三錢溫酒童便調服

軍中一捻金 回春 治金瘡傷破出血並狗咬要端午日石灰不拘多少炒研生韭菜連根同擣作餅陰乾爲末糝上止血生肌千年古石灰尤妙

鬱金膏 回春 治一切腫毒杖瘡鬱金四兩生地黃入猪油一斤內煎枯去渣入黃蠟八兩化開入部腦一兩磁確收貯每用一兩加官粉二錢熔化攪匀攤油單紙上貼之神效

解毒 諸中毒不省多灌香油以羽探吐○苡硝煎甘草湯調服利之○甘豆湯並解百毒神效

蠱毒 門戶屋樑無塵潔淨必蓄蠱家也食其家枚一匙在手後食之○紫金丹解蠱毒

砒礵毒 飯中得易治酒中得難治毒在膈上瓜蒂末吐之在腹紫金丹下之臘猪膋水和服○生菉豆汁服之○人糞汁灌之○猪狗羊鷄鴨血飲之○藍根汁和水調砂糖服之○稻稈灰和水作淋飲之

菌毒 夜有光者煮不熟者煮訖照人無影者皆有毒蓋夏秋有毒冬春無毒地漿飲之人屎汁飲之人頭

垢和水服吐之○吐瀉不止雀舌末井水調服○荷葉汁及末和水服○蘸頭煮汁飲之○多飲香油○楓菌食之笑不止而死地漿人屎爲妙○六畜及鵝鴨熱血飲之

河豚毒 卵尤毒必死蘆葦根汁或人屎汁或香油多灌吐出○白礬末白湯下○白扁豆末积水服羊蹄葉擣汁飲之

川椒毒 戟喉氣欲絕喫大棗三枚○閉口椒尤毒下白沫身冷痹飲井水一二升桂皮煎飲地漿黑豆汁人屎多飲

巴豆毒 大吐瀉煩渴發熱黃連黃栢煎服○黑豆煮汁飲之寒水石磨水服菖蒲或葛根擣汁飲之○冷水浸手足藍根砂糖擣爛和水服○忌食熱物

附子天雄川烏草烏毒 中附子天雄川烏毒心煩悶頭岑岑然遍身皆黑必死萊豆黑豆汁冷服甘豆湯煎服○棗肉飴糖食之多飲井水令吐瀉○中草烏毒麻痹暈悶甘豆湯飲之又

生薑汁飮之○童便飮之○黃連煎服

躑躅半夏芫花甘遂毒

躑躅毒梔子煎飮○半夏毒生薑汁乾薑汁飮之○芫花毒桂皮煎服又甘草防風煎飮○甘遂毒黑豆汁飮之

海菜毒

多食傷人腹痛發氣吐白沫飮熱醋卽安○凡海菜傷皆同此法

馬毒

開剎死牛馬中毒遍身生紫疱俱潰服紫金丹○凡瘡馬汗馬毛馬氣皆害○馬汁入瘡毒氣攻心燒粟稈灰淋汁蘸瘡白沫出卽瘥○生馬血入人肉中害人○馬汗毒引入如紅綫以鍼刺瘡口出血烏梅和核研爛和醋付之○馬汗及毛入瘡冷水浸瘡飮好酒○驢涎馬汗成瘡烏頭末付之○馬毒月經塗之

諸獸肉毒

六畜肉毒犀角磨汁一碗飮之○食馬獸六畜毒黃栢末二三錢水調服○食自死鳥獸肝毒人頭垢一錢熱湯和服○食猪肉毒生韭汁飮之燒猪骨末和水服又犬屎燒灰酒和服○凡

肉盛密器蓋之隔宿名鬱肉又茅屋漏水沾濕脯名漏脯皆有毒多飲人乳又燒犬屎或燒人屎和酒服○食牛馬肉及肝中毒先剉頭髮令寸長拌好土作漿泥二升合和飲之須臾髮皆貫所食物出○中馬肉毒杏仁三兩香豉二兩和蒸一炊久熟杵服又多飲清酒即解○食狗肉不消心下痞脹口乾發熱妄語煮蘆根汁飲之又杏仁一升去皮研水三升煎去滓分三服下血片爲效○中牛羊肉毒煑甘草汁服一二升○中生肉毒地漿飲之

諸禽肉毒

食鵝鴨肉毒糯米泔或溫酒飲之秫米水研汁飲之○中雉肉毒吐下犀角末和水服又水磨服○食中毒箭死鳥獸肉及野鳥肉中毒狸骨燒灰和水服又黑豆汁藍葉汁飲之

魚蟹毒

食魚中毒煮魚腦飲之冬苽汁飲之海獺皮煑汁飲之鮫魚皮燒灰和水服○蟹毒藕汁冬苽汁煑蒜汁飲之紫蘇煎飲○鱸魚鯸鮧毒蘆根煎服○鱔毒食蟹○食鱠不消飲薑汁服瓜蒂末探吐久成癥瘕取水中石子數十燒赤投五升水中七次熟飲○魚肉不消成積狗屎燒存性末和酒

服日三○服天門冬後食鯉魚中毒浮萍草服而解之

苽果毒 過食苽果腹脹氣悉桂心末五錢麝香少許飯丸如菉豆水下○百菓毒多飲香油吐之又地漿藍汁甘草汁飲之○苽毒石首魚煑汁服之桃毒桃梟燒末和水服

燒酒毒 過飲面青口噤不省甚則腐腸穿脇初覺脫衣推身轉之無數吐之即甦又以溫湯淋洗一身常令溫煖若灌冷水即死○生苽及蔓取汁開口灌之不住又碎氷納口中及肛門又葛根汁灌口則愈

豆腐毒 過食腹脹氣塞井水多飲若飲酒即死毒甚生瘡噫氣遺精白濁蘿葍煎飲杏仁水研飲之米泔水飲之

麵毒 熱麵毒蘿葍汁飲之無則取子水研飲之又地骨皮煑汁飲之又赤小豆末和水服

誤吞水蛭鼠涎 面春誤吞水蛭宜食蜜又田泥丸如櫻桃每一丸白水下蛭抱泥同下○一男

子誤吞鼠涎，低頭向暗處藏身，不言問亦不答，飲食俱背人竊食，以爲中邪，用三牲祭之，問其物經宿，其妻食之病亦如之，皆中鼠涎毒也。以吳茱萸塞猫口，取猫涎，將吳萸令夫妻服之，即愈。

烟熏毒 煙熏人迷悶不省，生蘿蔔汁飲之。○炭熏頭痛，蘿蔔汁飲之，子水研飲亦可。

石藥毒 中石藥毒，人參煎服，又鴈防服之，又白鴨屎末和水服。

艾毒 艾葉久服，毒發熱氣上衝，狂躁不禁，攻眼有瘡，甘豆湯冷服，藍葉汁、菉豆汁飲之。

菜蔬毒 諸菜毒發狂或吐下，葛根煎服，生汁尤佳。○烏雞屎燒末和水服，香油多飲，甘草湯煎服。○菜蔬魚肉毒，苦參三兩，苦酒一升，煎服，吐出即愈。

杏仁毒 誤食雙仁必死，藍葉汁飲之，又藍實水研取汁飲之，又地漿、香油多灌。

誤吞金銀銅鐵鉛鍼錢木屑 回春誤吞金銀銅鐵等物不化，砂仁濃煎服，其物自下。○誤吞銅錢銅物，多食胡桃肉或荸薺，其銅自爛。○誤吞鍼，蠶豆煮熟同韭菜吃下，鍼從大便出。

○誤吞木屑搶喉不下欲死鐵斧磨水灌下○一婦人將燒酒貯錫壺經旬服中鉛毒陳土水入甘草湯服愈

鹽滷毒〔景岳〕凡婦女服盐滷垂危者急取活鴨或雞斬頭將塞口中以熱血灌之可解若飲滷多必數隻方盡收其毒

甘豆湯〔寶鑑〕解百藥百物毒甘草黑豆各五錢水煎取汁溫冷任意服之○或加竹葉或加薺苨尤效

內局 **太乙紫金丹**〔寶鑑〕一名萬病解毒丹治蠱毒草木諸肉毒山嵐瘴氣諸藥金石毒鳥獸百蟲一切毒蚊蛤去蟲土三兩山茨菰去皮焙二兩大戟洗焙一兩五錢續隨子去皮油一兩麝香三錢右末糯米粥和句擣作四十錠每服半錠重者一錠並薄荷湯下○自縊落水鬼迷驚死心頭溫者並冷水磨灌即醒○蛇犬諸惡蟲傷以酒化服又水磨塗傷處○加石雄黃一兩朱砂五錢名玉樞

丹溪治同

救急

危病有十一霍亂二纏喉風三吐下四中砒礵毒五尸厥六中惡客忤七脫陽八鬼魘鬼打九孕婦橫逆產十胎衣不下

脉法

中惡之脉緊細易治浮大難痊脉至如喘名曰暴厥

中惡

中惡客忤凡人暮夜登厠或出郊或遊空冷室忽見鬼物口鼻吸著驀然倒地厥冷握拳口鼻出血或心腹絞痛脹滿氣衝與尸厥同但腹不鳴心腹煖切勿移屍即令衆人圍繞打鼓燒火或燒麝香安息香候醒方移先用銅器或尾器盛熱湯用厚衣襯腹上熨之冷則易蘇合香元嚥薑湯或溫酒或童便下三丸且用備急丸○急取半夏皂角末吹鼻心頭溫可活又麝香一錢研和醋服又生薑汁醇酒各半盞同煎百沸服又韭汁灌口鼻又菖蒲汁灌之又灸臍中百壯

尸厥

即中惡之類凡吊死問疾或入墓登塚卒中邪惡與臟氣相忤忽然逆冷頭面青黑牙關緊急昏倒

如尸但氣不絕脉無倫或乍大乍小或微細不見心胷煖是也竹管吹兩耳卽甦急取蘓合香元鹹溫酒或薑湯調下又還魂湯煎灌又菖蒲汁灌之又附子炮一枚末酒煎分二服或薑汁半盞酒一盞煎百沸灌之

還魂湯 [寳鑑]一名追魂湯主中惡尸厥暴死客忤鬼擊飛尸奄忽口噤氣絕麻黃三錢杏仁二十五粒桂心甘草各一錢煎服口噤者斡開口灌之藥下立甦○凡尸厥鬱冒卒死卒中之類皆當發表

鬼魘 鬼魘鬼打之症人到客舍館驛及久無人居冷房睡中爲鬼所魘吃吃作聲而不醒令人叫喚不急救卽死痛咬其足跟及大拇指甲邊並多唾其面卽活仍用筆管吹兩耳又取半夏或皂角末吹鼻若元有燈不可吹滅如無燈切不可用燈照○夢中被刺或被打諸般不祥忽然吐衄下血甚者九竅出血升麻獨活續斷地黃各五錢桂皮一錢爲末每二錢白湯調下

雄朱散（寶鑑）治鬼魘牛黃雄黃各一錢朱砂五分右末每挑一錢於床下燒之次挑一錢以酒調灌之

鬱冒卒死 鬱冒者亦名血厥婦人多有平居無疾忽如死人身不動不知人目閉口啞或但如眩冒移時方寤此由汗多血少氣并于血陽上氣壅熱蘆瓜蒂雄黃白礬等末少許吹鼻〇卒死者乘年之衰逢月之空失時之和因賊風所傷是爲三虛暴病卒死或火氣入臟則卒死〇凡卒死者口張目開手散遺尿爲虛宜補氣目閉口噤手拳爲實宜發表〇赤色出兩顴病雖愈卒死黑色出額雖不病卒死〇暴亡者心腹溫鼻微溫目中神彩不轉口中無涎舌與陰外不縮可活雄雞冠血頻塗其面或滴鼻中又牛黃清心元䌷蘇合香元臘薑汁或溫酒童便調灌又半夏或皂角末吹鼻又牛黃或麝香一錢溫酒調灌〇驚怖卒死溫酒灌之甚佳

白薇湯（寶鑑）治鬱冒白薇當歸各一兩人參五錢甘草二錢五分右麤末每五錢煎服

内局**備急丸**〔寶鑑〕主諸卒死暴疾百病及中惡客忤鬼打面青口噤氣絕大黃乾薑巴豆霜各一兩爲末蜜丸如小豆三丸熱酒下口噤以酒化下卽活或溫水下亦得

脫陽凡大吐瀉後元氣不接四肢逆冷面黑氣喘冷汗出外腎縮不省人事須臾不救與傷寒陰陽易同症桂枝二兩好酒煎服又連鬚葱白三七莖酒煎服又生薑一兩研酒煎服又葱鹽爛擣炒熱熨臍下氣海

大固陽湯〔寶鑑〕治脫陽不省大附子一枚炮切作八片白朮乾薑炮各五錢木香二錢五分水煎去滓放冷灌服須臾又進一服神效

救凍死四肢强直口噤只有微氣者用炒灰囊盛熨心上冷則易口開氣出後溫粥或溫酒薑湯灌之若不先溫其心便將火灸則冷氣與爭必死矣又用氊或蒿薦裹之以索繫定放平穩處兩人對面輕輕袞轉四肢溫和卽活也

救餓死 若累日不得食飢困將死者頓喫飯及肉死先以稀粥清稍稍嚥下令咽腸潤過一日頻與稀粥過數日乃與軟飯

絞腸沙 見霍亂

入井塚卒死 凡入枯井古塚先以鷄鴨毛投之直下則無毒若徘徊不下則有毒當以酒灑其中久乃入○夏月淘井多致殺人古塚及浚井中皆有伏氣若入則令人冒悶奄忽而死卽取井水噀面又調雄黃末一二錢服之轉筋入腹痛欲死者使四人捉住手足灸臍左二寸十四壯又生薑一兩酒五盞濃煎頻服又醋煮衣絮裹轉筋處又濃煎鹽湯浸手足洗胷脇卽甦

蛇入七竅 蛇入耳鼻口中挽不出急以刀傷蛇尾納川椒或胡椒二三粒裹着卽出又以艾灸蛇尾卽出後用雄黃末調人參湯服制蛇毒○人卒爲蛇繞不解以熱湯淋之無湯令人尿之卽解

雜方

內局

芙蓉香

〔寶鑑〕沈束白檀香各二兩零陵香甘松香茅香各一兩丁香三乃子八角香各七錢小腦五錢白芨四兩或五兩右末水和撚作条陰乾燒之〇〔內局〕芙蓉香每一封入白檀香沈束各一兩六錢丁香五錢八角香三乃子各四錢二分五里小腦蕈草各二錢三分五里零陵香甘松香各一兩二分白芨八錢作炷用

內局

衣香

〔寶鑑〕茅香蜜炒一兩白芷五錢沈束白檀香零陵香甘松香八角香丁香三乃子各二錢並麗末入小腦二錢作一貼加龍腦尤好置衣箱中〇〔內局〕衣香每一封入白檀香沈束丁香各九兩零陵香甘松香三乃子八角香小腦蕈草各七兩六錢龍腦一錢作封用

內局

六香膏

〔寶鑑〕治冬寒凍傷皸瘃白檀香沈束丁香零陵香甘松香八角香各一兩為末入三升蜜中浸之封口經七日或十日取出微温下篩去滓入三乃子五錢小腦三錢冬瓜仁七兩或十兩攪句再下篩貯器中用〇其滓作團火燒甚佳此謂江梅香〇〔內局〕白清一斗以柳木篦不住手攪入

冬瓜仁末八兩六錢三乃子末二兩
小腦末一兩龍腦末一錢和勻用

內局 **神仙太乙膏**〔寶鑑〕玄參白芷當歸官桂赤芍藥大黃
生地黃各一兩浸麻油二斤春五夏三
秋七冬十日慢火煎令白芷焦黃色去滓下
黃丹一斤極攪勻滴水成珠使凝作片聽用

內局 **萬病無憂膏**〔回春〕治風寒濕氣所傷跌撲傷損皆貼
效及治一切無名腫毒便貼卽消已成
能止痛長肉生肌 川烏草烏大黃各六錢當歸赤
芍藥白芷連翹白蘞白芨木鱉子烏藥官桂各八
分桃柳桑槐棗枝各四錢加苦參皂角各五錢右
剉用真香油二斤浸藥一宿用火熬至藥焦色以
生絹濾去滓不用將油再熬一滾入飛過黃丹十
二兩炒過陸續下用槐柳棍攪不住手滴水成珠爲
度離火次入乳香沒藥末各四錢攪勻收
貯退火毒聽用一方加蘇合香二錢尤妙

內局 **神異膏**〔寶鑑〕露蜂房杏仁各一兩黃芪七錢五分蛇
退鹽水洗淨玄參各五錢亂髮鷄子大香油
十兩黃丹五兩右先將油及髮銚中熬髮烊盡
入杏仁候杏仁黑色綿濾去滓乃入黃芪玄參熬

一二時稍停入蜂房蛇退攪熬至紫黑色又濾去滓慢火熬下黃丹急攪千餘轉滴水不散膏即成磁器收貯治諸般癰癤毒

内局 雲母膏 寶鑑

雲母焰硝甘草各四兩槐枝柳枝陳皮桑白皮側栢葉水銀各二兩川椒白芷没藥赤芍藥官桂當歸鹽花黃芪血竭菖蒲白芨芎藭木香白蘞防風厚朴麝香桔梗柴胡松脂人參黃芩蒼术草龍膽合歡乳香附子茯苓高良薑各五錢黃丹十四兩清油二斤八兩右除雲母焰硝血竭没藥乳香麝香黃丹鹽花餘藥以剉浸油中七日後文火煎候白芷附子焦黃色以布絞去滓再熬後下黃丹等八味末以柳木篦不住手攪直至膏凝滴水成珠爲度傾在磁器内彈水銀在上每用刮去水銀凡癰疽瘡腫外貼内服神效

内局 蛇油丸

内局治瘰癧及飲酒熱痰或痰腫或熱痰成積或癱瘓或小兒蛔蟲等症藥蛇去頭尾如法取油菉豆水浸去皮晒乾作末右蛇油二升菉豆粉一斗和匀入酒少許作丸如菉豆薑湯或温

酒吞下此藥性凉虛冷者不可服

內局 造煎藥法

〔寶鑑〕白薑五兩桂心二兩丁香胡椒各一兩五錢爲末大棗蒸去核取肉爲膏二鉢三一鉢爲阿膠煉蜜各三鉢右先熔膠次入棗蜜消化乃入四味藥末攪勻煎微溫下篩貯器待凝取用甚佳○內局以白清一斗阿膠一斗二升先煎熔化和丿後入桂皮末六兩官桂末六錢乾薑末一兩四錢胡椒末五錢丁香末三錢大棗肉八合攪勻再煎數沸磁器收貯候凝用之

內局 造神麯法

〔寶鑑〕六月六日謂諸神集會之辰故名爲神麯或此日修合三伏內上寅日踏麯亦可○帶麩白麵(卽眞白)二十五斤○蒼耳(卽陳勿)自然汁一升○野蓼(卽蛇騰)自然汁一升三合○青蒿(卽韓龍)自然汁一升○杏仁(卽玄武)去皮尖雙仁擣如泥一升三合○赤小豆(卽[illegible]朱)煮熟擣如泥一升右共修合踏麯

法製半夏

〔寶鑑〕大半夏一斤石灰一斤滾水七碗入盆內攪掠澄清去滓將半夏浸之手攪日

晒夜露七日撈出井華水洗淨三四次泡三日每日換水三次撈起控乾用白礬八兩皮硝一斤滚水七八碗入盆内攪掠浸半夏七日日晒夜露取出水洗三四次泡三日每日換水三次取出控乾入甘草薄荷各四兩丁香枳實木香白薑陳皮青皮枳殼五味子縮砂各五錢白豆蔻官桂各三錢洸香一錢右切片滚水十五碗將半夏同藥共入盆内泡二七日日晒夜露攪之日足取出藥與半夏用白布包住放在熱炕用器皿覆住三炷香時藥與半夏分胎半夏乾收用有痰火者及有痰疾中風不語者神效

解鬱氣〔寶鑑〕凡久閉空房不宜輒入先以香物及蒼术皂莢焚之使欝氣消散後可入不然感之成疾

辟蚊蠅〔寶鑑〕五月取浮萍陰乾燒烟○百部根殺蠅蠓○藍漆末和飯蠅食盡死○鰻鱺魚乾燒室中蚊盡死○五月五日蝙蝠晒乾和桂皮乳香末燒去蚊○木鱉子川芎石雄黃末燒之能去蚊

辟蚤虱

[寶鑑]菖蒲殺蚤虱及蟲○百部根煮洗殺虱亦去犬牛虱○青蒿煎洗殺虱○水銀唾研塗殺膚中虱輕粉亦同○濯衣時粉糨內入水銀少許研勻糨衣永不生虱○壁虱蜈蚣萍燒烟熏之卽去

辟蠹

[寶鑑]鰻鱺魚燒熏氈中斷蛀蟲置骨箱中斷白魚兎諸蟲咬衣燒熏諸竹木辟蛀蟲○芸薹辟蠹置書中無蠹患○薺菜花捋去席下辟蟲蠹○楨楂置衣箱中殺蟲魚○烏賊魚骨投井中蟲盡死

濟衆新編卷之五

濟衆新編卷之六

內局首醫臣康命吉奉 敎撰

婦人

脉法

求嗣之脉專在於尺○右尺偏旺火動好色左尺偏旺陰虛非福○惟沈滑勻易爲生息

求嗣

專責婦人宜先調經參看胞門○婦人無子由血少不能攝精宜養經血亦宜鼓動微陽玉鑰啓榮丸瘦怯者子宮乾澁四物湯(血門)加香附黃芩肥盛軀脂滿溢子宮行濕燥痰導痰湯(痰飮)加芎歸黃連○亦在男子察尺虛實陽虛精冷不射子宮固本健陽丹○命門脉微補陽洪擊滋陰腎脉浮大芤緊補陰帶洪數兼瀉火若腎脉微甚無火陰陽雙補四十後雖火動只小兔絲子元(虛勞)天門冬膏(精門)忌知母黃柏寒凉藥○月經方絶金水生時乃受精結胎之候

種子方

濟陰丹經云凡婦人一月經行一度必有一日絪縕之候於一時辰間氣蒸而熱昏而悶

有欲交接不可忍之狀，此的候也。此時逆而取之則成丹，順而施之則成胎矣。當其慾情濃動之時，子宮內有如蓮花蘂者，不拘經淨幾日，自然挺出陰中，如蓮蘂初開，內人洗下體，以手探之自知也。但含羞不肯言，男子預密告之，令自言，一舉即中矣。

千金種子方

（保元）進火之時，至陰節間而止，不爾則過一宮矣。蓋濃則少陰之分，肅殺之方；淺則厥陰之分，融和之方，故能發生。所何以生化？以受胎之處在淺不在濃也。非經後不可用，事經後一日男，二日女，三日男。

固本健陽丹

（寶鑑）凡人無子，多是精血清冷，或房勞過傷，以致腎水欠旺，不能直射子宮故爾，豈可專責於母血之不足。熟地黃 山茱萸各三兩 巴戟二兩 兔絲子 續斷酒浸 遠志製 蛇床子炒，各一兩五錢 白茯神 山藥酒蒸 牛膝酒洗 杜仲酒洗，切，酥炒去絲 當歸身酒洗 肉蓯蓉酒浸 五味子 益智仁鹽水炒 鹿茸酥炙，各一兩 加枸杞子三兩 人參二兩

右末，蜜丸如梧子，空心鹽湯或溫酒下。

五七十九丸臨卧再服

補天育嗣丹保元服則有子熟地黃酒浸八兩山茱萸酒蒸山藥枸杞子當歸酒洗各四兩白茯苓乳汁浸晒乾三次牧丹皮各三兩澤瀉天門冬鹿茸酥炙虎脛骨酥炙龜板酥炙補骨脂盐水微炒各二兩右並忌鐵器細末先用紫河車一具米泔水洗淨再以長流水浸一刻以取生氣放砂鍋内蒸一日極爛如糊先傾自然汁於藥末畧和匀將河車石臼杵如泥却將藥末同杵丸如梧子如乾少加煉蜜每三錢空心温酒下忌三白此全補天元真氣以人補人玄妙不可言

調經種玉湯寶鑑治婦人無子多因七情所傷致經水不調不能受孕熟地黃香附子炒各六錢當歸身酒洗吳茱萸川芎各四錢白芍藥白茯苓陳皮玄胡索牧丹皮乾薑炒各三錢官桂熟艾各二錢右分作四貼薑三片煎空心服待經至之日服起一日一貼藥盡交媾必成孕矣此藥百發百中回春無薑桂艾三味

百子附歸丸

寶鑑 久服有孕治月水參差不調四製香附末十二兩製法見[illegible]川芎白芍藥當歸熟地黃阿膠珠陳艾葉各二兩右末用石榴一枚連皮搗碎煎水打糊丸如梧子每百丸空心醋湯下○一名百子建中丸無石榴終始忌鐵

玉鑰啓榮丸

寶鑑 治婦人無子香附子搗去皮毛醋浸三日炒乾細末十五兩當歸二兩白芍藥川芎赤石脂藁本人參牧丹皮白茯苓白薇桂心白朮白芷玄胡索沒藥各一兩右除石脂沒藥外餘藥剉酒浸三日焙乾末足十五兩重羅極細入別研赤石脂沒藥末煉蜜丸如彈子每取一丸鷄未鳴時先以溫茶或薄荷湯漱口後細嚼溫酒或白湯下以乾物壓下服至一月效○一名女金丹無桂心有熟地黃治婦人無子或無痰火等疾經候亦調容顏不減但久無孕乃子宮有陰無陽不能生發宜服此鼓動微陽一月卽效或赤白帶下崩漏及血風血氣虛勞諸症無所不治真女中金丹也

煖宮螽斯丸〔寶鑑〕婦人無子者服之厚朴一兩二錢五分吳茱萸白茯苓白芨白歛石菖蒲白附子桂心人參没藥各一兩細辛乳香當歸酒浸牛膝酒洗各七錢五分右末蜜丸如小豆酒下一二十丸壬子日修合一名壬子丸

續嗣壯元丹〔保元〕種子第一方山藥山茱萸酒蒸栢子仁各四兩鹿茸酥炙沈香肉蓯蓉天門冬麥門冬人參熟地黃酒蒸巴戟枸杞子白茯苓五味子當歸酒洗杜仲去絲酒炒牛膝酒洗兔絲子酒蒸茴香鹽水炒鱉甲酥炙破故紙炒何首烏米泔浸石菖蒲各一兩朱砂五錢右細末酒麪糊丸如梧子每四十丸空心溫鹽湯下忌燒酒胡椒乾薑煎炒物○治虛損陽事不舉少弱而痼冷心腎不交無子遺精白濁臨卧又服

烏鳳丸〔保元〕治婦人無子香附米一斤四製酒醋童便米泔各浸四兩炒乾白茯苓熟地黃各四兩當歸茴香蓮肉各二兩陳皮去白一兩五錢川芎白芍藥白术土炒山藥酸棗仁黃栢知母各一

兩大附子一箇（看虛實用）吳茱萸黃芪蜜炙阿膠蛤粉炒作珠各五錢右用雄烏骨鷄吊死去毛屎淨蒸熟連骨搗爛同前藥末蜜丸每服二錢臨經日日三服半月見效

仙傳種子藥酒方

〔保元〕白茯苓一斤大棗蒸取肉半斤胡桃肉泡去皮六兩白蜜六斤入鍋熬滚入前三味攪匀再用微火熬滚傾入磁罈又入燒酒二十斤糯米白酒十斤黃芪蜜炙人參白术當歸川芎白芍藥炒生地黃熟地黃小茴香枸杞子覆盆子陳皮沈香木香官桂砂仁甘草各五錢乳香沒藥五味子各三錢右細末共入密罈和匀箬葉封口麵外固入鍋大柴火煮二炷香出埋土中三日去火毒每日早午晚三時男女各飲數盃勿令醉安魂魄悅顏色添髓駐精滋陰降火補元調經壯筋骨明目寒暑不侵除百病能生子〇服時戒氣惱怒忌生冷

交合避忌

忌丙丁日弦望晦朔大風大雨大霧大寒大暑大雷電霹靂天地晦冥日月蝕虹霓地動日月星辰火光下神廟佛寺井灶圊廁塚墓尸柩傍

十月養胎

一月足厥陰脉二月足少陽脉三月手心主脉四月手少陽脉五月足太陰脉六月足陽明脉七月手太陰脉八月手陽明脉九月足少陰脉十月足太陽脉

妊娠脉

手少陰動甚有妊主血故也○尺脉搏擊與寸殊別○經斷三月尺不止是胎細句易產大浮緩氣散難產

艾醋湯

寶鑑驗胎有無以好醋煮艾葉服半盞腹中大痛是孕不痛無孕

辨男女法

摸腹如覆杯者男如肘頸參差起者女○左乳傍有核男右有核女○遺孕婦南行急呼之左顧男右顧女

辨男女脉

左疾男右疾女俱滑疾雙男左尺大男右尺大女左沈實男右浮大女左右俱沈實雙男左右俱浮大雙女

轉女爲男法

始孕以斧置孕婦床下勿令知○石雄黃一兩盛絳囊帶孕婦左臂○一云弓絃縛

腰中滿三月解之○萱草花佩之雄鷄長尾三莖置孕婦臥席下而勿令知○取夫頭髮手足爪甲鋪孕婦床下勿令知

惡阻

吐嘔惡心或吐清水頭眩惡食擇食多從痰治或誤交合子宮穢盛者過百日即愈○孕婦所思之物任意食之必愈肥人多痰瘦人多熱○禀受弱者顏色如故脉和但體重頭眩惡食好食鹹酸甚則寒熱心情嘔吐痰水恍惚

二陳湯

寶鑑 婦人經閉不食瘦弱似虛勞然果子雜物喜食是有孕二陳湯饋加縮砂吉更入薑棗烏梅服消痰順氣

芩連半夏湯

寶鑑 治惡阻病胃背滿痛黃芩一錢二分五里白术半夏各一錢赤茯苓七分五里黃連陳皮當歸梔子枳殼香附子人參蒼术縮砂甘草各五分薑七片

歸元散

寶鑑 治惡阻全不入食白术白茯苓陳皮各一錢五分半夏一錢人參川芎當歸白芍藥

丁香甘草各五分桔梗枳殼各二分五里薑五片棗二枚

參橘散〔寶鑑〕治惡阻病嘔吐痰水全不入食橘皮赤茯苓各一錢五分麥門冬白朮厚朴人參甘草各一錢薑七片青竹茹一鷄子大

保生湯〔寶鑑〕治婦人月經不行身無病似病脉滑大而六脉俱勻乃孕婦之脉也精神如故惡聞食氣或但嗜一物或大吐或時吐清水此名惡阻宜服此白朮香附子烏藥橘紅各二錢人參甘草各一錢薑三片

妊娠禁忌犬忌交合又忌胎殺所遊繕修刀削土役打擊縶縛○飲食忌驢馬犬兎等肉及無鱗魚螃蟹羊肝鱉肉麥芽莧菜蒜鮎魚鴨肉及卵又鷄肉及卵合糯米食又忌食雀肉飲酒食諸般菌蕈令子驚風而夭○藥忌芫青斑猫水蛭蝱蟲烏頭附子天雄野葛水銀巴豆牛膝薏苡蜈蚣三稜代赭芫花麝香大戟蛇蛻雄黃雌黃芒硝牡丹桂槐花牽牛皂角半夏南星通草瞿麥乾薑硇砂乾漆

桃仁茅根躑躅花螻蛄牛黃藜蘆金銀箔胡粉蟬退龍腦蝟皮鬼箭羽馬刀樗雞衣魚神麴葵子犀角大黃

妊娠將理

衣無太溫食無太飽勿安服藥針灸舉重登高涉險勞力心驚臨月不可洗頭勿登高廁勿多睡時時行步

胎漏胎動

孕婦血漏屬氣虛有熱○犯房下血八物湯濾加阿膠艾葉○胎動下血腹痛宜行氣胎漏下血無腹痛宜清熱○勞傷小腹常墜甚則子宮墮出者氣陷補中益氣湯[illegible]因房勞八物湯酒黃芪為君防風升麻為使○因母病胎動治母則胎安因胎病致母疾安胎則母自愈○犯房胎動氣欲絕飲竹瀝一升○下血服涼藥反甚脾虛不攝血補中益氣湯

膠艾四物湯

寶鑑治胎漏腹痛熟地黃當歸川芎白芍藥阿膠珠條芩白朮縮砂艾葉香附子炒各一錢糯米一撮空心服

桑寄生散【寶鑑】治胎漏及經血妄行桑寄生續斷川芎當歸白朮香附子阿膠珠茯神各一錢人參甘草各五分薑三片

安胎飮【寶鑑】治胎動不安五六箇月常服數貼甚妙白朮二錢條芩一錢五分當歸白芍藥熟地黃縮砂陳皮各一錢川芎紫蘇葉各八分甘草四分○一方有人參無熟地黃代生地黃○胎不安加阿膠胎痛加縮砂○黃芩安胎降火也縮砂安胎行氣也若血虛而胎不安者阿膠主之

獨聖散【寶鑑】治因墮落胎動腹痛縮砂細末二錢熱酒調下須臾覺腹內熱胎已安不飮酒者米飮調下或葱湯下○葱粥治胎動糯米粥入葱白三五莖再煎用之○單葱白濃煮飮治胎動腰痛搶心或下血若或胎死亦出卽愈

杜續丸【寶鑑】治胎動不安腰痛以此防墮杜冲炒續斷各二兩末棗肉丸如梧子米飮下五七十丸○本草綱目云胎藏不安杜冲去皮尾上焙乾木臼搗末棗肉丸如彈子每一丸糯米飮化下日

二服

半產

氣血虛不榮養而自墮猶枝枯果落○七情火亦墮胎蓋屬虛屬熱重於正產十倍調治○三五七陽月易墮芩术湯清熱氣血虛八物湯○若婦人不肯服藥四五年老雌鷄入紅穀小黃米煑粥食之固胎單紅蛤煎服亦好

半產漏下脉

革脉主之弱則血耗立危少陰浮緊疝瘕腹中痛半產而墮胎

芩术湯〔寶鑑〕

治懷孕四五月常墮不安者內熱甚故也子芩三錢白术一錢五分煎服安胎聖藥也蓋孕則脾土運化遲而生濕濕則生熱故以黃芩清血熱白术健脾燥濕凡安胎之藥皆從此方推之

金匱當歸散〔寶鑑〕

孕婦常服養血清熱素慣半產者宜服黃芩白术當歸川芎白芍藥各一兩為末每三錢溫酒調下或酒糊和丸米飲下五七十丸

芎歸補中湯（寶鑑）氣血虛不能榮養致胎漏每數月而墮黃芪當歸白术杜冲白芍藥各一錢乾薑阿膠珠川芎五味子木香人參甘草各五分○一方無木香

安榮湯（寶鑑）胎氣不固時常小產熟地黃白芍藥川芎當歸阿膠珠香附子桑寄生白术黃芩縮砂各一錢糯米百粒

和痛湯（寶鑑）治小產心腹痛當歸川芎白芍藥酒炒熟地黃各一錢三分玄胡索一錢澤蘭香附子青皮各八分桃仁紅花各五分以水一鍾童便清酒各半鍾煎服甚佳

察色驗胎生死 胎死則產母面唇指甲舌青心腹脹口臭如兩臉微紅或面赤舌青母活子死面青舌赤沫出母死子活舌黑子己死佛手散

欲產候 漿雖出腹不痛腹雖痛腰不甚痛曰弄痛○臍腹俱痛連腰引痛穀道挺迸眼中生火是欲產

脉法 脉見離經離經者一呼三至或一呼一至也見此則一周日內生也○尺脉轉急如切繩轉珠

保産

八九箇月不能謹慾氣血虛故爲難産也〇但待時候不安服催生藥富貴安逸之人多難産貧賤辛苦之人多易産〇不曾行動曲身側臥胎不轉動以致橫逆産禁其喧鬧且進粥飯令人扶行或恍惚而立痛緊然後坐草且進催生藥直待兒逼産門用力凡臨産不可驚動蓋恐怯則氣不行上閉下脹以致難産急服紫蘓飲以寛其氣

達生散

寳鑑孕婦臨月服二十餘貼易産無病大腹皮酒洗二錢甘草炙一錢五分當歸白朮白芍藥各一錢人參陳皮紫蘓葉枳殼縮砂研各五分入青葱五葉煎服或以煎水下益母丸尤佳一名縮胎飲

佛手散

寳鑑孕婦臨月服之則縮胎易産當歸六錢川芎四錢作一貼水煎臨熟入酒少許再煎溫服若加益母草三錢炒〇益母丸治産前後諸病及難産神效益母草五月五日收採陰乾不犯鐵器爲末蜜丸彈子每一丸白湯或溫酒化下

子癇 姙婦項背強直筋攣口噤痰盛昏迷時作時止或發搐反張不省輕者四物湯血門加葛根牧丹皮秦艽細辛防風竹瀝服之

羚羊角湯（寳鑑）治子癇重者羚羊角鎊獨活酸棗仁五加皮各一錢二分防風薏苡仁當歸川芎茯神杏仁各七分木香甘草各五分薑三片

子煩 孕婦心煩燥悶多於受胎後四五月間相火盛或值天令君火大行暑熱乘之俱能發燥胎動

竹葉湯（寳鑑）白茯苓二錢麥門冬黃芩各一錢五分防風一錢青竹葉七片〇又竹瀝細細飲之則最妙

子腫 胎中有水多於五六月遍身腫腹脹喘急或腹大高於胷氣逆常服鯉魚若不治損胎平胃散內門加赤茯苓桑白皮〇自脚面腫至膝腿足指間黃水出曰子氣

鯉魚湯（寳鑑）治子腫白朮赤茯苓各二錢白芍藥當歸各一錢五分橘紅五分先取鯉魚一箇修

事如食法水煮取清汁一盞半入藥及薑七片煎至一盞空心溫服以水盡腫消爲度○一方實者山梔仁炒末每一錢米飲調服不拘時

全生白朮散（寶鑑）治子腫白朮一兩生薑皮大腹皮陳皮茯苓皮桑白皮各五錢右末每二錢米飲調下

茯苓湯（寶鑑）治子腫當歸川芎白芍藥熟地黃白朮赤茯苓澤瀉條芩梔子炒麥門冬厚朴甘草各七分薑五片○一方桑白皮五錢赤小豆三合煎服治子氣

天仙藤散（保元）治自三月成胎後兩足漸腫至腿膝步艱喘悶足指間出黃水謂之子氣天仙藤紫蘇葉陳皮香附子炒烏藥木瓜甘草各等分薑三片煎服加蒼朮爲妙○天仙藤即青木香藤洗略炒用

子淋積熱膀胱或胎氣壅滿尿澁作痛芎歸湯加木通麥門冬人參燈心甘草臨月加滑石○麥門冬赤

茯苓木通竹茹煎服葱白切和塩炒熱熨臍下

澤瀉湯〔寶鑑〕治子淋澤瀉桑白皮赤茯苓枳殼檳榔木通各一錢五分薑五片空心服

孕婦轉脬 尿脬爲胎所壓轉在一邊胞系了戾不通胎若舉起胞系得疎水道自行

參朮飲〔寶鑑〕治孕婦轉胞尿閉四物湯藥材各一錢加人參白朮半夏陳皮各一錢甘草五分薑三片煎飲後探吐又與又吐小便立通神效

一法〔寶鑑〕治轉胞尿閉脹急令產婆香油塗手入產門托起其胎則尿出如注脹愈○又法將孕婦倒豎起則尿自出

子嗽 外感風寒久嗽不止貝母去心麩炒黃末砂糖屑丸如櫻桃常含化神效

紫菀湯〔寶鑑〕治姙娠咳嗽胎不安紫菀天門冬各二錢桔梗一錢五分杏仁桑白皮甘草各一錢竹茹如鷄子大水煎去滓入蜜半匙再一沸溫服

子痢 下痢赤白腹中疞痛裏急後重熱者芩朮湯風虛若胃風湯香連丸疑大腸炎兼瘧痢醒脾飲子

當歸芍藥湯 寶鑑治子痢白芍藥白朮各一錢五分當歸白茯苓澤瀉條芩各一錢木香檳榔黃連甘草各七分煎服白痢腹痛去芩連加乾薑

鴨子煎 寶鑑治同上生薑年少者百錢年老者二百錢擣取自然汁鴨子一箇打破入薑汁內攪勻右煎至八分入蒲黃三錢再煎五七沸空心溫服立效

子瘧 妊婦患瘧寒熱往來露薑飲瘧門

醒脾飲子 寶鑑治子瘧寒瘧厚朴草豆蔻研各五錢乾薑三分甘草二分薑五片棗二枚空心服

濟生石膏湯 寶鑑治妊娠熱瘧渴飲無度石膏二錢生地黃一錢五分黃芩麥門冬人參知母乾葛各一錢甘草五分烏梅一箇

子懸胎氣不和逆上心胷脹滿疼痛葱白二握濃煎快服

紫蘇飲〔寶鑑〕治子懸及臨產驚惶氣結難產紫蘇葉二錢五分人參大腹皮川芎陳皮白芍藥當歸各一錢甘草五分薑四片葱白三莖

姙婦感寒產前安胎產後補血治法不可汗下利小便但和解小柴胡湯〔寒門〕○葱白十莖生薑二兩煎連服取汗○熱病浮萍朴硝大黃蛤粉藍根等末貼臍護胎

芎蘇散〔寶鑑〕治孕婦感寒川芎紫蘇葉白芍藥白朮麥門冬陳皮乾葛各一錢甘草五分薑五片葱白三莖

黃龍湯〔寶鑑〕治孕婦感寒寒熱如瘧柴胡四錢黃芩人參甘草各一錢

姙婦不語重身九月而瘖胞絡繫腎脉貫舌本而爲胎所壓胞絡不通也產則自愈四物湯〔血門〕加芒硝大黃一錢水煎去滓入蜜少許沈冷時時呷服火降金清則能言矣

兒在腹中哭

因登高取物脫出兒口母臍疙瘩令婦曲腰拾地物使兒復得含入口卽止○黃連濃煎呷服○多年空屋下鼠穴土令婦噙之腹中作鍾聲亦爲末酒調服

十產候

正產月滿腹痛漿水淋下用力卽生○坐產孕婦疲惓久坐兒塞生路高懸手巾令產婦攀引輕輕屈足卽生○卧產產母仰卧平身不偃曲卽生○橫產兒露手或臂產母仰卧徐推兒下截令直上以手中指摩其肩推上正之漸引手攀其耳令頭正候兒身正門路順服催生藥○逆產先露足坐產先露臀皆用力太早之過若手足先露細針剌手足心三四次鹽塗輕輕送入又露足鹽塗脚心因忌掻並以鹽摩母腹○偏產兒頭逼產門而偏拄一傍露額者令產母仰卧輕輕推兒頭端正向產門或頭後骨偏拄穀道當以綿衣衣熱裹手急於穀道外傍徐推近上令頭正○礙產產門露項不下者臍帶攀掛兒肩產母仰卧輕輕推兒近上徐以中指按兒兩肩脫臍帶○盤腸產卧產時子腸先出兒卽隨產治法頂貼如聖膏收縮以水卽洗如腸頭爲風吹乾不入者磨刀水微温潤

腸磁石煎飲一盃又法溫湯潤腸令產婦仰臥以言安慰用葡半盞井水七分調和忽與面背則收

○熱產盛暑宜靜室陰涼免發熱○凍產嚴冬宜密閉房戶溫和厚覆下體溫煖免難產○又有傷產過月或一二三四五年而產者或用力太早漿水先下敗血裹住宜井水磨京墨服即產

交骨不開難產

產時交骨不開陰氣虛也

龜殼散

寶鑑 治產難日久垂死及矮石女子交骨不開者龜殼一箇生男女婦人頭髮一握燒存性川芎當歸各一兩右末每三錢煎服良久生胎死胎俱下

黑神散

寶鑑 治產難及橫逆產凡坐草日久漿水多下則其血必乾子道艱澀如舟坐灘須湧水而後可通服此藥再固其血則如魚得水決自轉生百草霜白芷各等分右末每取二大錢清酒童便各半盞入麝香少許煎沸熱服不過再服即驗○一法服此藥後外用蔥白二斤搗爛鋪於小腹上取急水灘頭沙一斗炒熱鋪裹於蔥上輕輕略揉即產○一名催生如神散一名神應黑散

催生宜滑利藥

滑利之藥兎腦髓筆頭灰弩牙蛇退○水血下多子道乾澀猪脂香油蜜酒童尿葵子牛乳滑石楡白皮○若風冷氣血滯者牛膝葱白桂心生薑○若觸惡氣心煩燥悶麝香朱砂乳香竹茹○漿水一盞下胞乾不產香油清蜜各一碗微沸調滑石末一兩服之外以油蜜摩母腹即驗○油蜜童尿最效和益母膏丸妙

如聖膏

(寶鑑)治難產及死胎不下危急巴豆十六箇去殼萆麻子四十九粒去殼麝香二錢同搗如泥攤絹帛上貼臍上一時產下即洗去○一方萆麻子去皮一兩雄黃二錢同研成膏塗母右脚心纔產速洗去否則腸出用此膏塗項上腸自入亦名如聖膏

單鹿茸湯

(新增經驗)主氣血虛難產胞係於腎以此峻補腎液則易產鹿茸一兩或五錢濃煎連服

禳法

(寶鑑)產母尋常穿衣以龍竈頭及竈口勿令知○海馬石燕子鼺鼠皮兩手各把又坐赤馬皮

下死胎 平胃散[illegible]加朴硝五錢酒水相半煎服又烏雞去毛細剉水三升煑取二升去雞用手巾蘸湯
摩臍下用佛手散○猪脂白蜜各一升酒二升合煎分二服即下

香桂散 寶鑑下死胎桂心三錢麝香五分右末作一貼溫酒調下須臾即下

胞衣不下 稍久則血入胞中胞脹冲心喘急疼痛必致危篤以小物緊繫臍帶後切斷使惡血不入
胞中只要心安勉進粥飯有驗氣虛芎歸湯倍桂皮以溫之

牛膝湯 寶鑑治產後胞衣不下腹滿即殺人服此爛下滑石冬葵子各二錢木通當歸牛膝瞿麥各一錢五分

一方 寶鑑猪脂白蜜清油各半盞火上熔化分二溫服極驗但多服猪脂亦效○三姓家鷄卵各一箇三姓家水各一匙三姓家鹽各一撮相和頓服仍挼口吐之即下○葱白濃煎湯熏洗下部○童尿一升生薑葱白各三錢煎數沸熱服○令產婦以自己頭髮端入喉挼嘔○赤豆三十一粒白湯

呑下

穰法〔寶鑑〕取產母棍覆井口上勿令知○初洗兒湯一盃服之勿令知

產後脈 新產緩滑吉實大弦急死○洪實不調實大堅強急死○沈微沈細附骨不絕生

兒枕痛 產後敗血未下成塊作痛按腹愈痛瘀血芎歸湯加三稜蓬术玄胡索牧丹皮桃仁紅花按腹不痛血虛四物湯〔血門〕加人參白术茯苓若痛而作嘔胃虛六君子湯〔嘔門〕如渴加乾薑白芍藥

失笑散〔寶鑑〕治產後兒枕臍腹痛五靈脂蒲黃炒各等分右末每二錢和醋熬成膏水一盞煎至七分熱服立效

起枕散〔寶鑑〕治兒枕痛極苦當歸白芍藥各二錢川芎一錢五分白芷桂心蒲黃牧丹皮玄胡索五靈脂沒藥各七分水煎入好醋空心服

血暈 有二下血過多暈者昏悶煩亂眼花芎歸湯如血不止倍炒黑乾薑甚則口噤氣冷不省獨參湯〔氣門〕

身熱氣急加童便一盞身寒加附子以醋噀面醋沃炭火熏鼻〇下血小而暈者惡露上搶心下滿急口噤不省花蘂石散驌奪命散諸破血藥妙

清魂散（寶鑑）治產後血暈荊芥穗五錢川芎二錢五分人參澤蘭葉各一錢二分五里甘草一錢

右末溫酒熱湯各半盞調二錢灌之下咽即甦

荊芥散治血暈如神荊芥穗擣末每二錢童便一盞調熱服口噤幹開灌之

奪命散（寶鑑）治血暈譫妄沒藥血竭各等分右末每三錢童便好酒各半盞煎數沸調服神效〇一名血竭散

血崩是謂重傷大劑芎歸湯加芍藥〇若小腹滿痛是肝已壞危四物湯門加蒲黃生地黃汁阿膠薊根陳皮白芷參

看血門治之

補氣養血湯（寶鑑）治小產後下血不止人參黃芪當歸白朮白芍藥酒炒艾葉阿膠川芎青

皮香附子炒一縮砂研甘草炙各一錢

衄血 口鼻黑色起及衄血氣血亂不歸元此胃絕肺敗荆芥散妙（）緋線一條并産母頂心髮兩條緊扎産母中指節（）犀角地黄湯衄血門妙

喘嗽 極危多死（）産後咳喘多痰血入肺乃血下過多榮血暴竭孤陽絕陰大劑芎歸湯奪命散獨參湯氣門

二母散 寳鑑治産後惡露流入肺經咳嗽桃仁杏仁各二錢知母貝母白茯苓人參各一錢

小參蘇飲 寳鑑治産後敗血入肺面黑發喘欲死蘇木二兩剉水二碗煎至一碗調人參細末二錢服

咳逆 不止欲死官桂五錢薑汁三合煎温服二合以手炙火摩背令熱時時塗藥汁以盡為度○壁鏡窠三五個取汁熱呷當歸玄胡索血竭没藥各一錢末每二錢童便調下

七珍散 寶鑑治產後不語人參生地黃石菖蒲川芎各二錢細辛防風辰砂各一錢右末每一錢薄荷湯調服○加甘草一錢名八珍散

產後見鬼譫語 敗血干心童便調蘇合香元[illegible]昏冒瞑目不省蓋因血暴亡甚則循衣摸空錯語全生活血湯入門八物湯加減去芍藥加琥珀栢子仁遠志朱砂金銀

交感地黃煎元 寶鑑治產後眼見黑火發狂如見鬼狀或中風角弓反張或下血如豚肝狀臍腹疞痛結爲癥瘕生地黃二斤洗搗以布裂汁畱滓生薑二斤洗搗以布裂汁畱滓以生薑汁炒地黃滓以地黃汁炒生薑滓各至乾燥爲末爲度蒲黃四兩當歸玄胡索琥珀各一兩右末蜜丸如彈子當歸酒化下一丸

產後發熱 血虛熱入血室發熱悶燥晝輕夜重或譫語見鬼而寒熱○下血多脈虛內不痛增損四物湯惡露不盡惡寒脇滿腹痛有塊食傷惡寒頭痛噯酸厭食膈悶○內傷挾外感補中益氣湯

觸加川芎白芷羌活防風○早起勞力歸朮保產湯感冒風寒五積散附去麻黃入醋少許○傷寒挾食行氣香蘇散附蒸乳乳硬脹痛捻乳自愈○大小產後熱入血室小柴胡湯附加五靈脂黃連赤茯苓○產後煩熱或口渴陳葵莖煎服神效

芎歸調血飲

寶鑑治產後去血過多以致發熱心煩腹痛頭暈眼花或口噤神昏當歸白朮川芎白茯苓熟地黃陳皮便香附烏藥乾薑益母草牧丹皮甘草各七分五黑薑五片棗二枚

歸朮保產湯

保元產後諸疾以朮治之大補氣血爲主治一切虛脾胃弱或惡露不行或去血過多或飲食失節或怒氣相衝致寒熱自汗口乾煩喘腹痛頭眩眼黑昏憒不省當歸酒洗一錢五分川芎白芍藥酒洗熟地黃白朮炒白茯苓便香附各一錢陳皮乾薑炒黑各八分炙甘三分氣虛加人參七分薑三片棗一枚○去血過多倍芎歸乾薑○胃滿加枳實縮砂厚朴山查○脇痛加青皮桂皮○小腹痛加玄胡桃仁紅花蘊木○有汗加黃芪蜜炒酸棗炒○口乾苦加麥門○惡露

不行加益母牧丹桃仁入童便酒○吐痰加半夏貝母○咳嗽加五味子桑白皮○氣惱加烏藥○昏憒口噤加荊芥

理脾湯 回春 治食傷胃脘飽悶寒熱不思食厚朴一錢五分蒼朮山查肉陳皮神麯麥芽各一錢乾薑炒黑八分縮砂七分甘草三分○泄瀉加白朮白茯苓○便閉加桃仁紅花○尿閉澁加大腹皮車前子

牛黃膏 寶鑑 治產後熱入血室朱砂鬱金各三錢牛黃二錢五分牧丹皮二錢甘草一錢龍腦五分右末蜜丸如皂子每一丸井水化下

柴胡四物湯 寶鑑 治產後發熱及熱入血室柴胡生地黃各二錢川芎赤芍藥當歸黃芩各一錢人參半夏甘草各五分薑三片一名三元湯

產後乳汁不行 見乳 **乳癰** 見乳 **妳巖** 見乳 **妳頭破裂** 見乳 **乳懸症**

見乳

產後陰脫

臨產用力太過陰門脫出腫痛清水出尿淋四物湯血門加龍骨外以沸湯和香油熏洗草麻子搗貼頂上硫黃烏賊魚骨五錢五倍子二錢五分爲末付患處○產後生腸不收或不斂或陰出如合鉢有岐或損落並補中益氣湯內傷去柴胡八物湯虛加升麻防風酒炒黃芪爲君外以枳殼煎水溫浸○陰戶出肉線三四尺牽引心腹極痛先服失笑散數貼仍用生薑三斤留皮搗爛清油二斤拌炒油乾爲度却用熟絹摺作數層令輕輕盛起肉線使屈曲作團納陰戶却用絹袋裹油薑溫付肉線熏之冷則易肉線入後再服失笑散芎歸湯調理禁切斷肉線

當歸黃芪飲

寶鑑治產後陰脫黃芪酒炒三錢人參當歸升麻各二錢甘草一錢水煎日三服

鬱冒

產後亾血心神無養昏冒不省移時方悟亦曰血厥又婦人經來又發汗則表裏俱虛亦爲此症全

生活血湯胎門

產後風痓

發熱若舌卷脣急手指微動乃風痓歸荊湯○荊芥穗畧炒爲末三錢豆淋酒調下○氣血大虛不宜發表通用血風湯○產後中風切不可作風治八物湯虛門加減○因虛遇風挾痰人參竹瀝之類○角弓反張四物湯血門加秦艽羌活

歸荊湯 寶鑑治產後風痓荊芥穗微炒當歸身尾各等分右末每三錢豆淋酒調下

二合湯 保元治孕婦口噤吐沫不省陳皮白茯苓半夏石菖蒲麥門冬當歸川芎白芍藥生地黃遠志各一錢甘草五分竹茹一團薑三片

血風湯 寶鑑治產後諸風攣急或痿弱川芎當歸熟地黃白朮白茯苓各一兩白芍藥秦艽羌活白芷各七錢防風五錢右以一半細末溫酒調下二錢以一半爲末蜜丸如梧子溫酒下五七十九

豆淋酒 寶鑑治產後風黑豆一升炒熟乘熱投二升清酒中密封隨量飲之

鷄爪風（醫宗）炙法治婦人鷄爪風因月家得此症不時而發手足拘攣拳束疼痛其法依左右穴膝骨兩傍各有一小窩共四穴名曰鬼眼穴各炙三壯其症即愈

產後頭痛產後發熱頭疼身痛非感冒多血虛或敗血芎歸湯加荊芥穗二錢

產後血瘕心腹痛無定處童尿三升生地黃汁生藕汁各一升生薑汁二升右先煎三味約三分減二分下薑汁慢火煎如餳每一合溫酒調服○叅看兒枕痛條

羊肉湯（寶鑑）冬月解產寒氣入產門臍下脹痛手不可近此寒疝也羊肉四兩當歸陳皮各二兩生薑一兩右剉水三碗酒一盞煎至一碗去滓分二服

產後嘔逆產後腹脹滿悶嘔吐不定由敗血入脾胃故不能食

抵聖湯（寶鑑）治產後嘔逆惡心不能飲食赤芍藥半夏澤蘭葉人參陳皮各一錢五分甘草五分薑七片一名拒勝湯

和脾飲（保元）治產後嘔吐。陳皮、半夏、白朮、白茯苓、砂仁、藿香、人參、神麯、當歸、甘草，薑五片。

產後淋瀝遺尿 產理不順，脬傷遺尿無時，急以大劑驟補，稍遲亦難成功。

參朮膏（寶鑑）治產後脬損成淋。人參二錢五分，白朮二錢，黃芪一錢五分，陳皮、桃仁、白茯苓各一錢，甘草五分，水煎，猪羊脬後入藥再煎，去滓空心服。〇一產婦因收生者不謹，損破尿脬而致淋瀝不禁，遂爲廢疾。因思肌肉在外而破尚可補完，診其脉虛甚，試與峻補，服參朮膏至一月而安。盖血氣驟長，其脬自完，恐稍遲亦難成功。

產後泄痢 產後月內泄痢，鴨子煎、四物湯（血門）加桃仁、黃連、木香，或當歸芍藥湯。

保產止瀉湯（回春）治產後泄瀉。人參、白朮土炒、白茯苓、陳皮、白芍藥炒、乾薑炒、澤瀉、厚朴、砂仁、當歸酒炒、甘草炙各等分，薑棗煎服。

的奇散（寶鑑）治產後泄瀉，惡露不行，此餘血滲入大腸爲瀉，下青黑色物是驗。大荊芥穗於盞內

燃火燒存性不得犯油火入麝香少許研爲末每取一錢沸湯一二呷調服神效

產後大便秘結

血虛多汗胃燥亾津也八物湯臚血虛火燥加味逍遙散產前後不通湯芎歸湯加防風枳殼甘草各二錢薑棗煎服便閉脹滿氣急難以坐卧麥芽末三錢酒調下

滋腸五仁丸

〔寶鑑〕治產後陰血虛耗大便閉澁橘紅末四兩杏仁桃仁各一兩栢子仁五錢松子仁二錢五分郁李仁一錢右各另研爲膏合橘紅末蜜丸如梧子米飲下五六十丸

產後浮腫

敗血循經流入四肢血行腫消即愈忌峻利藥○虛者四君子湯陳加蒼术

澤蘭散

〔寶鑑〕治產後風腫水腫澤蘭防己各等分右末每二錢溫酒或醋湯調下

小調經散

〔寶鑑〕治產後浮腫當歸一兩桂心赤芍藥各五錢沒藥琥珀甘草各二錢細辛麝香各一錢右末每一錢溫酒入薑汁調服

產後治法

大補氣血爲主雖有雜症以末治之胎前無滯產後無虛○禁發表禁芍藥然酒炒黃則

無妨○先逐瘀後行補若不逐瘀服參芪瘀血攻心

補虛湯 寶鑑人參白朮各一錢五分當歸川芎黃芪陳皮各一錢甘草七分薑三片○熱輕倍茯苓熱重加酒黃芩熱甚加乾薑炒黑引諸藥入肝經生血

產後虛勞 產後未滿月七情過勞或針工恣食生冷粘硬之物及犯觸風寒所致其症虛羸食不消時有咳嗽頭目昏痛發渴盜汗寒熱名蓐勞凡百日內交合成勞慎之當歸建中湯雙補虛湯或歸朮保產湯

猪腎湯 保元治產後蓐勞發熱盜汗人參當歸各等分猪腎子一箇切片糯米半合葱白三根淡豆豉一合以水煮米熟取清汁一盞入藥二錢煎至八分不拘時服

當歸羊肉湯 寶鑑治蓐勞肥羊肉四兩當歸川芎黃芪各一兩二錢五分生薑一兩五錢右剉水九盞煎至三盞分三服○一方無羊肉代以猪肉腎一雙

增損四物湯

寶鑑治產後亡血榮衛虛損乍寒乍熱四物湯內去熟地黃加人參乾薑甘草等分煎服

姙娠通治

芎歸湯 寶鑑治產前產後諸疾血暈不省橫生逆產死胎不下血崩不止臨月服之則縮胎易產產後服之則惡血自下川芎當歸各五錢水煎日二三服○又治半產去血多產後去血多崩中去血多金瘡去血多拔牙齒去血多及一切去血過多眩暈悶絕不省人事者連進數服即甦

益母膏 寶鑑一名返魂丹通治姙娠諸病及催生神效又治橫產逆產及死胎不出胞衣不下益母草重午日不犯鐵器採取洗淨搗取汁銀石器熬成膏右每取一大匙溫酒或白湯化下

過月不產 按月行經胎自長者名盛胎蓋氣血充盛養胎之外猶見餘血也若胎數月血大下者謂漏胎蓋因事動經血下而不傷子宮也雖不墮胎氣血大虛多致十二三月或二十四五月生者八

物湯髓加黃芪鹿角膠珠峻補之

寡婦師尼之病異乎妻妾 此二種獨陰無陽慾心萌而不遂陰陽交爭惡風體倦寒熱面赤心煩或自汗必肝脈弦長而出寸口稍涉勞動與月候時其症尤極四物湯血門加人參茯神陳皮柴胡羌活香附子甘草

柴胡抑肝湯 寶鑑治寡居獨陰無陽慾心萌而多不遂以致寒熱類瘧柴胡二錢青皮一錢五分赤芍藥牧丹皮各一錢地骨皮香附子梔子蒼朮各七分川芎神麴炒各五分生地黃連翹各三分甘草二分

芙蓉散 寶鑑治男無室女無夫思慾動火以致胃痛自汗頰赤脈亂用芙蓉葉有花帶花有子帶子採一朶搗爛和井水濾去滓服即效

藏燥症 婦人悲傷欲哭象如神靈所作數欠伸有自哭自笑者紅棗燒存性米飲調服神效

甘麥大棗湯 寶鑑甘草一兩小麥三合大棗七枚水二升煎至一升溫服產前後皆可用

婦人雜病

婦人者衆陰之所集常與濕居所以別立方者有氣血不調胎産崩傷之異故也比男極難療蓋慾多於男加嫉妬憂恚慈戀愛憎深着情不自抑養血健脾爲本降火清鬱爲標

逍遙散 寶鑑治月經不調及血虛五心煩熱寒熱如瘧白术白芍藥白茯苓柴胡當歸麥門冬各一錢甘草薄荷各五分薑三片

加味逍遙散 寶鑑治血虛煩熱潮熱盜汗痰嗽似勞白芍藥白术各一錢二分知母地骨皮當歸各一錢白茯苓麥門冬生地黃各八分梔子黃栢各五分桔梗甘草各三分

滋陰至寶湯 寶鑑治婦人諸虛百損五勞七傷經脉不調寒熱羸瘦當歸白术各一錢白茯苓陳皮知母貝母便香附地骨皮麥門冬白芍藥酒炒各八分柴胡薄荷甘草各五分薑三片

婦人陰門諸病

詳見前陰門

胞

脉法　脉微氣血俱虛年少者亡血也赤白漏日下血數升脉急者死遲者生○寸關調而尺不至者及脉如琴絃若小腹痛主月水不利○滯下宜遲浮忌虛滑

胞爲血室　胞爲子宮男藏精女藏月水寒則無子衝脉爲血海任脉主胞胎相資有子○衝任爲血海諸經朝會男運行無積故不滿女停止有積故能滿有時溢故爲月信

月候形色　血陰也陰從陽故紅也血爲氣配氣之寒熱升降凝滯清濁血亦隨之成塊者氣凝臨經痛者氣滯行後痛者氣血虛色淡者亦虛而水渾之也妄行者氣亂紫者熱甚則黑或以紫黑爲風冷用溫熱藥危哉雖不對期色鮮則無妨也

和血治法　經色紫者風也四物湯（血門）加防風白芷荆芥○色黑或成塊紫黑者熱也四物湯加芩連香附○痰白者虛也芎歸湯加人參黃芪白芍藥香附子○淡者有水渾也二陳湯（痰飲）加川芎當歸

或八物湯虛勞○如烟塵水者如屋漏水者如豆汁者或帶黃者濕痰也二陳湯加秦艽防風蒼朮一云如黑豆汁者四物湯加芩連○成塊色不變者氣滞也四物湯加香附玄胡索枳殼陳皮○通用百子附歸丸

月候不調

或前或後或多或少凡行後痛者虛也八物湯虛勞多者氣虛也將行作痛及凝塊不散者滞也不調之中趲前者爲熱四物湯血門加芩連柴胡退後爲虛四物湯加黃芪陳皮升麻人參常時與經前作痛者血積也經後痛者血虛也常時發熱者血虛有積也經行發熱者血虛有熱也

清熱調血湯

寶鑑治經水將來腹中陣痛乃氣血俱實也當歸川芎白芍藥生乾地黃黃連香附子桃仁紅花蓬朮玄胡索牧丹皮各七分

清經四物湯

寶鑑治經水不及期而來乃血虛有熱當歸一錢五分生乾地黃條芩香附子各一錢白芍藥黃連薑汁炒各八分川芎阿膠珠黃栢知母各五分艾葉甘草各三分

通經四物湯〔寶鑑〕治經水過期不行乃血虛有寒當歸一錢五分熟地黃白芍藥香附子蓬术蘇木各一錢木通八分川芎官桂甘草各五分紅花三分桃仁二十箇空心服

四製香附丸〔寶鑑〕治月候不調能調和經脉香附米一斤分作四製○一用鹽水加薑汁浸煮畧炒主降痰○一用米醋浸煮畧炒主補血○一用山梔仁四兩同炒去梔主散鬱○一用童便洗過不炒主降火右末入川芎當歸各二兩同爲末酒麪糊丸如梧子每五七十丸隨證作湯下○〔入門〕香附米一斤分四包用酒醋童便鹽水各浸七日焙乾搗末醋糊丸鹽酒下

七製香附丸〔寶鑑〕治月候不調結成癥瘕或骨蒸發熱香附米十四兩分七包一包同當歸二兩酒浸二包同蓬木二兩童便浸三包同牧丹皮艾葉各一兩米泔浸四包同烏藥二兩米泔浸五包同川芎玄胡索各一兩水浸六包同三稜柴胡各一兩醋浸七包同紅花烏梅各一兩鹽水浸右各浸春五夏三秋七冬十日曬乾只取香附爲末以浸藥水打糊丸如梧子臨卧酒下八十丸

血閉

月事不來者胞脈閉而迫肺心氣不下也○經閉有三一者胃弱形瘦氣血衰不生津名血枯此中焦胃熱結也○二者便尿不利心胞脈洪數乃血海乾枯此下焦胞脈熱結也○三者因勞心心火上行此上焦心肝肺熱結也○凡室女童男思慮傷心而血逆竭女則月事先閉男則神色先散盡心病不能養脾故厭食脾虛肺虧故發嗽○心爲氣血之主脾爲氣血之本○經閉久則血滲脾經發腫宜活血健脾行氣

通血治法

先降火後補血○胃弱血枯補中益氣湯內傷加川芎生地黃天花粉○大小產後失血經閉十全大補湯虛勞濕痰經閉導痰湯痰飲加川芎當歸黃連忌生地黃脾胃鬱火耗血不通歸脾湯神門鬱怒傷血不通加味歸脾湯先理脾氣則血通又有凝滯可行血○經來身痛五積散寒門去乾薑桂皮加羌獨活牛膝○咳嗽又加杏仁五味子

三和湯

寶鑑 治熱結血閉生乾地黃白芍藥川芎當歸連翹大黃朴硝薄荷黃芩梔子甘草各七

分○此方乃集四物湯血門調胃承氣陽寒門涼膈散火門三方也

玉燭散

寶鑑治月候疑滯不通漸成癥瘕當歸白芍藥川芎熟地黃大黃芒硝甘草各一錢大便泄者不可用

通經湯

寶鑑治月閉當歸川芎白芍藥生乾地黃大黃官桂厚朴枳殼枳實黃芩蘇木紅花各七分烏梅一箇薑三片棗二枚○心氣不得下通故月事不來宜用黃連厚朴之類導痰降火則月事來矣此藥是也宜加黃連七分

烏藥湯

寶鑑治婦人血海疼痛香附子二錢烏藥一錢五分當歸一錢木香甘草各五分

加味歸脾湯

寶鑑治肝脾怒鬱月經不通即歸脾湯神門加柴胡山梔各一錢

六合湯

寶鑑治月經不行結塊疼痛四物湯血門加蓬朮官桂等分

瑞金散

寶鑑治月經不行血氣撮痛薑黃一錢五分牡丹皮蓬朮紅花當歸赤芍藥川芎玄胡索

官桂各七分水一盞酒半盞煎服

室女月經不行

女十四歲衝任盛而血自下若感寒血氣不順腹脹寒熱頭身疼小溫經湯○十五六歲誤食生冷經不通日夜寒熱手足麻食少頭疼嘔惡腹結經塊痛加減四物湯

小溫經湯

〔保元〕當歸酒洗便香附炒熟地黃白芍藥酒炒各一錢川芎黃芩枳殼各七分白术五分白芷羌活柴胡縮砂小茴香酒炒各四分桂枝三分甘草二分○血氣刺心腹難忍加玄胡索乾漆炒各五分○咳嗽加杏仁七箇五味子十粒桔梗七分薑三片水煎熱服

加減四物湯

〔保元〕便香附炒熟地黃各一錢當歸酒洗川芎枳殼柴胡白芍藥酒炒各八分黃芩陳皮三稜醋炒莪术醋炒各六分白芷玄胡索小茴香酒炒白术炒青皮縮砂官桂甘草各五分空心服○遍身痛加羌活○〔回春〕加紅花四分去官桂名四物調經湯

牧丹皮湯

〔寶鑑〕治室女經閉咳嗽發熱當歸牧丹皮各一錢五分白芍藥生乾地黃陳皮白术

香附子各一錢川芎柴胡黃芩各七分甘草四分

血結成瘕 衝任皆起胞中爲血之海血澁不行則成瘕疼痛宜調氣破血消食豁痰衰其太半而止不可猛攻傷元氣

歸朮破瘕湯 〔寶鑑〕治經閉腹有積塊疼痛香附子醋炒一錢五分三稜蓬朮並醋煮赤芍藥白芍藥當歸尾青皮各一錢烏藥七分紅花蘓木官桂各五分入酒少許煎服

桃仁散 〔入門〕治經不調或淋瀝不斷斷後復來如瀉水或前或後或閉四肢沉重欲眠不食腹中堅痛多思酸物赤芍藥生地黃各一錢桃仁半夏澤蘭葉牛膝當歸桂心牧丹皮人參蒲黃川芎甘草各五分生薑煎服

四物調經湯 〔寶鑑〕治經閉有積塊動痛香附醋炒一錢當歸川芎白芍藥酒炒柴胡黃芩枳殼各七分熟地黃陳皮白朮三稜蓬朮並醋炒白芷茴香盐水炒玄胡索各五分青皮縮砂紅花甘

草各三分薑三片葱白三莖

腸覃石瘕血蠱

腸覃寒氣客大腸與胃相搏爲瘕日久瘜肉乃生始如鷄卵久如懷胎按堅推移月事時下此氣病血不病二陳湯癥加香附稜蓬鱉甲並醋炒○石瘕胞傷瘀結久則硬加石塞子門大如孕月事不下此先感寒而後血壅所致○血蠱即癥瘕甚者腹硬如石

桃仁煎〔寶鑑〕治婦人血蠱血瘕血積經閉桃仁大黃朴硝各一兩䖟蟲炒五錢右末先以醇醋一升二合銀石器中慢火煎取七合許下桃仁大黃䖟蟲末極攪次下朴硝更煎熟攪良久出之丸如梧子前一日不吃晚飯五更初溫酒吞五丸取下惡物如豆汁鷄肝未下再服見鮮血即止藥

抱甕丸〔寶鑑〕治血蠱婦人鬼胎如抱甕芫花吳茱萸川烏秦艽柴胡白殭蠶巴戟巴豆各等分爲末蜜丸如梧子每七丸蜜酒下惡物立出○輕者去芫花巴戟巴豆名斬鬼丹

血枯

黃帝曰胷脇支滿妨於食先聞腥臊臭出清液先唾血四肢清目眩時時前後血此得之年少時大

脫血或醉入房氣竭肝傷月事衰少不來四物湯血門加桃仁紅花或八物湯號

烏賊骨丸

〔寶鑑〕治血枯烏賊魚骨藘茹各等分右末雀卵不拘多少和丸如小豆每十丸煎鮑魚湯下日三服壓以美饍

血崩血漏

忽然暴下爲崩淋瀝不止爲漏○崩漏有三一者脾虛下陷與相火相合濕熱下迫漏不止色紫黑腐臭中有白帶脉沉疾弦洪或腰痛臍下痛大補脾胃升舉血氣○二者故貴奪勢心氣不足火旺血脉又飲食失節容顏如常經木不時下先以言慰令心不動大補氣血舉養脾胃微加鎮墜心火之藥補陰瀉陽○三者悲哀太甚胞絡絕陽氣內動心下崩也

崩漏治法

經血錯亂妄行遽止則成瘀不止則昏暈先服五靈脂末一錢溫酒下能行能止後用五積散寒門加荊芥防風入醋二貼不止更服五靈脂去故生新○胃氣下陷血暴下益胃升陽湯內傷急則治標白芷煎湯調百草霜末甚者棕櫚灰或狗頭骨灰或五靈脂半生半炒酒調服後四物湯血門

加黃芩黃連人參黃芪香附乾薑調理〇室女思男血崩成勞四物湯加柴胡黃芩或條芩荊芥穗或加味逍遙散婦火〇凡崩漏有寒有熱

備金散〔寶鑑〕治血崩不止香附子炒黑四兩當歸尾一兩二錢五靈脂炒一兩右末每二錢醋湯調空心服

涼血地黃湯〔寶鑑〕治腎水虛不能鎮胞絡相火爲血崩羌活防風柴胡各一錢生地黃當歸各五分知母黃柏荊芥細辛蔓荊子黃芩川芎藁本黃連升麻甘草各三分紅花一分

開鬱四物湯〔寶鑑〕治故貴奪勢先富後貧因心氣所使而下爲崩漏香附米炒當歸身白芍藥酒炒熟地黃白朮各一錢川芎黃芪蒲黃炒地榆人參各五分升麻三分

伏龍肝散〔寶鑑〕治衝任經虛崩漏不止臍腹冷痛川芎艾葉各一錢五分伏龍肝一錢赤石脂麥門冬各七分當歸乾薑熟地黃官桂甘草各五分棗二枚煎服或末米飲調二錢服

奇效四物湯

寶鑑治血崩神效四物湯血門加阿膠珠艾葉黃芩共七錢薑五片

全生活血湯

寶鑑治崩漏多血暴亡心神無所養昏冒不省瞑目法當補而升舉以助其陽則目張神不昏此補血養血生血益陽以補手足厥陰白芍藥升麻各一錢防風羌活獨活柴胡當歸身葛根甘草各七分藁本川芎各五分生地黃熟地黃各四分蔓荊子細辛各三分紅花一分

赤白帶下

脾傳之腎小腹寃熱而出白○任脈自胞上過帶脈貫臍故濕熱寃結不散爲帶赤者熱入小腸屬血白者熱入大腸屬氣與赤白濁一般但不痛耳脈浮惡寒不治

帶下治法

胃中積痰滲入膀胱腰酸頭暈小腹脹痛肢倦宜升提甚者用吐二陳湯痰飲加兩朮升柴○屬濕熱宜燥濕爲先○肥人白帶是濕痰瘦人白帶是熱○血崩久則亡陽故白滑之物下流不止血海將枯通用補經固眞湯必斷厚味○月經不調暮則發熱小腹裏急掌熱口燥此屬帶下曾經半產瘀在小腹○虛寒歸脾湯神門補中益氣湯內傷門五積散寒門加香附茴香吳茱萸甚者酒煮當歸

丸○大八梢魚卵食之或煎服妙

蒼栢樗皮丸

（寶鑑）治肥人白帶是濕痰蒼朮黃栢樗根白皮海石半夏南星炮川芎香附子乾薑各等分爲末醋糊丸如梧子白湯下五七十丸夏月去乾薑代滑石

芩栢樗皮丸

（寶鑑）治瘦人帶下是熱黃芩黃栢樗根白皮滑石川芎海石青黛當歸白芍藥各等分右末醋糊丸如梧子白湯下五七十丸

補經固真湯

（寶鑑）治白帶血崩久則血少復亡其陽故白滑之物下流不止血海將枯也乾薑細末人參各二錢郁李仁泥柴胡甘草炙陳皮黃芩各一錢白葵花七朶右剉除黃芩以水二盞先煎藥至一盞七分再入黃芩煎至一盞空心熱服以美饍壓之

酒煑當歸丸

（寶鑑）治白帶長流不止腰以下如在氷雪中面白目青肌肉消瘦此上中下三陽真氣俱虛也當歸一兩良薑附子炮各七錢茴香五錢右剉以好酒一盞半同煑至酒盡焙乾乃

入玄胡索四錢炒黃盐全蝎各三錢柴胡二錢炙甘草川楝子丁香木香升麻各一錢右細末酒麪糊丸如梧子空心淡醋湯下五七十丸

五色帶下 白如涕赤如絳黃如爛瓜青如藍黑如衃五藏俱虛五色並下皆血病胃風湯[得效]五積散[寒門]去麻黃加荊芥穗伏龍肝散妙

地榆散[寶鑑]治漏下五色黃瘦虛竭地榆三兩剉醋一升煮十餘沸空心熱服一合

寒入血室熱入血室 經不通繞臍寒疝痛脉沉緊此寒客血室○傷寒發熱經水適來適斷晝明夜譫見鬼此熱入血室柴胡四物湯[婦人]

桂枝桃仁湯[寶鑑]治寒入血室桂枝赤芍藥乾地黃酒洗各二錢甘草炙一錢桃仁三十箇薑三片棗二枚

柴胡破瘀湯[寶鑑]治熱入血室及蓄血證柴胡二錢黃芩半夏赤芍藥當歸生地黃各一錢

桃仁五靈脂
甘草各五分

經斷復行七七後天癸當住反每月却行或過多不止
四物湯血門加人參吳茱萸各一錢薑棗煎服

濟衆新編卷之六

焦錫齋

濟衆新編卷之七

内局首醫臣康命吉奉 教撰

小兒

初生曰嬰兒三歲曰小兒七八歲曰齓九歲十歲曰齠十一歲至十四歲曰童丱十五歲依大科部位三指診脉

脉法

六七至平四五至遲九至十至數弦急氣不和沉緩傷食促急虛驚浮風數熱遲寒沉細爲冷洪緊傷寒脉亂不治

病機總要

凡兒病太半胎毒小半傷食外感風寒十分之一大率脾虛肝盛腎水弱心火旺肺金受制

初生

未啼前急以綿裹手指蘸黃連甘草煎汁拭口中惡物綳裹兒後朱砂或牛黃末少許抹口中痘稀無胎瘡豆豉煎汁三匙灌口養脾消食下胎毒○乳勿太飽恐吐○桃柳桑槐嫩枝煎和猪胆溫洗

少驚風○延生第一方臍帶落後置新瓦上炭火圍燒存性末五分朱砂二分五里調生地黃當歸身煎水抹上腭及乳頭一日內盡吞無瘡疹諸疾

保護法

厚衣過煖傷皮膚○天氣和暖無風抱見日光氣血堅剛○枕豆袋○一向仰卧恐成驚疾時時回動○覆衾露兒面○三五月勿豎頭抱出○六月與稀粥○啼時勿飲乳勿見恠○乳多損胃○宜足煖頭凉常以帛護顖門風府○常以舊衣作衣不可用新

胎熱胎寒

胎熱眼閉二便閉不乳多啼釀乳方○胎寒身冷瀉青黑腹痛多啼白薑散

白薑散（入門）

嘔加木瓜丁香面青肢冷去檳榔加川芎當白薑木香官桂陳皮檳榔甘草各等分歸水煎量兒大小以綿蘸灌之

釀乳方（入門）

澤瀉五分生地黃四分豬苓赤茯苓天花粉茵蔯甘草各二分水煎令乳母捏去宿乳服之良久乳兒此釀乳法餘皆倣此○有單小便不通者心氣積熱併於小腸急用生地龍數條

竅少許研勻敷陰莖上內用鱉退燒灰入朱砂龍腦麝香少許爲末麥門冬燈心煎湯調服○有不乳尿難者乳汁四合葱白一寸煎三沸灌之

變蒸

變生五臟蒸養六腑俗謂牙生骨長陰陽水火蒸於血氣使成形體每三十二日一變三百二十日十變五蒸乃成人其症似傷寒而身熱耳尻冷上唇中發一點白疱狀如魚目熱隨發實者自愈弱者平和飲子○〔入門〕又有三大蒸初生至五百十二日變蒸畢平和飲子

平和飲子

〔入門〕白茯苓一錢五分人參甘草各五分升麻二分弱者加白朮一錢煎服可免百病此微和之藥

柴胡散

〔入門〕治變症骨熱心煩啼不已柴胡人參麥門冬甘草各二分龍膽草防風各一分煎服

繼病魃病

兒生十餘月母又有娠令兒飲乳身瘁神不爽或瘧痢伏翼燒灰細研五分粥飲下夜明砂袋盛佩之

噤口 即鵝口瘡眼閉啼聲漸小舌上聚肉如粟吮乳不得吐白沫二便通此胎熱毒流心脾以亂髮纏指蘸薄荷汁拭淨如不脫用保命散○又龍腦南星和薑汁灌之

撮口 面目黃赤氣喘啼聲不出此胎熱毒流心脾舌強唇青撮口聚面白殭蠶二枚略炒末蜜調付唇口又牛黃一錢竹瀝一合調和時抹口中

臍風 斷臍後為風濕所勝或尿濕棚裙而成面赤喘急啼聲不出臍突腹脹不能飲乳甚則發搐噤口宜宣風散臍腫荊芥煎洗後葱葉火炙候冷刮薄貼之臍出血水汁或赤腫當歸白石脂末蝦蟆燒灰油髮灰皆可付○斷臍作瘡枯白礬龍骨當歸末皆可糝○百日內見上三證手足踡者不治

保命散 〔寶鑑〕治鵝口瘡不能吮乳馬牙硝五錢枯白礬朱砂各一錢右末每取一字用白鵝糞擂水調塗舌上及口內日三次

一捻金散 〔寶鑑〕治同上雄黃三錢硼砂一錢甘草五分龍腦少許右末乾糝或蜜調塗之

宣風散（寶鑑）治臍風撮口多啼不乳口出白沫全蝎二十一箇全者酒炙爲末入麝香末一字和勻每取半字以金銀器煎湯調下

通心飲（寶鑑）治旋螺風赤腫而痛清心火通小便退潮熱連翹木通瞿麥梔子仁黃芩甘草各四分入燈心麥門煎服

香螺膏（寶鑑）治臍風腫硬如盤田螺三箇入麝香少許右搗爛搭臍上須臾再易腫痛立消

容忤中惡 客忤者小兒神氣軟弱忽有非常之物觸之或經神廟佛寺鬼氣客忤其狀口吐青黃白沫或下水穀鮮雜面變五色腹痛瘈瘲似癎但眼不上竄耳其口中懸雍以竹鍼或指爪摘破急作醋炭皂角燒煙熏之蘇合香元風門薑湯下又竈心黃土蚯蚓糞等研水調塗兒頭上及五心○中惡者卒然心腹刺痛悶亂欲死人中青黑服蘇合香元未醒皂角末吹鼻○中馬汗氣或馬鳴驚忤者取馬尾燒煙熏兒面有效

雄麝散（寶鑑）治客忤雄黃一錢乳香五分麝香一字右末每一字刺雄雞冠血調灌之仍以母衣覆兒身即愈

夜啼

有四一寒二熱三口瘡四客忤○寒則腹痛而啼面青白口有冷氣手足腹冷曲腰而啼又下半夜啼六神散○熱則心燥而啼面赤口中熱尿赤腹煖或有汗仰身而啼又上半夜啼必痰熱也到曉方息導赤散（方六）加黃芩○月內夜啼驚搐者由胎中受驚有痰抱龍丸○夜啼不止蟬退二七枚去足爲末朱砂一字蜜調下○大凡作心熱心虛治之

六神散（寶鑑）治腹冷痛夜啼白茯苓白扁豆炒各二錢人參白朮山藥炒各一錢甘草炙七分右麁末每取一錢（薑三片棗二枚）煎服

鎮驚散（寶鑑）治胎驚夜啼朱砂牛黃麝香各少許右合細研猪乳汁調稀抹入口令嚥下

燈心散（寶鑑）治小兒心燥夜啼燈花三四顆研細以燈心煎湯調塗口中以乳汁下日三○一方以

燈花七枚硼砂一字朱砂少許研細蜜調抹唇上立止

黃連飲 寶鑑治心經有熱夜啼人參二錢黃連一錢五分甘草炙五分青竹葉十片薑一片煎取汁灌口中

胎驚癇風 由孕婦嗜慾忿怒驚撲傷風兒初生即嘔吐搐掣喎斜身腰強直臍腹腫起與噤口撮口同證眉間紅赤者生青黑者死）新增胎中犢糞乳調服之○胎中鼠及新生無毛鼠雛煎服有效亦治二三歲兒急驚

辰砂膏 寶鑑治胎驚癇風及噤口風辰砂三錢玄明粉二錢硼砂馬牙硝各一錢五分全蝎真珠末各一錢麝香一字右末油紙封裹自然成膏每取一豆許薄荷湯調下或乳汁調塗乳頭上令兒吮之

急驚風 聞不常聲及六畜聲而驚由內熱或挾風邪而成實也牙關緊急搖頭竄視張口出舌角弓反

張身體掣顫手足搐搦四肢蹺攣十指開合此八候俱全十無一生男搐左視左眼上竄順女搐右視右眼下竄順先用蘇合香元(氣門)瀉青丸(肝門)龍腦安神丸(神門)牛黃抱龍丸○搐有真假假者搐搦反張斜視而牙關不緊是外感風寒內傷飲食挾驚而成也頻發不死

錢氏安神丸(寶鑑)治急驚風及心熱驚啼麥門冬馬牙硝白茯苓山藥寒水石甘草各五錢朱砂三錢龍腦二字右末蜜和兩作三十丸每服一丸砂糖水化下

(內局)**抱龍丸**(寶鑑)治驚風潮搐身熱昏睡能下痰熱乃心肺肝藥也牛膽製南星一兩無膽星則取生者剉炒熟用天竺黃五錢雄黃朱砂各二錢五分麝香一錢右末煑甘草膏丸如皂子溫水化下百日內兒一丸作三次服五歲兒一二丸服臘雪水煑甘草和藥丸作佳○(內局)臘劑去天竺黃以釣鉤藤代用

加味敗毒散(保元)治急驚風初發熱搐搦眼上視及風寒頭疼發熱咳嗽鼻塞聲重及痘疹

欲出發搐并時行瘟疫羌活獨活柴胡前胡白茯苓人參枳殼桔梗天麻全蝎殭蠶白附子地骨皮川芎甘草薑三片煎熱服○本方無錢數臨病斟酌分數用之

慢驚風 吐瀉日久或大病後或過服寒藥脾敗而成體冷或熱口眼牽引瘈瘲脉沈遲宜溫補男以瀉得爲重女以吐得爲重

錢氏白术散 (寶鑑)治吐瀉久不止津枯煩渴欲成慢驚乾葛二錢人參白术白茯苓木香藿香甘草各一錢右麁末每二錢任意煎服○一名白术散○泄瀉加山藥白扁豆肉豆蔻已成慢驚加天麻細辛全蝎白附子○驚風泄瀉煩渴皆津液內耗不問陰陽多服尤好

益黃散 (寶鑑)治慢驚風黃芪二錢人參陳皮各一錢白芍藥七分生甘草炙甘草各五分白茯苓四分黃連二分右麁末水煎時時服

加味术附湯 (寶鑑)治吐瀉後變成慢驚或因臟寒洞泄得者附子炮白术各一兩肉豆蔻煨

二箇木香甘草炙各五錢右麁末每二錢薑三片棗二枚煎服

急慢驚風通治

內局 **牛黃抱龍丸** 〔寶鑑〕治急慢驚風痰嗽潮搐能鎮驚安神牛膽南星一兩天竺黃五錢雄黃辰砂各二錢五分麝香真珠琥珀各一錢牛黃五分金箔十二片右細末水煮甘草膏丸如芡實金箔爲衣三歲兒服一丸五歲二丸十歲三五丸薄荷湯化下○〔內局〕臘劑去天竺黃以釣鉤藤代用

牛黃抱龍丸 〔入門〕治同上釣藤一兩五錢膽星八錢天竺黃二錢五分雄黃人參茯苓各一錢五分辰砂一錢二分麝香五分殭蠶三分牛黃二分爲末用甘草四兩煎膏丸如芡實金箔爲衣每服一丸或半丸薄荷煎湯磨服

星香散 〔寶鑑〕治急慢驚風搐搦竄視涎潮南星炮二錢五分木香橘紅各一錢全蝎二箇薑四片煎頻灌大便去涎愈

慢脾風慢驚之重者胃氣極虛肢冷痰涎虛熱往來面青頟汗舌短頭低眼合口噤微搐吐舌頻嘔脉沈微四君子湯氣門加生附子

黑附湯寶鑑治慢脾風危急者附子炮三錢木香一錢五分白附子一錢甘草炙五分右分二貼薑五片水煎以匙灌下若手足煖而甦省卽止

蝎附散寶鑑治慢脾風回陽豁痰附子炮二錢南星炮白附子炮木香各一錢全蝎七箇右剉取一錢薑五片煎服

天吊驚風由心肺熱痰鬱氣滯外觸風邪頭目仰視驚仰則視無啼笑無常如神祟甚者爪甲青蘓合香元氣門抱龍丸

鈎藤散寶鑑治天吊人參犀角各五分全蝎天麻各二分甘草一分○一名鈎藤飲有鈎藤一味

鈎藤膏寶鑑治驚風內釣木香薑黃各二錢乳香没藥各一錢五分木鼈子肉五箇右末蜜調成

膏收罐内以鈎藤煎湯或薄荷湯化下少許

痓痙

痓病寒熱似傷寒但脉沈遲弦細揺頭露眼噤口搐搦項強背反張如發癎終日不醒爲異亦驚風之類有二柔痓有汗身軟理中湯（寒門）剛痓無汗身強麻黄葛根湯通用小續命湯（風門）或先服烏藥順氣散（風門）

麻黄葛根湯

（入門）治太陽發熱惡寒無汗剛痓麻黄芍藥各三錢葛根一錢五分葱白七莖薑五片豆豉一合

癲癇

卒倒目瞪流涎四肢縮掣其聲惡叫過後惺惺似剛痓而四體柔似急驚而吐沫○陽癎仰卧面光啼叫脉浮在腑易治牛黄瀉心湯清心滾痰丸（神証）○陰癎身冷不能啼面黯脉沈微在臟難治鈎藤散量加官桂附子○驚癎朱砂安神丸（神門）○食癎紫霜丸○風痰癎追風祛痰丸（神門）慢驚成癎至聖來復丹（氣門）薄荷湯下一二丸

紫霜丸 寶鑑治食癇及腹有食積痰癖吐乳代赭石醋淬七次赤石脂各一兩杏仁五十箇去皮
尖巴豆三十粒去皮油右先將杏仁泥巴豆霜入
二石末相和搗千杵若硬入小蜜貯瓷器中月內
兒服麻子大一粒乳汁化下百日內服小豆大○
食癇用此取積并不虛人凡兒有熱不欲飲乳眠
睡不寧常常驚悸此皆發癇之漸即以此藥導之
減其盛勢則無驚風釣癇之患矣○一方赭石二
錢巴豆二十一粒去皮油杏仁
二十一箇右末飯丸如粟米服

疳病
多食肥甘或早食飯粥乳哺不節而得初起內熱
中滿酷嗜瓜果酸醎炭米泥土多飲水氣血虛憊
形瘦腹脹二十前曰疳二十後曰勞治忌妄表過
凉峻温驟補須扶胃兼疎導實者先疎利後和胃
不可因循以致積久成疳○疳勞潮熱盜汗骨蒸
咳嗽泄瀉脇硬面如銀不治○八物湯虛勞加柴胡黃
芪陳皮半夏使君子
蝦蟆灰鱉甲去白术

肥兒丸 寶鑑此藥消疳化積磨癖清熱伐肝補脾進食殺蟲胡黃連五錢使君子肉四錢五分人

參黃連薑汁炒神曲炒麥芽炒山查肉各三錢五分白术白茯苓甘草炙各三錢蘆薈碗盛泥裹糠灰火煨透二錢五分右末黃米糊丸如菉豆米飲下二三十丸

肥兒丸 入門 治身黃肚腹脹急脇硬痞塊泄瀉瘦弱

黃連薑炒神麯炒各一兩麥芽炒肉豆蔻煨使君子各五錢檳榔木香各二錢右細末猪膽浸糕丸如麻子每三四十丸米飲下○去豆蔻檳榔木香加蕪荑青皮名黃連肥兒丸治諸疳疳眼

煑肝丸 寶鑑 治疳眼盲膜不見物夜明砂青蛤粉穀精草各等分右細末小兒一錢七歲以上三錢猪肝一大片批開摻藥麻線縛定米泔半碗煑肝熟取出肝湯則傾碗內熏眼取肝分三次嚼訖却以肝湯下一日三服十日必退如大人肝雀目空心服至夜便見物

諸熱

肝熱多驚怒尋衣左頰先赤寅卯時甚瀉青丸五臟○心熱壯熱飲水合睫咬牙發驚上竄額先赤搖頭巳午時甚導赤散六腑○脾熱面黃肚大身熱渴飲鼻先赤嗜臥夜盃甚瀉黃散五臟○肺熱右頰先

赤寒熱咳嗽喘悶壯熱飲水日西時甚瀉白散（五臟）
○腎熱熱虛熱身重足熱脛骨蘊蘊如蟲蝕狀願先
赤下竄畏明六味地黃丸（五臟）○實熱氣麁渴飲尿
赤澁大便硬掀衣暴叫唇焦黑四順清涼飲（火門）○
虛熱病後虛弱日數三次發熱不渴自汗困倦不
食乳大小便如常四君子湯（氣門）錢氏白朮散補中
益氣湯（內傷）加
地骨皮鱉甲

小兒清心丸（內局）

［寶鑑］治諸熱及驚熱煩燥人參茯神防
風朱砂柴胡各二錢金箔三十片右末
蜜丸如梧子每一丸竹瀝調
下○［內局］臘劑加犀角牛黃

天乙丸

［寶鑑］凡小兒生理本天一生水之妙凡治病
以水道通利爲捷徑此方清心利小便所以
散火也凡小兒蘊熱丹毒驚風痰熱變蒸發熱之
病用之最當而嘔吐瀉利無不治也澤瀉三錢滑
石猪苓各二錢五分燈心一兩六錢以米粉漿水
洗晒乾爲末入水澄之浮者爲燈心取二錢五分
赤茯苓白茯苓茯神各一錢七分右末用人參一
兩煎膏丸如櫻桃朱砂爲衣金箔裹之每一丸以

燈心麥門冬湯或薄荷湯化下

諸積 有傷乳傷食而身熱惟肚熱甚耳夜間熱者傷積之驗也○癖積在兩脇下痞塊者時痛寒熱肚熱咳嗽吐痰面黃腹脹便青泄尿如油腸鳴夜發熱

消乳食丸〔入門〕行氣消乳食香附一兩砂仁陳皮三稜蓬朮神麯麥芽各五錢右末糊丸如麻子每二十丸紫蘇煎湯下

消食餅〔回春〕治小兒傷食皮黃肌瘦肚腹脹大用此焦餅令兒常食之蓮肉山藥炒白茯苓神麯炒麥芽炒白扁豆炒各等分右細末每四兩入麵一斤以水和勻烙焦如餅使兒食之○一方有山查芡仁

白餅子〔寶鑑〕腹中有癖則不食但飲乳此主之滑石輕粉白附子南星炮各一錢爲末巴豆二十四粒去皮膜水一升煑水盡爲度右研勻糯米飯丸如菉豆捏作餅子三歲以下一二餅三歲以上

三五餅葱白湯下○一名玉餅子一名白玉餅

尅堅膏

回春專貼小兒癖塊發熱羸瘦者木鱉子穿山甲川烏甘草甘遂當歸右剉各八錢先用真香油一斤入鍋內將前藥熬成灰濾去滓再慢火熬滴水不散方下黃丹八兩熬滴水成珠方下細藥入內再不見火蘆薈阿魏硼砂皮硝水紅花子各五錢硇砂三錢麝香一錢右細末入內攪勻不熬攤爲膏藥貼時先用皮硝水洗皮膚以膏貼癖二三日後覺肚內疾作疼四五日發痒糞後有膿血之物是其驗也水紅花子即蓼花子也

消癖清肌湯

新增治腹有癖塊寒熱如瘧口渴尿赤盜汗咳嗽或晝歇夜發柴胡鱉甲各一錢黃芩山查肉神麯白芍藥各七分半夏地骨皮入參木通各五分胡黃連甘草各三分薑三片煎服甚則加稜蓬虛則加苓朮

萬安膏

新增治傷食吐瀉心腹絞痛或痢疾腹痛平胃散六腑水煎調蘇合香元氣門二三九入蜜少

許不拘時服

好吃泥土乃脾虛胃熱所致面色青黃或蟲動不急治生癖症清脾養胃湯又方好黃土爲末濃煎黃連汁和爲餅服之名黃金餅

清脾養胃湯保元石膏黃芩陳皮白术白茯苓甘草胡黃連使君子等分煎服或爲末放於飲食內令兒服

吐瀉乳食過飽生冷不節脾虛則瀉胃虛則吐久則成慢驚與癖當分虛實○傷寒乳或外感風寒而吐腥臊瀉青白身凉不渴是寒理中湯寒門或先瀉後吐乃虛冷四君子湯風門○傷熱乳或感暑而吐酸臭瀉黃赤身熱面赤是熱益元散暑門合四苓散寒門或先吐後瀉熱在脾胃白虎湯寒門○傷風吐瀉木克土憎寒壯熱頭疼咳嗽氣促盖熱者先服鈎藤散後服益黃散冷者先服益黃散後服鈎藤散○內傷乳食腹脹吐瀉如抱壞雞卵臭消乳食丸○腹痛吐乳萬安膏○傷濕吐瀉身重腹脹尿澁瀉

下如水傾出腹不痛燥濕湯(錢氏)平胃散(錢氏)虛者異功散(錢氏)○吐瀉久不止氣下陷升陽益胃湯補中益氣湯(東垣)內虛渴錢氏白朮散○吐瀉日久臟寒氣脫面青肢冷四君子湯加木香訶子肉豆蔻陳皮臟寒甚欲作慢驚附子理中湯(入門)

香橘餅(寶鑑)治初生停乳吐瀉厚朴神麯麥芽縮砂各五錢木香橘皮青皮各二錢五分右末蜜丸如芡實每一丸以紫蘇葉煎湯或米飲任下

木瓜丸(寶鑑)治初生吐不止木瓜麝香木香檳榔膩粉各一字右末麵糊丸如黍米甘草湯下一二丸

燒針丸(寶鑑)治內傷乳食吐瀉不止危甚者黃丹朱砂白礬枯各等分右末棗肉丸如芡實每一丸用鍼挑於燈焰上燒存性乳汁或米飲化下此藥清鎮專主吐瀉

助胃膏(寶鑑)治小兒吐瀉和脾胃進乳食山藥五錢人參白朮白茯苓陳皮甘草各二錢五分木

香一錢縮砂二十箇白豆蔻七箇肉豆蔻二箇右末蜜丸如皂子每一丸米飲化下或爲末木瓜湯調下一錢

啓脾散入門百病愈後俱用此藥調脾蓮肉一兩白朮白茯苓山藥炒神麯炒山查肉各五錢人參豬苓去皮澤瀉藿香木香當歸身白芍藥微炒砂仁炒各三錢肉豆蔻煨三箇陳皮二錢甘草一錢右末薑湯任意調服驚風後加辰砂滑石各二錢調服

土龍膏俗方治暑熱入心肺身熱煩渴吐瀉小便不利地龍大者十餘條入黃土泥餅中作團如鵝鴨卵慢火煨熟浸香薷煎湯或車前子糯米同炒煎湯澄取用微溫和些蜜頻服○一方真黃土化水煎數沸入地龍旋即傾出待清取用

感冒風寒貪睡口中熱呵欠煩悶傷風也頭目痛畏人畏寒傷寒也頭身痛鼻涕咳嚏頰赤眼澁山根青皆傷風寒通用參蘇飲隨○新增葱鬚細切入真油煎一二沸服之治感冒及痰嗽又治驚風

初起

人參羌活散（寶鑑）治傷風寒發熱羌活獨活柴胡前胡枳殼桔梗人參赤茯苓川芎甘草各二分天麻地骨皮各一分薄荷三葉

惺惺散（寶鑑）治傷風發熱痰嗽煩渴人參白朮白茯苓桔梗川芎白芍藥瓜蔞根甘草各二分五里細辛薄荷各一分薑二片

痰涎喘嗽 痰者風苗火靜則伏於脾動則壅於肺痰火交作則咳喘瀉白散（五臟）合導痰湯（痰嗽）寒嗽華蓋散（咳嗽）熱嗽清金降火湯（咳嗽）〇涎者脾肺虛而流溢在咽喉如水雞聲喘嗽煩悶〇抱龍丸〇馬脾風者寒邪入肺寒鬱為熱痰喘上氣肺脹齁䶎若不速治立危

馬脾風散（寶鑑）治馬脾風辰砂二錢五分甘遂一錢五分輕粉五分右末每取一字以溫漿水少許上滴香油一點抄藥在油花上待沉下却去漿水灌之神效

泄痢

疳痢瀉青白黃沫水痢色變無常目胞腫腹脹好飲水漸瘦瘠蘇感元（大便）赤痢黃芩芍藥湯（大便）白痢益元散（暑門）赤白痢六神丸（大便）○一方五倍子炒黃末烏梅末水浸丸如彈子每一丸白痢米飲赤痢薑湯水瀉冷水下

腹痛腹脹

腹痛者身熱口渴便秘尿赤腹熱暴痛暴止積熱黃芩芍藥湯（大便）面青白肢逆冷甚則吐瀉臟寒理中湯（寒門）乳食所傷痛消乳食丸○諸痛大同小異惟蟲痛小兒多有口出涎沫發無時肩背痛食則加痛唇紫黑蓋早食肥甘濕熱化生或傷冷胃寒痛安蛔理中湯（寒門）練陳湯（蟲門）○腹脹者喘嗽悶亂有積實也紫霜丸不喘無積虛也六君子湯（痰飲）○諸脹皆由脾胃虛氣不升降當分新舊虛實補脾消導如一時壅滯脹悶急下通利○盤腸痛者因寒鬱小腸臍腹刺痛似內釣但盤腸則曲腰乾啼額汗爲異蓋傷食成霍而痛急以蔥白搗炒熨臍腹蘇合香元（氣門）薑湯下

乳香散〔寶鑑〕治盤腸內吊腹痛乳香沒藥各少許細研另取木香一塊於乳鉢內磨水一分滾數

沸調乳沒末服之

消積丸 寶鑑治乳食傷積腹脹氣急丁香縮砂各十二箇使君子肉五箇烏梅肉巴豆肉各三箇右末飯丸如麻子每三丸或五丸橘皮湯下

安蟲散 寶鑑治蟲痛胡粉炒黃檳榔苦楝根鶴虱白礬半生半枯各二錢右末每服一字大兒五分米飲調下○或以米糊丸如麻子一歲兒五丸溫漿水入清油打勻送下名曰安蟲丸

苦楝丸 新增治小兒多食膏粱甘味化為蚘蟲經年不愈苦楝根鶴虱朱砂各一兩檳榔五箇麝香一錢右細末麵糊丸如小豆每三丸白湯下日三

五軟五硬 五軟者頭項軟天柱骨倒補中益氣湯亦有熱者○手軟肝虛無力不舒伸○脚軟行遲髓虛筋弱不能束骨腎氣丸加鹿茸牛膝五加皮○身軟身熱筋瘦飲食不為肌膚四君子湯門頁或補中益氣湯○口軟語遲胎中因母驚使心神虛舌本不通蓋五軟稟受不足或久瀉大病後

虛弱而成〇五硬者頭項手脚身口強直冰冷乃肝受風烏藥順氣散闖

涼肝丸（入門）治肝膽伏熱唇面俱紅肌膚熱筋緩項軟又治痘後目赤腫痛黃芩茺蔚子玄參酒洗大黃酒炒知母各一兩防風二錢人參赤茯苓各一錢五分右末蜜丸如菉豆量兒大小食後茶清下

健骨散（寶鑑）治頭軟頭不能正頭軟者天柱骨倒也白殭蠶炒爲末每服五分或一錢薄荷泡酒調下日三

薏苡丸（寶鑑）治手軟薏苡仁當歸秦艽酸棗仁防風羌活各五錢右末蜜丸如芡實荊芥湯化下

鹿茸四斤丸（寶鑑）治身軟筋骨痿弱肉蓯蓉牛膝木瓜兔絲子熟地黃鹿茸天麻杜冲五味子各等分爲末蜜丸如梧子溫酒或米飲下三五十丸〇一名加減四斤元

菖蒲丸（寶鑑）治心氣不足五六歲不能言石菖蒲人參麥門冬遠志當歸川芎各二錢乳香朱砂

各一錢右末蜜丸如麻子每一二十丸米飲下日三服

五加皮散〔寶鑑〕治三歲不能行五加皮二錢五分牛膝酒洗木瓜各一錢二分五里右末每一錢米飲調下

解顱頭縫開角不合由腎氣不成腦髓虛也八味元腎氣丸並臟五八物湯十全大補湯並虛或南星白斂末醋調貼顱上

人參地黃丸〔保元〕治腎氣不成顱顖自開及血氣不充筋骨呈露如鶴之膝六味地黃丸五臟去澤瀉加人參鹿茸一方或加當歸鹿茸牛膝

顖填顖陷顖填者顖門腫起因乳哺失常或寒熱乘脾寒氣上衝牢鞕補中益氣湯內傷熱氣上衝柔軟瀉青丸五臟○顖陷者顖門成坑因臟腑有熱渴飲致泄痢脾胃虧陷補中益氣湯或十全大補湯虛勞加附子或黃狗頭骨炙黃末雞子清調付

髮不生齒不生 髮不生者氣血不能榮上○齒不生者髓不充骨 十全大補湯虛勞加鹽炒知母

黃栢吞腎氣丸五臟或雄鼠糞二十枚每日一粒揩

齒齦老鼠脊骨末入麝香少許鍼刺齦數處擦日三四

蓯蓉元 〔寶鑑〕治髮不生當歸生乾地黃肉蓯蓉白芍藥各一兩胡粉五錢右末蜜丸如黍米每十九黑豆湯下兼磨化二三十丸塗擦頭上

龜背龜胷 龜背者風入脊骨或生太早背突如龜背何首烏末調龜尿付脊骨凸○龜胷者肺熱脹滿胷骨高起蓋因乳母多食辛熱痰嗽喘急瀉白散五臟加酒炒片芩薑炒山梔痰盛合二陳湯痰飲

松蘂丹 〔寶鑑〕治龜背松花枳殼防風獨活各一兩麻黃大黃前胡桂心各五錢右末蜜丸如黍米粥飲下十九

百合丹 〔寶鑑〕治龜胷大黃七錢五分天門冬杏仁百合木通桑白皮枳殼甜葶藶石膏各五錢右

末蜜丸如菉豆白湯
下五七丸至十丸

滯頤 熱涎流出稠粘漬於頤間胃火上炎通心飲
瀉黃散（五臟）○冷涎清而自流胃虛不能收約

木香半夏丸（寶鑑）治胃虛冷涎木香半夏麴丁香各
五錢白薑白朮青皮陳皮各二錢五分
右末蒸餅丸如
麻子米飲灌下

丹毒 有赤白皆因母食五辛及尿衣不乾濕熱之毒與
血相搏而風乘之自腹出四肢易治自四肢入腹
難治百日內發者及入腎入腹則必死急以細鍼
刺出惡血卽消犀角地黃湯（血門）犀角消毒飲（皮門）升
麻葛根湯（寒門）或焰硝大黃等末井水調勻雞羽塗
之又蚯蚓糞二分焰硝一分新汲水調敷○（新增
經驗）馬齒莧擣付色變易之神效冬則
青黛代用○南瓜去皮割付水流卽愈

諸瘡 因孕婦七情之慾飲食之毒發於頭面胸背四肢
初生月內發者淺一二歲發者深消毒保嬰丹（痘瘡）
犀角地黃湯（血門）外用兒糞以雞羽刷瘡上或臘
猪脂付之或春柳條荊芥夏棗葉槐枝秋苦參煎

湯温洗癩頭瘡防風通聖散[illegible]酒製爲末每一錢煎服○外以黃蠟膏[illegible]付之○詳見諸瘡門參考

大連翹飲〔寶鑑〕治諸瘡甘草四分柴胡黃芩荊芥各三分蟬殼二分五里連翹車前子瞿麥滑石惡實赤芍藥梔子木通當歸防風各二分燈心十莖竹葉二片

生料四物湯〔寶鑑〕治同上生地黃赤芍藥川芎當歸防風各三分黃芩薄荷各二分

牛黃解毒丹〔保嬰〕治小兒胎瘡諸熱甘草金銀花各一兩紫草茸酒洗五錢牛黃三錢右末煉蜜丸如梧子量兒大小薄荷或蟬退湯化服○〔彙編〕金銀花紫草茸各一兩甘草五錢牛黃三錢或加蟬退製法服法同上

猪膽散〔新增〕治胎毒黃丹石雄黃乳香沒藥白芷王不留行各一錢右末猪膽一部調塗

痘疹

痘瘡預防 每遇冬温煖恐春發痘預服黑荏油一升逐日飲令盡永不出痘

稀痘兎紅丸（寶鑑）一名太極丸臘月初八日取生兎一隻取血以蕎麥麵和之少加雄黃四五分候乾成餅九初生小兒三日後與菉豆大者二三丸乳汁下一歲兒五丸或七丸三歲後十五丸服久則遍身發出紅斑是其驗也有終身不出痘疹者雖出亦稀小兒已長會飲食者就以兎血啖之尤妙或云不必八日但臘月兎亦可用然終不若八日佳

三豆飲（寶鑑）赤小豆黑豆菉豆各一升甘草五錢右水煮熟逐日飲汁喫豆任意服已染則輕解未染者服之過七日永不出

內局**消毒保嬰丹**（保元）未經痘者每春分秋分時服一丸痘毒能漸消化纏豆藤即毛豆梗上纏繞細紅藤八月間採陰乾一兩五錢赤豆七十粒黑豆三十粒山査肉牛蒡子生地黃辰砂各一兩升麻連翹各七錢五分荊芥防風獨活甘草當歸赤芍藥黃連桔梗各五錢經霜絲瓜長五寸者二箇燒存性右極細末和勻淨砂糖拌丸如李核每服一丸濃煎甘草湯化下○右藥預辦精料遇春

分秋分或正月十五日七月十五日修合務在精誠忌婦人猫犬合時向太陽祝藥曰神仙真藥體合自然嬰兒吞服天地齊年吾奉太上老君急急如律令勅一氣七遍○〔入門〕有七夕製法

痘有五般症　肝為水疱色青而小肺為膿疱色白而大心為斑色赤而小脾為疹色赤黃而小歸腎變黑凡痘疹一色大小不等吉或二三色相合凶

痘瘡治法　或發或瀉或解肌或化毒涼血清肺調其臟腑平其飲食謹禁忌嚴攝養適寒溫始終無他症不可下當用平和藥頻與乳食不受風冷可也

發熱三朝　初起似傷寒呵欠噴嚏耳後有紅筋尻足耳尖冷睡中急驚眼澁暴熱肌綳急熱甚或驚搐切不把持使氣血流通可也○昏睡喜嚏悸者將發痘四臟俱有症腎獨無候疑似未辨升麻葛根湯參蘇飲雞挾驚痰壅薄荷湯化抱龍丸或瀉青丸五臟腰痛痘必黑陷神解湯盖未出發散已出忌發散自初熱至出痘終日或吐瀉無妨宜多汗而能食免黑陷渴則金銀花茶糯米茶紅花子茶

三豆飲切忌冷水○熱盛發搐爲吉紅綿散調加味六一散表之

加味敗毒散(寶鑑)發熱似傷寒未辨疑似間服此解表柴胡前胡羌活獨活防風荊芥薄荷枳殼桔梗川芎天麻地骨皮各三分煎服宜加紫草蟬殼紫穗麻黃葱白汗之○本方除參苓恐助火也

紅綿散(寶鑑)全蝎麻黃荊芥穗天麻甘草各五分更加薄荷紫草蟬殼煎服

加味六一散(寶鑑)治熱毒大盛狂言煩渴及痘瘡紅紫黑陷滑石六兩研水飛甘草細末六錢辰砂水飛三錢片腦三分另研別入右和勻春秋以燈心煎湯調下夏月以新汲水調下三五歲兒服一錢十歲服二錢發熱初用加味敗毒散調下能解毒稀痘出痘紅紫者亦效

神解湯(寶鑑)治發熱欲出痘而腰痛柴胡一錢五分乾葛一錢麻黃白茯苓升麻防風各八分甘草五分煎服溫覆出汗不汗再進一服免出腎經之痘此法甚奇

四物解肌湯（寶鑑）即升麻葛根湯隮去甘草代黃芩也○凡傷寒痘疹疑似未辨以辛涼藥調之即此湯也

出痘三朝 痘瘡初出與麻疹痱瘡相似但痘根窠紅活頂圓突堅實捫之碍手者痘也○發熱一日或二日出者爲重微熱三日後出或四五日身涼見痘爲輕○出盛而內外壅熱煩渴狂譫猪尾膏○痘瘡初出如粟米黍米菉豆大似真珠光澤明淨爲吉○一出即變黑腎症也爲凶保元湯加紫草紅花○色紅赤手摸皮軟不碍指名賊痘過三日變成水疱甚至紫黑疱危也保元湯加紫草蟬退紅花已成水疱保元湯合四苓散隮

消毒飲（寶鑑）治痘不快出及胃前稠密急用三四服快透解毒鼠粘子二錢荊芥穗一錢生甘草防風各五分煎服或加山査子酒芩紫草服或和犀角磨汁服尤佳

犀角消毒飲（寶鑑）治痘疹未能快透或已出熱尚未解急服此藥鼠粘子二錢荊芥穗防風

黄芩各一錢犀角屑甘草各五分

化毒湯〔寶鑑〕治痘出不快且令稀少紫草茸一錢升麻甘草各五分入糯米五十粒

解毒防風湯〔寶鑑〕凡痘出速且密或七日後壯熱毒盛氣弱聲啞防風一錢地骨皮黄芪白芍藥枳殼荊芥穗鼠粘子各五分

透肌湯〔寶鑑〕治痘不快透紫草白芍藥升麻各一錢糯米五十粒

加味四聖散〔寶鑑〕治痘出不快或陷伏倒靨一切惡候紫草茸木通木香黄芪川芎人參甘草各四分蟬殼二分入糯米百粒

紫草飲〔寶鑑〕治痘瘡出不快三四日隱隱將出未出紫草二兩以百沸湯一大椀沃之以物蓋定勿令氣出候溫服半合或一合痘即出○治痘紫草皆當用茸有發出之功今人用根反利大便大便泄者勿用

絲瓜湯〔寶鑑〕發痘疹最妙取絲瓜連皮子燒存性爲末砂糖溫水調下半匙許或以紫草茸甘草煎湯調服或煎服

連翹升麻湯〔寶鑑〕治瘡疹一發便密如蚕種或如一糠粃毒盛者卽升麻葛根湯寒門加連翹一味也

九味神功散〔保元〕痘出毒氣太盛血紅一片不分地界如蚊蚕種或諸失血或吐瀉七日以前諸症可服解毒黃芪蜜水炒人參白芍藥酒炒生地黃酒洗紫草茸紅花鼠粘子炒研各一錢前胡甘草各五分○熱甚加黃芩黃連並酒炒各一錢○有驚加蟬退○若痘粒淡黑色者有寒乘之加桂一錢○大便閉加大黃○

起脹三朝 順痘則自昨始有脹意先出者先起次第漸起毒之淺深與虛實全在此關盖上體已脹下體緩慢者無害下體已脹上體緩慢者逆若起脹時漿滯不行頂陷不起或風寒所尅水楊湯洗

浴痘密勢重九味神功散熱加芩連連翹淡黑加官桂血熱太紫紅四物湯（血門）加紫草紅花黃芩或保元湯加芎歸木香泄瀉脾胃大虛保元湯加官桂木香頂平色枯恐陷伏保元湯有痘長大而紫黑手摸痛名痘疔保元湯加惡實荊芥芩連外用銀簪挑破疔頭令父母吮去惡血中黑陷外白起或外黑赤內白陷氣虛血熱保元湯加芎歸木香原不起頂灰白中陷氣虛單人參湯（氣門）○五六日頂尖滿起如皷釘捫之碍指光澤明潤肥滿紅活或出不快直待起脹時陸續出如粟米於痘空隙處圓淨者吉根窠全不起頭面紅腫如鄒瓜之狀或痘疔黑中有眼如鍼孔或遍身陷伏腹脹不食氣促神昏者凶

內托散（寶鑑）活血均氣調胃補虛內托瘡毒使之盡出令易收易靨即癰疽門十宣散加白芍藥一味也○若紅紫黑陷屬熱毒者去桂加紫草紅花黃芩若淡白灰黑陷伏屬虛寒者加丁香當貫膿而不貫膿者倍人參黃芪當歸煎熟入人乳好酒溫服

歸茸湯〔保元〕治痘瘡已成出齊而難脹或已脹齊而難靨者由內虛故耳蓋痘既出灰白色及頂平不起或陷伏者氣血大虛也宜此方嫩鹿茸酥炙當歸身酒洗每剉五錢好酒煎溫服

紫草膏〔寶鑑〕治痘疹不起脹白附子麻黃紫草茸甘草各五錢蟾酥一錢全蝎二十箇白殭蚕炒八箇右細末另將紫草一兩剉熬成膏又用蜜二兩入酒半盞煉過同紫草膏攪勻調藥末丸如皂角子一歲兒半丸三歲兒一丸用之紅紫黑陷者紫草湯化下淡白灰陷者好酒化熱服

貫膿三朝

痘以胃氣爲主胃氣升騰化毒成膿自肌肉上貫起漸至頂尖充滿光潤者順○當結膿窠而不結由血熱相摶毒氣內外灌注必復入心宜猪尾膏若化膿不滿者氣血因寒小緩宜保元湯加乾薑官桂糯米血虛色淡者四物湯衄去地黃加紅花少許中空乾燥無膿血枯小物活血散加當歸○貫膿時九竅愼宜封閉飲食藥餌極忌寒涼解毒及發滲之劑若傷脾胃清氣下陷不能貫膿不治○若畧有清水根窠紅活猶有生意內托散倍人參黃芪當歸煎入好酒人乳各半盞溫服

此貫膿之巧法也○若未曾解毒則至此水不能化反歸胃胃病則不能成就或吐瀉陷伏宜定中湯○若壯熱毒盛氣弱聲啞宜解毒防風湯○焮行疱裏肥滿黃色或蒼蠟色或黃綠色者吉頭面先回焮四肢方纔起脹者吉貫膿時或吐瀉不食腹脹聲啞寒戰咬牙痘爛無膿肌肉黑者凶貫膿純是清水皮白薄如水泡三四日遍身抓破或痘中乾枯全無血水皮白乾如豆殼者凶

收靨三朝

將靨時焮老痂結如果熟蔕落氣收血平光色始斂自上而下按之堅硬蒼蠟色或黃黑色或似紫紅葡萄色者佳○當靨不靨謂慢有毒盛不結痂者猪心龍腦膏妙○若發熱蒸蒸甘露回天飲○綳織不收靨異功散調四糞散妙○寒戰咬牙足膝如水耳尻反熱起脹貫膿收靨時極忌乃氣血虛宜保元湯加桂甚者異功散救之○痘痂不焦是內熱蒸外散漫而行者宣風散導之生犀磨汁解之必着痂矣○痂落從頭上至背胸手腹腰足節節緩緩靨下者吉自下先靨者凶○靨謝後瘢紅者吉白無血色者凶補氣血藥預防之○或一時盡黑非靨火極攻裏即凶遍身皆靨惟數

顆、不靨者凶

甘露回天飲（寶鑑）砂糖屑半盞入百沸湯一碗調服

通治 首尾保元湯爲主○不快出不起脹不貫膿不收靨通用猪尾膏救之○凡出痘起脹回漿貫膿頂陷不起漿滯不行俱以水楊湯浴之

保元湯（寶鑑）人參二錢嫩黃芪甘草各一錢薑一片○一二日初出乾紅少潤此毒尚淺宜用活血匀氣兼解毒之藥加白芍藥一錢當歸五分以活血加陳皮五分以匀氣加玄參鼠粘子各七分以解毒○二三日根窠雖圓而頂陷者爲氣虛弱血亦難聚宜加川芎官桂○四五日根窠雖起色不光澤爲氣弱血盛宜加白芍藥官桂糯米○五六日氣盈血弱色昏紅紫宜加木香當歸川芎○六七日不能成漿爲氣血少寒不能制宜加官桂糯米○七八日毒雖化漿而不滿宜加官桂糯米發陽助漿○八九日漿不冲滿氣弱而險宜加糯米以成漿○十一日十二日血盡漿足濕潤不斂

者內虛也加白朮白茯苓助其收斂〇十三十四十五日毒雖盡解或有雜證相仍只以此藥隨證加減不可用大寒大熱之劑恐致內損之患

解毒 疎則無毒密則有毒宜酒炒芩連清凉之劑解瘡毒〇痘初出如肖前稠密急服消毒飲加山查子酒黃芩紫草茸太多犀角地黃湯衄出如蚊蛟色黑者毒氣與熱相搏宜猪尾膏〇毒鬱蔵燥黑陷驚狂譫忘加味六一散〇解痘毒三豆飲絲瓜湯熱者解毒湯際虛者保元湯加川芎官桂糯米

加味犀角消毒飲（寶鑑）治痘疹毒氣壅遏未能勻透及口舌生瘡不能吮乳鼠粘子一錢二分甘草五分防風升麻各三分荊芥穗麥門冬犀角屑吉更各二分

神功散（寶鑑）治痘毒太盛以此解之毒氣即散陷者即起川芎當歸升麻甘草各六兩右麄末一起取東流水煎三次每次用水三碗文武火煎至一碗半濾下又煎二次共藥水四碗半聽用又用好朱砂四兩以稍袋懸入磁罐加煎藥水封固水煑盡為度取出焙乾為末以紙羅過聽用再以引

經散用糯米二三合以紙包緊外用黃泥固濟入火煉紅冷定打碎取米黃色者用之白色者不用每服以朱砂末一錢米末一錢煉蜜二匙好酒二匙百沸湯一小鍾一共一處調勻用茶匙喂盡取效

黑散子

〔寶鑑〕解痘毒初出服此便消不出臘月猪糞瓶子盛尾片盖口火煨存性放冷研細每二錢新水調下

照燈影法

〔寶鑑〕凡痘形色雖險若燈光影與痘根圓暈相爲周旋根窠紅活榮影深厚則皆可調治若根窠不紅不起血死不活榮無影者雖輕難治故白日亦必用麻油紙撚照之眼法神巧全在於此

痘疹宜食物

〔寶鑑〕宜食菜豆○赤小豆○黑豆○雄猪肉○石首魚○廣魚○鰒魚○山藥○海松子○葡萄○煨栗子○蔓菁○蘿葍○芫荽○軟白飯○泄瀉糯米粥○起脹蕎麥麪母酒○雪糕○砂糖

浴法（寶鑑）氣血虛弱或爲風寒所尅不能起脹成漿貫膿或枯燥陷伏胡荽煎湯浴之○兎皮毛煎湯臘猪肉煮湯並可

水楊湯（寶鑑）楊柳五斤春冬用枝夏秋用葉洗淨搗碎取長流水一大釜煎六七沸去渣將三分之一注盆中先用保元湯加川芎桂皮糯米煎服乃乘熱洗浴良久以油紙撚點燈照之纍纍然有起勢陷處肖圓暈紅絲此漿影也漿必滿足如不滿又如前浴弱者只浴頭面手足勿浴背如照燈而無起勢則必添湯久浴使透徹肌肉踈通內外令毒氣隨煖氣而發也此藥升提開豁萬竅枯者轉潤白者轉紅陷伏者自起矣冬寒則溫房內浴之

痘瘡諸症 聲音不問痘已出未出失聲者身溫解毒防風湯身冷內托散倍吉更○咽喉痛痘出咽喉痛消毒飲如聖飲毒入臟腑猪尾膏○驚搐欲發瘡疹先身熱驚跳搐搦非驚風加減紅綿散瀉青丸（臟五）導赤散（腑六）○嘔吐凢顯痘疹而吐瀉者吉謂邪氣皆出也痘出後忌之宜定中湯○寒甚腹

痛吐瀉理中湯(瀉門)加木香丁香肉豆蔻○吐瀉異功散木香散參苓白朮散補中益氣湯(隨症)內○痰喘前胡枳殼湯痘紫黑陷伏痰盛先用抱龍丸以降痰○煩渴脾胃虛津液少不可與冷水木香散保元湯加麥門冬五味子或參苓白朮散加乾葛天花粉五味子或定中湯○痒痛血不榮肌小活血散百花膏內托散去桂倍白芷當歸木香○寒戰氣虛保元湯加桂血虛保元湯加川芎當歸○咬牙乃熱毒入臟腑加味宣風散○失血犀角地黃湯(血門)尿澀導赤散或大連翹飲○便秘四順清涼飲(伏門)油漿法○斑爛痘毒出盛表虛難靨致肌肉壞爛膿不乾作痛敗草散硝膽膏穢氣衝觸發痒爪破宜內托散○倒靨痘形陷伏內傷氣虛內托散保元湯○外感及觸穢調解散○黑陷毒氣入裏心神昏悶猪尾膏四糞散○護眼痘出太盛恐入眼消毒飲加酒炒芩連桑白皮草龍膽外塗臙脂膏

如聖飲(寶鑑)治咽喉痛麥門冬桔梗各一錢鼠粘子甘草各五分入竹葉三片

加減紅綿散（寶鑑）治痘未出先驚搐麻黃荊芥穗全蝎天麻薄荷紫草茸蟬殼各五分葱白一莖

定中湯（寶鑑）收斂胃氣止吐瀉神妙取真正黃色土不雜沙石者一塊置碗内以百沸湯泡之以盖合定候温右用兩酒盞和水飛雄黃末一錢水飛朱砂末五分少加砂糖温服二服立止

異功散（寶鑑）治痘靨之際頭温足冷腹脹渴瀉如寒戰咬牙腹脹足冷過膝者用此救之木香當歸各三分五里桂皮白术白茯苓各三分陳皮厚朴人參肉豆蔻煨丁香各二分五里附子炮半夏各一分五里薑三片棗二枚〇此等症亦多屬熱不可不察有熱則不可用

木香散（寶鑑）治痘瘡腹脹渴瀉木香丁香桂枝陳皮半夏赤茯苓人參訶子皮大腹皮前胡甘草各三分薑三片〇冷症可用有熱則不可用

前胡枳殼湯（寶鑑）治痘出後痰盛喘急前胡枳殼大黃赤茯苓甘草各六分

紅花子湯〔寶鑑〕治痘渴及痘不快出紅花子一合煎服

烏梅湯〔寶鑑〕治同上黑豆菉豆各一合烏梅三箇煎服○一方甘草瓜蔞根各二錢煎服

小活血散〔寶鑑〕治血不榮肌痒痛白芍藥細末每一錢淡酒調下○百花膏白蜜署用湯和時時鷄羽刷身上

紫草木通湯〔寶鑑〕治痘瘡不快煩燥咬牙尿澁紫草茸木通人參赤茯苓糯米各四分甘草二分

油醬法〔寶鑑〕治大便久不通香油清醬各一合攪令十分和匀以小竹筒揷入肛門內取油醬灌入竹筒內令人吹之令漸入或以物推入肛內卽通

敗草散〔寶鑑〕治痘瘡斑爛多年蓋屋上爛草晒乾細末糝之若渾身瘡爛則攤於席上令坐卧其上此草經霜雪雨露感天地陰陽之氣善解瘡毒

硝膽膏（寶鑑）治同上芒硝爲末調猪膽汁塗之無芒硝則焰硝亦可

調解散（寶鑑）治外感及觸穢謂倒靨當溫散寒邪青皮陳皮桔梗枳殼當歸紫蘇葉半夏川芎紫草茸木通乾葛甘草各三分人參一分五里薑三片棗二枚

猪尾膏（寶鑑）治痘瘡陷伏倒靨不起發或毒氣入裏黑陷危惡者龍腦一錢刺取小猪尾尖血丸如小豆淡酒或紫草飲化下熱盛則新汲水化下神驗蓋猪尾無一時休息取振掉發揚之意也

百祥丸（寶鑑）治痘紫黑陷伏寒戰口噤戛齒危證紅芽大戟不以多少陰乾漿水煮軟去骨晒乾復納汁中煮汁盡焙乾末水丸如黍米每一二十丸研脂麻湯下此方太峻宜代以棗變百祥丸加味宣風散

棗變百祥丸（寶鑑）治痘黑陷及大便秘結紅芽大戟去骨一兩大棗去核二十枚右水二盞同煎水盡爲度去大戟不用將棗肉作丸如上法服之蓋大戟性峻以棗變者緩其性也

宣風散（寶鑑）治痘青乾黑陷煩渴腹脹而喘二便赤澁乃熱蓄於內宜服黑丑四兩取頭末一兩半生半炒陳皮甘草各二錢五分檳榔兩箇右細末二三歲兒服五分四五歲已上兒一錢蜜湯下

加味宣風散（寶鑑）治同上即宣風散加青皮二錢五分也依上法服之先下黑糞次下褐糞後以四君子湯隨加厚朴木香糯米煎服和胃良久糞黃瘡自微出又以胡荽酒噴身即發起

龍腦膏子（寶鑑）治痘瘡未透心煩狂躁氣喘妄語或見鬼神或已發而倒靨黑陷不速治則毒入臟必死梅花腦子一錢研細滴猪心血丸如豆子每服一丸井華水化下心煩狂躁紫草湯化下黑陷溫淡酒化下服畢少時心神便定得睡瘡復透活○一名猪心龍腦膏

獨聖散（寶鑑）治黑陷氣欲絕穿山甲取前足及嘴上者炒研爲末木香煎湯入酒少許調五分服入麝香少許尤妙

四糞散（寶鑑）治倒靨黑陷危惡者童男黑猫黑犬黑猪各一具取末破陽雄者先於重九月各置

爭室中勿雜食收其屎陰乾至臘月初八日日未出時火煅存性細末每用一錢蜜水調下○一方倉卒無此藥只取無病小兒糞燒灰以蜜水調下○一名無價散一名捷效化毒散一名萬金散

二角飲〔寶鑑〕治痘焦乾黑陷身熱如火犀角羚羊角各等分井水濃磨取汁服有回生之功

一方〔寶鑑〕治黑陷牛黃清心元(風門)半丸井水調下○烹鼠水温服亦可

臙脂膏〔寶鑑〕乾臙脂蜜調塗兩眼眦則痘不入眼

痘後瞖膜

痘後餘毒入眼生瞖膜遮睛瀉青丸(五臟)大效但活血觧毒則疼痛自止瞖膜自去

密蒙花散〔寶鑑〕治痘疹入眼生瞖膜密蒙花青箱子決明子車前子各等分爲末取二錢用羊子肝一大片薄批糝藥濕紙裹煨熟空心以米泔嚼下

地黃散〔寶鑑〕治痘後瞖遮黑睛多致失明生地黃熟地黃當歸防風羌活蟬殼犀角木賊穀精草白蒺藜大黃各一錢玄參五分木通甘草各二分五里右末每取五分以羊肝煮汁調服

兎屎湯〔寶鑑〕治痘後生翳障兎屎焙爲末每一錢茶清調下最妙

痘後癰癤 牛蒡子根搗碎如泥和菉豆黑豆赤豆末等分炒付如乾則入醋尤妙

消毒湯〔寶鑑〕赤芍藥連翹各一錢甘草節桔梗各五分貝母忍冬草白芷瓜蔞根各三分○此即〔丹溪〕消痘癰方也

犀角化毒丹〔寶鑑〕治痘疹餘毒未解頭面身體多生癰癤或唇口腫破生瘡牙齦出血口臭

桔梗一两連翹玄參各六錢生乾地黃酒洗赤茯苓鼠粘子微炒各五錢焰硝犀角鎊甘草各三錢青黛二錢右末蜜和两作二十丸每一丸薄荷湯化下

綿蠒散〔寶鑑〕綿蠒一箇須用出蛾空者以生白礬末填滿其中炭火燒令礬汁盡取出研細乾糝之

痘後瘖〔痘疹心法〕此毒在腎也痘後失音有二咽痛不能言者此毒氣結於咽喉痰壅作痛而然天花

散主之。心熱不能言者，心中邪熱未微，胃虛不能上接於陽，雖有聲而不能言。四物湯（血門）去芎加麥門、白茯。○（趙氏經驗）痘靨後聲啞，甘吉湯（咽喉）加牛蒡子、山豆根、菖蒲、訶子肉各三分，煎服愈。○痘後聲啞，用菖蒲七分，吉更、牛蒡子、玄參、麥門、知母各五分，荊芥、杏仁各三分，訶子肉二分，水煎入竹瀝二三匙服之愈。○生痘喉乾聲啞，用清肺散：麥門、桔梗各二錢，麻黃一錢五分，知母、荊芥、天花粉各一錢，訶子、石菖蒲各八分，水煎入竹瀝服之愈。○痘疹心法云：女子種痘，經水忽行，暴瘖不能言者，心主血，舌者心之苗，血去則心虛，心虛則少陰脈不能上榮於舌，故猝不語也。先以當歸養心湯養心血、利心竅，待其能言，以十全大補湯繼調之。

天花散

（寶鑑）治痘後失聲。天花粉、吉更、白茯苓、訶子、石菖蒲、甘草各等分，右細末，用水調半匙，在碗內，外以小竹七莖、黃荊七條縛作一束，點火在碗內煎，臨卧服。

當歸養心湯

（痘疹心法）當歸身、麥門冬、升麻炒、人參、甘草炙、生地黃酒洗，右細剉，加燈心十

二盞水一盞煎至七分食後服

附孕婦痘瘡

孕婦發痘瘡罩胎散熱甚參蘇飲門寒痘稠密內托散倍芍藥當歸去桂皮加香附烏藥胎動安胎散

罩胎散

寶鑑赤茯苓白术當歸赤芍藥柴胡乾葛人參吉更條芩防風陳皮荊芥枳殼紫草阿膠白芷川芎縮砂甘草各三分入糯米百粒柿蒂七箇苧根七寸爪蒂一箇以銀器用荷葉盖覆水煎空心服無銀器以砂罐煎之荷葉雖無不妨

安胎散

寶鑑人參陳皮大腹皮白术當歸川芎白芍藥便香附縮砂紫蘇葉赤茯苓甘草各三分燈心七莖糯米百粒

麻疹

麻疹諸症

痘屬五臟爲陰難出難靨麻屬六腑爲陽易出易靨藥宜始終清凉麻毒原來只腸胃之

熱蒸於肺挾外感內傷并發與痘症表似同而裡實異初熱三日出脹共三日出而又沒沒而又出出沒一周時許重者遍身綳脹眼亦封閉有赤白微黃不同仍要紅活最嫌黑陷仍有夾斑夾丹夾瘡同出者初起呵欠寒熱咳嗽噴嚔流涕頭眩升麻葛根湯（寒門）加紫蘇葉葱白潮熱盛加黃芩黃連地骨皮○譫語辰砂六一散（暑門）○咳甚涼膈散（火門）加桔梗地骨皮○泄瀉四苓散（寒門）○便血犀角地黃湯（血門）○寒熱似瘧小柴胡湯（寒門）○已出煩躁作渴解毒湯合白虎湯（瘟寒）○喘滿便秘前胡枳殼湯（痘疹）○便秘小承氣湯（寒門）防風通聖散（風門）○譫語尿秘導赤散（六腑）○如狂解毒湯○便血或尿血犀角地黃湯合解毒湯○吐衄血解毒湯輕者黃芩湯飲重者涼膈散○泄瀉解毒湯合四苓散○喘兼尿澁柴芩湯（寒門）○蓋治麻氣虛四君子湯（氣門）血虛四物湯（血門）天寒傷冷則溫中之藥一時之權也始終以升麻葛根湯消毒飲（痘疹）解毒湯隨症選用

葱白湯（寶鑑）生葱去青葉取白根連鬚不拘多少水煎取汁服

蘇葛湯 寶鑑紫蘇葉乾葛甘草各二錢白芍藥一錢五分陳皮縮砂研各五分薑三片葱白二莖

葛根麥門冬散 寶鑑石膏一錢葛根麥門冬各六分人參升麻赤茯苓赤芍藥甘草各三分

養老 新增

老因血衰 夫人年少則兩腎間一點動氣鼓舞變化大闔周身熏蒸三焦消化水穀外禦六淫內當萬慮晝夜無停年老則精血俱耗平居七竅反常啼哭無淚笑反有淚鼻多濁涕耳作蟬鳴喫食口乾寐則涎溢溲尿自遺便燥或泄晝則多睡夜臥惺惺不眠此老人之病也

老人保養 老人雖有外感切忌苦寒藥及吐汗下宜以五穀五菜五果禽獸鱗介與平和之藥調治○如老人一向憊乏則當加溫補調治饘粥以爲養○大抵老人之病治法補養氣血爲主可也

蘇荏粥 蘇子水洗去浮者淨洗乾炒真荏子右不拘多少等分同搗爛和水濾汁粳米末少許同

煮作粥調薑汁清蜜食之能治老人大便乾燥或咳嗽氣虛風秘血秘便甚艱澁○咳嗽喘急加杏仁

三仙粥 海松子去皮桃仁泡去皮尖各一合郁李仁泡去皮一錢右同搗爛和水濾取汁入碎粳米少許煮粥空心服之治老人忽然頭痛腹痛惡心不食正是風秘臟腑壅滯氣聚腦中腹脹惡心不欲食上至於巔則頭痛神不清

橘杏丸 治老人氣秘風秘服之則大便自無澁滯兼能最治人咳嗽橘皮去白杏仁去皮尖萊菔子各等分右末蜜丸如梧子米飲下七十丸此治晝便難若夜便難去杏仁用桃仁

蓮葱飲 治老人虛人大便秘澁大葱白連根三莖蓮根五錢新水一大盞煎之葱爛熟去葱蓮入阿膠珠二錢攪令熔化空心服忌和蜜服

蓮子粥 主止渴止痢益神安心強志益氣聰耳明目補臟腑養氣力潤皮膚肥五臟補虛羸治朮

氣除百疾令人喜蓮肉去心皮六兩芡仁炒四兩白茯苓水飛三兩右末和勻每一兩海松子細屑五錢水一升同和入米泔心或碎米心煮成粥和蜜少許長服極佳

杏桃粥 通經脉潤血脉令肥健止咳嗽聰耳目杏仁泡去皮尖水沈去毒胡桃肉去皮右不拘多少各等分搗磨作屑和水下篩取汁煮入粳米粉少許作粥調清蜜任食之入夏後禁用

蘇杏粥 主調中下氣利大小便潤心肺消痰氣益五臟治上氣咳逆咳嗽喘急霍亂反胃寧肺氣行風氣滑腸胃通血脉潤肌膚蘓子水沈去浮者淨洗炒眞荏子有熱則生用有寒則炒用杏仁泡去皮尖水沈去毒右各等分以水細磨下篩取汁煮入米泔心成粥和蜜用

榛子粥 主益氣力寬腸胃不食不飢開胃健行平脾胃長肌肉溫中止痢壯氣除煩榛子水沈去皮不拘多少用水磨濾取汁煮沸以粳米作泔量入成粥和蜜服長服甚佳

山查粥 主消食積化宿滯行結氣療痢疾健胃開膈消痰塊血塊治魚肉滯山查肉去核細末一

兩桂皮細末一錢長流水一升同和煑沸糯米粉量入作粥和蜜用

栗子粥 益氣厚腸胃治一切風頭風旋手戰筋惕肉瞤惡心厭食氣虛嘈雜風痺麻木不仁偏枯

黄栗細末不拘多少和水煑入碎米心或米泔心作粥和蜜服

木果粥 強筋骨治足膝無力霍亂轉筋木果細末一兩和水煑入粟米泔或粳米泔作粥調薑汁一清蜜用之

紅柿粥 潤心肺止消渴療肺痿清心熱開胃氣解酒熱安胃熱止口乾治吐血補元氣紅柿不拘多少下篩取汁和糯米泔煑成粥任食之和蜜尤好或和粘米粉成泥作粳團餅可以補中益氣

白柿粥 溫補厚腸胃健脾胃消宿食去面䵟除宿血潤聲喉乾柿不拘多少水浸下篩取汁和糯米泔煑成粥任食之和蜜用亦好或和粘米粉作餅粳團可以堅大便或和木麥粉作雲頭餅可以實腸胃益氣力

梨菁飲 除客熱止心煩消風熱治胷中熱結又能下氣生梨磨取汁二合菁根磨取汁一合同和調清蜜少許用

桂粟飲 觧煩熱止渴止泄實大腸止霍亂粟米一升水沉淨洗炒極熱桂皮去麁皮五錢並爲細末同和每一合温蜜水調下

薏苡飲 治肺痿肺氣吐膿血咳嗽又治風濕痺筋脉攣急乾濕脚氣輕身勝瘴氣老人咳喘薏苡粉二合真荏子炒蘇子炒各一合右蘇子真荏子用水細磨濾取汁煑入薏苡粉成粥和蜜用或單薏苡作末煑粥亦好久服令人能食

寧嗽糖 補虛乏益氣力潤五臟消痰止嗽治肺氣喘嗽肺痿咳嗽鎭心神百合二兩天門冬一兩桂皮胡椒橘皮各三錢桔梗二錢右細末糯米一斗造稀糖同和再熬成軟糖無時隨量服

牛骨膏 補中益氣強筋骨健行步益髓塡精氣力健壯肌膚肥澤益壽延年嫩肥黃犍牛去其肉

取其骨用大鼎多灌水煎至一斗許漉濾貯器待凝去其油只取精明者重湯化爲水入鹽少許量空飲下或和五味食之

雪梨膏 治咽喉瘡痛口瘡膈熱止嗽定喘消痰開胃生梨三箇去皮切片去核胡桃二十一粒碎硼砂一錢五分生薑五錢右水二升煎半和砂蜜一二錢合煮數沸頻頻小小飲下

梨硼膏 治天行小咳嗽失音咽痛小兒咳喘生梨一箇帶邊作小孔去穰入硼砂五分清蜜滿入封其孔先以濕紙裹之次以黃土泥裹煨待濃熟食之

桂椒錠 補脾開胃消滯溫中治痰喘嗽一腦腹冷痛又解酒毒橘皮一兩五錢天門冬一兩桂皮五錢乾薑胡椒各二錢丁香一錢右細末乾柿百箇去核同和搗爲泥作錠用之

五果茶 俗方治老人氣虛外感咳嗽胡桃十箇銀杏十五箇大棗七箇生栗外皮七箇切生薑一塊細切煎服○或加銀杏或加胡桃九粒和蜜或砂糖丸好○無外氣只咳嗽去生栗加黃栗

濟衆新編卷之七

濟衆新編卷之八

內局首醫臣康命吉奉 敎撰

藥性歌 元三百三首 增八十三首

人參味甘大補元氣止渴生津調榮養衛 심 肺中實熱並陰虛火動勞嗽吐血勿用肺虛氣短少氣虛喘煩熱去蘆用之反藜蘆忌鐵

黃芪性溫收汗固表托瘡生肌氣虛莫少 단너삼불휘 得防風其功愈大用綿軟箭幹者以蜜水浸炒用之

白朮甘溫健脾強胃止瀉除濕兼歐痰痞 삽듓불휘 去蘆油

茯苓味淡滲濕利竅白化痰涎赤通水道 去皮

甘草甘溫調和諸藥炙則溫中生則瀉火 解百藥毒反甘遂海藻大

戟芫花梢去溺管澁痛節消癰疽瘷腫子除胷熱身生灸隨用

當歸性温生血補心扶虛益損逐瘀生新 승엄초불휘頭止血上行身養血中守尾破血下流全活血不走酒浸洗體肥痰盛薑汁漬曬乾用

川芎味温能止頭疼養新生血開鬱上行 궁궁不宜單服久服令人暴亾

白芍酸寒能收能補瀉痢腹痛虛寒勿用 함박꼿불휘下痢用炒後重用生

赤芍酸寒能瀉能散破血通經產後勿犯

生地微寒能清濕熱骨蒸煩勞兼消瘀血 忌蘿蔔薑汁炒不泥膈痰忌銅鐵

熟地微温滋腎補血益髓塡精烏鬚黑髮 酒浸蒸用勿犯鐵器忌蘿蔔

麥門甘寒解渴袪煩補心清肺虛熱自安 겨으ᄉᆞ리블휘温水漬去心不令人心煩忌鐵

天門甘寒肺痿肺癰消痰止嗽喘熱有功 温水漬去心皮忌鐵

黃連味苦瀉心除痞清熱明目厚腸止痢 去鬚生用瀉心清熱酒炒厚腸胃薑炒止嘔吐

黃芩苦寒枯瀉肺火子清大腸濕熱皆可 속서근플去朽枯飄者治上焦條實者治下焦

黃栢苦寒降火滋陰骨蒸濕熱下血堪任 황벽나모겁질去粗皮切

片蜜炒酒炒人乳炒童便炒或生用隨病用之忌鐵

梔子性寒解鬱除煩吐衄胃痛火降小便 지지清上焦鬱熱用慢火炒黑清三焦實火生用能清曲屈之火

連翹苦寒能消癰毒氣聚血凝濕熱堪逐 어어리나모여름去心

石膏大寒能瀉胃火發渴頭痛解肌立安

滑石沉寒滑能利竅解渴除煩濕熱可療 곱돌白色者佳雜色有毒

知母味苦熱渴能除骨蒸有汗痰咳皆舒 去皮毛忌鐵器生用瀉胃火酒炒瀉腎火

貝母微寒止嗽化痰肺癰肺痿開鬱除煩 去心

大黃苦寒破血消痰快膈通腸破除積聚 장군풀酒炒上達巓頂酒

洗中至胃脘生用下行

芒硝苦寒實熱積聚蠲痰潤燥疏通便閉 即朴硝用再煎煉傾入盆內結成芒硝也

柴胡味苦能瀉肝火寒熱往來瘧疾均可 묏미나리去蘆忌銅鐵

前胡微寒寧嗽消痰寒熱頭痛痞悶能安 사양칫불휘去蘆毛軟者佳

升麻性寒清胃解毒升提下陷牙疼可逐 씌뎔가릿불휘

桔梗味苦療咽腫痛載藥上升開胷利壅 도랏去蘆

紫蘇味辛風寒發表梗下諸氣消除脹滿 ᄎᆞ조기

麻黃味辛解表出汗身熱頭疼風寒發散 止汗用根

葛根味甘傷寒發表溫瘧往來止渴解酒 츩불휘

薄荷味辛最淸頭目祛風化痰骨蒸宜服 영싱이

防風甘溫能除頭暈骨節痺疼諸風口噤 병풍나모불휘去蘆

荊芥味辛能淸頭目表寒祛風治瘡消瘀 뎡가

細辛辛溫少陰頭痛利竅通關風濕皆用 去土葉

羌活微溫祛風除濕身痛頭疼舒筋活骨 강호리

獨活甘苦頸項難舒兩足濕痺諸風能除 ᄯᅡᆺ들훕

白芷辛溫陽明頭疼風熱瘙癢排膿通用 구리댓불휘

藁本氣溫除痛巓頂寒濕可祛風邪可屛

香附味甘快氣開鬱止痛調經更消宿食 향부ᄌᆞ搗去毛忌鐵

唐 烏藥辛温心腹脹疼小便滑數順氣通用

枳實味苦消食除痞破積化痰冲墻倒壁 ᄐᆡᆼᄌᆞ여름水漬切片麩炒

唐 枳殼微温快氣寬腸胷中氣結脹滿堪嘗 水漬軟去穰麩炒氣血弱者勿與枳殼以其損氣也

唐 白蔻辛温能祛瘴翳益氣調元止嘔龢胃

青皮苦寒能攻氣滯削堅平肝安脾下食 프른귤少用熱水浸透去穰曬乾

陳皮甘温順氣寬膈留白和脾去白消痰 동뎡귤温水略洗不可久泡滋味盡去

蒼朮甘温健脾燥濕發汗寬中更祛瘴疫 米泔水浸二宿刮云黑皮

厚朴苦溫消脹泄滿痰氣瀉痢其功不緩 去粗皮薑汁浸炒亦有生用者

南星性熱能治風痰破傷身強風搐皆安 두여머조자기 薑湯泡透切片薑汁浸炒一兩研末臘月黑牯牛膽將末入攪勻懸風處吹乾名牛膽南星

半夏味辛健脾燥濕痰厥頭疼嗽嘔堪入 쇠물웃 生薑湯泡透切片再用薑汁浸炒用如治風痰用皂角白礬生薑煎湯泡透炒乾用

唐 藿香辛溫能止嘔吐發散風寒霍亂爲主

唐 檳榔辛溫破氣殺蟲逐水祛痰專除後重

唐 腹皮微溫能下膈氣安胃健脾浮腫消去 此有鴆糞毒用黑豆水洗淨曬

唐

香薷味辛傷暑便澀霍亂水腫除煩解熱 노야기

扁豆微凉轉筋吐瀉下氣和中酒毒能化 변두콩

豬苓味淡利水通淋消腫除濕多服損腎 去砂石 忌鐵

澤瀉苦寒消腫止渴除濕通淋陰汗自遏 쇠귀나모불휘

木通性寒小腸熱閉利竅通經最能導滯 으흐름나모불휘 去皮

車前氣寒溺澀眼赤小便能通大便能實 길경이삐

地骨皮寒解肌退熱有汗骨蒸強陰凉血 괴좃나모불휘겁질 忌鐵

木瓜味酸濕腫脚氣霍亂轉筋足膝無力 모과 忌鐵

威靈苦温腰膝冷痛積痰痃癖風濕通用 술위나몰불휘

牧丹苦寒破血通經血分有熱無汗骨蒸 모란꼿불휘겁질 忌鐵

玄參苦寒清無根火消腫骨蒸補腎亦可肉堅黑者佳忌銅鐵

沙參味苦消腫排膿補肝益肺退熱除風더덕

唐 丹參味苦破積調經生新去惡祛除帶崩

苦參味苦癰腫瘡疥下血腸風眉脫赤癩쁜너삼블휘

龍膽苦寒療眼赤疼下焦濕腫肝經煩熱과남풀忌鐵

五加皮寒祛痛風痺健步堅筋益精止瀝ᄯᆞᆺ둘훕

唐 防己氣寒風濕脚痛熱積膀胱消癰散腫去皮酒浸洗

地榆沉寒血熱堪用血痢帶崩金瘡止痛외나물블휘胃弱者少用

茯神補心善鎭驚悸恍惚健忘兼除怒恚去皮木

遠志氣溫能敺驚悸安神鎭心令人多記아기풀블휘甘草湯漬一

宿搥去骨曬乾用

酸棗味酸歛汗祛煩多眠用生不眠用炒 묏대쵸ᄡᅵ去殼

菖蒲性温開心通竅去痺除風出聲至妙 셕챵포忌鐵

唐 栢子味甘補心益氣歛汗扶虛更除驚悸

唐 益智辛温安神益氣遺溺遺精嘔逆皆治 去殼

唐 甘松味香善除惡氣浴體香肌心腹痛己

小茴性温能除疝氣腹痛腰疼調中煖胃 鹽湯洗炒

唐 大茴味辛疝氣脚氣腫痛膀胱止嘔開胃

乾薑味辛表解風寒炮苦逐冷虛熱尤堪

唐 附子辛熱性走不守四肢厥逆回陽功有 厥冷回陽用生引諸藥行

經用麵裹火煨去皮臍切四片用童便浸透炒乾

唐 川烏大熱搜風入骨濕痺寒疼破積之用

唐 木香微溫散滯和胃諸氣能調行肝瀉肺

唐 沉香降氣煖胃逐邪通天徹地衛氣堪誇

唐 丁香辛熱能除寒嘔心腹疼痛溫胃可曉氣血勝者勿與丁香以其

益氣

唐 砂仁性溫養胃進食止痛安胎通經破滯

唐 蓮肉味甘健脾理胃止瀉澀精淸心養氣련밤

唐 肉桂辛熱善通血脈腹痛虛寒溫補可得

唐 桂枝小梗橫行手臂止汗舒筋治手足痺

唐 吳茱萸辛熱能調疝氣臍腹寒疾酸水通治（去梗砂）

延胡氣溫心腹卒痛通經活血跌撲血崩

薏苡味甘專除濕痺筋脈拘攣肺癰肺痿（율믜쌀 去殼淨）

唐 肉蔻辛溫脾胃虛冷瀉痢不休功可立等（麪裹煨熟切碎紙包搥去油忌銅）

唐 草蔻辛溫治寒犯胃作痛嘔吐不食能治

唐 訶子味苦澀腸止痢痰嗽喘急降火斂肺

唐 草果味辛消食除脹截瘧逐痰解瘟辟瘴

常山苦寒截瘧吐痰解傷寒熱水脹能寬（조팝나모불휘 酒浸切片）

唐 良薑性熱下氣溫中轉筋霍亂酒食能攻

山査味甘磨消肉食療疝催瘡消膨健胃 아가외少用温水潤透去子取肉

神麴味甘開胃消食破結逐痰調中下氣 약의ᄃᆞᆫ누룩炒用

麥芽甘温能消宿食心腹膨脹行血散滯 보리기름用大麥生芽炒用

蘇子味辛敺痰降氣止咳定喘叓潤心肺 차조기ᄡᅵ炒用

白芥子辛專化脅痰瘧蒸痞塊服之能安 흰계ᄌᆞ炒用

唐 甘遂苦寒破癥消痰面浮蠱脹利水能安 反甘草

唐 大戟甘寒消水利便腫脹癥堅其功瞑眩 버들옻反甘草海藻

唐 芫花寒苦能消脹蠱利水瀉濕止咳痰吐 反甘草

商陸辛甘赤白各異赤者消腫白利水氣 쟈리공불휘

海藻鹹寒消癭散癧除脹破癥利水通關 몰 反甘草

牽牛苦寒利水消腫蠱脹痃癖散滯除壅 姙婦忌服黑者屬水效速白者屬金效遲研爛取頭末

葶藶苦辛利水消腫痰欬癥瘕治喘肺癰 두루믜나이삐

三稜味苦利血消癖氣滯作疼虛者當忌 믹자깃불휘 醋浸透炒

莪朮溫苦善破痃癖止痛消瘀通經最宜 醋浸炒

五靈味甘血痢腹痛止血用炒行血用生

乾漆辛溫通經破瘕追積殺蟲效如奔馬 마른옷 炒用

蒲黃味甘逐瘀止崩補血須炒破血宜生 부들꼿ᄀᆞᄅᆞ

唐 蘇木甘鹹能行積血産後月經兼醫撲跌 다목

桃仁甘寒能潤大腸通經破瘀血瘕堪嘗 복숑화ᄡᅵ水泡去皮尖

紅花辛温最消瘀熱多則通經少則養血 닛

唐 薑黃味辛消癰破血心腹結痛下氣最捷 大者為薑黃

鬱金味苦破血生肌血淋溺血鬱結能舒 심황小者為鬱金

金銀花甘療癰無對未成則散已成則潰 겨ᄋᆞ사리ᄭᅩᆺ忌鐵

漏蘆性寒祛惡瘡毒補血排膿生肌長肉 졀국ᄃᆡ

蒺藜味苦療瘡瘙癢白癜頭瘡翳除目朗 남가ᄉᆡ

白芨味苦功專收斂腫毒瘡瘍外科最善 대왐풀

蛇床辛苦下氣温中惡瘡疥癩逐瘀祛風 비얌도랏ᄡᅵ

天麻味辛能毆頭眩小兒驚癎拘攣癱瘓 슈ᄌᆞᄒᆡ좃

白附辛温治面百病血痺風瘡中風諸證 흰바곳

唐 全蝎味辛却風痰毒口眼喎斜風癎發搐

蟬退甘平消風定驚殺疳除熱退翳侵睛 ᄆᆡ야미험울

唐 殭蠶味鹹諸風驚癎濕痰喉痺瘡毒瘢痕 누에죽어ᄆᆞᄅᆞ니

唐 木鼈甘温能追瘡毒乳癰腰疼消腫最速 去殼

蜂房鹹苦驚癎瘈瘲牙疼腫毒瘰癧腸癰 몰벌의집

唐 花蛇温毒癱瘓喎斜大風癩疥諸毒彌佳 산므애비얌

槐花味苦痔漏腸風大腸熱痢更殺蛔蟲 회화나모쏫

鼠黏子辛能消瘡毒癮疹風熱咽疼可逐 우웡ᄡᅵ

唐

茵蔯味苦退疸除黃瀉濕利水淸熱爲凉 더위지기

蔓荊味苦頭痛能醫拘攣濕痺淚眼堪除 승법실

兜鈴苦寒能熏痔漏定喘消痰肺熱久嗽 쥐방올

百合味甘安心定膽止嗽消浮癰疽可啖 개나리불휘

秦艽微寒除濕榮筋肢節風痛下血骨蒸 망초불휘

紫菀苦辛痰喘欬逆肺痿吐膿寒熱並濟 팅알 酒洗

款花甘溫理肺消痰肺癰喘欬補劣除煩

金沸草寒消痰止嗽明目袪風逐水尤妙 하국

忌鐵

桑皮甘辛止嗽定喘瀉肺火邪其功不淺 뽕나모불휘겁질 去紅皮

杏仁温苦風痰喘嗽大腸氣閉便難切要ᄉᆞᆯ고ᄡᅵ水泡去皮尖雙仁有毒勿用

烏梅酸温收斂肺氣止渴生津能安瀉痢ᄆᆡ화여름

天花粉寒止渴祛煩排膿消毒善除熱痰하ᄂᆞᆯ타리불휘가로卽瓜蔓根

密蒙花甘主能明目虛翳青盲服之效速

菊花味甘除熱祛風頭眩眼赤收淚殊功강셩황家園黃菊花甘甜者佳酒漬曬

木賊味甘益肝退翳能止月經更消積聚속새

決明子甘能除肝熱目痛收淚仍止鼻血초결명

犀角酸寒化毒辟邪解熱止血消腫毒蛇 忌鹽

羚羊角寒明目淸肝却驚解毒神智能安 산양의 뿔 忌鹽

龜甲味甘滋陰補腎逐瘀續筋更醫顱顖 남셩의 등겁질

鼈甲酸平勞嗽骨蒸散瘀消腫去瘧除崩 자라 등겁질 肉冷甘主熱氣濕痺婦人帶下益氣補不足然不可久食

海螵蛸鹹下血除癥通經水腫目翳心疼 오증어 뼈

火麻味甘下乳催生潤腸通結小水能行 삼씨

山豆根苦療咽腫痛敷蛇蟲傷可救急用 俗名金鎖匙取根口嚼汁呑止咽喉腫痛

益母草甘女科爲主産後胎前生新去瘀 암눈비얏 忌鐵

紫草苦寒能通九竅利水消膨痘疹最要 지초

地膚子寒去膀胱熱皮膚瘙癢除熱甚捷 대ᄡᆞ리삐

唐 楝根性寒能追諸蟲疼痛一止積聚立通

樗根味苦瀉痢帶崩腸風痔漏燥濕澀精 가죡나모불휘겁질

澤蘭甘苦癰腫能消打撲損傷肢體虛浮

牙皂味辛通關利竅敷腫痛消吐風痰妙 쥬염나모여름

瓜蒂苦寒善能吐痰消身浮腫并治黃疸 참외꼭지

唐 巴豆熱辛除胃寒積破癥消痰大能通利 去皮心膜或生或熟聽用

斑猫有毒破血通經諸瘡瘰癧水道能行 갈외

唐 胡黃連苦治勞骨蒸小兒疳痢盜汗虛驚

唐 唐

使君甘温消疳清濁瀉痢諸蟲總能除却（煨去殼取肉）

赤石脂温保固腸胃潰瘍生肌澁止瀉利

青黛酸寒能平肝木驚癇疳痢兼除熱毒

阿膠甘温止欬膿血吐衄胎崩虛羸可啜（갓풀 蛤粉炒成珠用）

白礬味酸善解諸毒治證多能難以盡述（ᄇᆡᆨ번）

玄明粉辛善除宿垢化積消痰諸熱可療（用朴硝一斤蘿蔔一斤同煑蘿蔔熟爲度綿紙濾過瓷盆内露一宿收之宜冬月製）

通草味甘善治膀胱消癰散腫能通乳房（으흐름너출）

枸杞甘温添精固髓明目袪風陰興陽起（괴좃나모여름 酒洗忌鐵）

黃精味甘能安臟腑五勞七傷此藥大補（쥭ᄃᆡᆺ불휘 洗淨九蒸九曬）

用之鉤吻略同切勿誤用

何首烏甘添精種子黑髮悅顏長生不死 江原道名온죠롱黃海道名새박불휘九蒸九曬用之忌銅鐵

五味酸溫生精止渴久嗽虛勞金水枯竭 오미ᄌᆞ此酸味歛東肺氣不。安多多則閉其邪恐成虛熱

山茱性溫澀精益髓腎虛耳鳴腰膝痛止 名石棗酒浸蒸熟取肉去核核反能泄精

唐 石斛味甘卻驚定志壯骨補虛善敺冷閉 석곡풀去根酒洗

唐 破古紙溫腰膝酸痛興陽固精鹽酒炒用 卽補骨脂

薯蕷甘溫理脾止瀉益腎補中諸虛何怕 마卽乾山藥

唐 蓯蓉味甘峻補精血若驟用之反動便滑 酒洗去浮甲忌鐵

兎絲甘平夢遺滑精腰疼膝冷添精強筋 새삼씨水淘淨用酒同入砂罐內煑爛擣成餠曬入丸藥用

唐 杜冲辛甘益腎固精腰膝酸疼小便淋瀝 去皮酒和薑汁炒去絲忌鐵

牛膝味苦除濕痺痿補精強足破瘀下胎 쇠무릅디기酒洗

唐 巴戟辛甘大補虛損精滑夢遺強筋固本 酒浸搥去骨曬乾用

唐 龍骨味甘夢遺精泄崩帶腸癰驚癇風熱 룡의뼈火煅

唐 胡巴溫煖補腎臟虛膀胱諸疝脹痛皆除

鹿茸甘溫益氣滋陰泄精溺血崩帶堪任 사슴의ᄀᆞᆺᄂᆞᆫᄲᅳᆯ

牡蠣微寒澁精止汗崩帶脅痛老痰袪散 굴조개 火煆 左顧者佳 肉即石花食之有益令人細肌膚美顏色

唐 楝子味苦膀胱疝氣中濕傷寒利水之劑

虎骨味辛專治脚膝定痛追風能壯筋力 갈범외뼈

唐 萆薢甘溫風寒濕痺腰背冷疼添精益氣 멸앳불휘

寄生甘苦腰痛頑麻續筋壯骨風濕尤佳 뽕나모우희겨으사리 忌銅鐵

續斷味辛接骨續筋跌撲折傷且固遺精 酒浸洗用

麝香辛煖善通關竅伐鬼安驚解毒甚妙 국놀의비ᄲᅳᆸ

唐 乳香辛苦療諸惡瘡生肌止痛心腹尤良

唐 沒藥溫平治瘡止痛跌打損傷破血通用

唐 阿魏性溫除癥破結却鬼殺蟲傳尸可滅

唐 水銀性寒治疥殺蟲斷絕胎孕催生立通

唐 靈砂性溫能通血脉殺鬼辟邪安魂定魄

唐 磇霜有毒風痰可吐截瘧除哮能消沉痼

唐 雄黃甘辛辟邪解毒更治蛇虺喉風瘜肉

珍珠氣寒鎭驚除癎開聾磨翳止渴墜痰

牛黃味苦大治風痰安魂定魄驚癎靈丹 쇠속애난우황

唐 琥珀味甘安魂定魄破瘀消癥利水通澁

唐 血竭味鹹跌撲傷損惡毒瘡癰破血有準

唐 唐 唐 唐 唐

硫黃性熱掃除疥瘡壯陽逐冷寒邪敢當 셕류황

龍腦味辛目痛喉痺狂燥妄語真爲良劑

蘆薈氣寒殺蟲消疳癲癇驚搐服之立安

硇砂有毒潰癰爛肉除翳生肌破癥消毒

硼砂味辛療喉腫痛膈上熱痰噙化立中

朱砂味甘鎮心養神毆邪殺鬼安魂定魄

竹茹止嘔能除寒痰胃熱欬噦不寐安歇 即竹上青皮刮下用

竹葉味甘退熱安眠化痰定喘止渴消煩 用淡竹

竹瀝味甘除虛痰火汗熱渴煩効如開鎖

燈草味甘通利小水癃閉成淋濕腫爲最 골속

唐

艾葉温平敺邪逐鬼漏血安胎心疼卽愈ᄉᆞ지발쑥陳久愈佳

川椒辛熱祛邪逐冷明目殺蟲温而不猛쵸피나모여름

胡椒味辛心腹冷痛下氣温中跌撲堪用

石蜜甘平入藥煉熟益氣補中潤燥解毒ᄭᅮᆯ

葱白辛温發表出汗傷寒頭疼腫痛皆散파흰밋

韭味辛温祛除胃熱汁清血瘀子醫夢泄부치

大蒜辛温化肉消穀解毒散癰多用傷目마ᄂᆞᆯ

食鹽味鹹能吐中痰心腹卒痛過多損顔소곰

茶茗味苦熱渴能濟上清頭目下消食氣쟉셜차早採爲茶晩採爲茗

酒通血脉消愁遣興少飲壯神過則損命 술

醋消腫毒積瘕可去産後金瘡血暈皆治 초

淡豆豉寒能除懊憹傷寒頭疼兼理瘴氣 약젼국

紫河車甘療諸虛損勞瘵骨蒸培植根本 ᄌᆞ식나ᄒᆞᆫ안ᄶᅵ

人乳味甘補陰益陽悅顏明目羸瘦仙方 졋

童便氣凉撲損瘀血虛勞骨蒸熱嗽尤捷 아희오좀

生薑性溫通暢神明痰嗽嘔吐開胃極靈 싱강

五倍苦酸療齒疳䘌痔癬瘡膿兼除風熱 북나모여름

瞿麥辛寒專除淋病且能墮胎通經立應 셕쥭화

唐

蓽澄茄辛除脹化食消痰止噦能逐鬼氣 係嫩胡椒青時摘取者是

也

蛇退辟惡能除翳膜腸痔蠱毒驚癎搐搦비얌의헙울

瓜蔞仁寒寧嗽化痰傷寒結胷解渴止煩하ᄂᆞᆯ타리ᄡᅵ去殼用仁重紙包磚壓摻之只一度去油

射干味苦逐瘀通經喉痺口臭癰毒堪憑범부처

鶴蝨味苦殺蟲追毒心腹卒痛蛔蟲堪逐여의오좀

豨薟味甘追風除濕聰耳明目烏鬚黑髮진득ᄎᆞᆯ蜜酒浸九曬爲丸服

覆盆子甘腎損精竭黑鬚明眸補虛續絕나모ᄞᆞᆯ기去蒂

郁李仁酸破血潤燥消腫利便關格通導묏이스랏ᄡᅵ碎殼取仁湯

泡去皮研

伏龍肝溫治疫安胎吐血欬逆心煩妙哉 오린솟밋희누른흙取年

唐

穿山甲毒痔癬惡瘡吹奶腫痛鬼魅潛藏 用甲剉碎土炒成珠

深色變褐者佳

蚯蚓氣寒傷寒瘟病大熱狂言投之立應 디룡이

磁石味鹹專殺鐵毒若誤呑針繫線即出 지남셕

唐

青礞石寒硝煆金色墜痰消食神妙莫測 用焰硝同入鍋內火煆如金色者佳

唐

花蘂石寒善止諸血金瘡血流產後血洩 火煆研

代赭石寒下胎崩帶兒疳瀉痢驚癎鬼怪 조흔쥬토

萞麻子辛吸出滯物塗頂肚收塗足胎出 비마ᄌᆞ去殼取仁

雄雞味甘動風助火補虛溫中血漏亦可 수ᄃᆞᆰ有風人并患骨蒸者俱不宜食

羊肉味甘專補虛羸開胃補腎不致陽痿 양의고기

猪肉味甘量食補虛動風痰物多食虛肥 돗틔고기

牛肉屬土補脾胃弱乳養虛羸善滋血涸 쇠고기

螃蟹味醎散血解結益氣養筋除胷煩熱 방게

雞內金寒溺遺精洩噤痢漏崩更除煩熱 ᄃᆞᆰ의멀더구니속에누른겁플

萹蓄味苦疥瘙疽痔小兒蛔蟲女人陰蝕 온마답

熊膽味苦熱蒸黃疸惡瘡蟲痔五疳驚癎 곰의ᄡᅳᆯ기

唐 蘇合香甘誅惡殺鬼蠱毒癎痓夢魘能起

安息香辛辟邪驅惡逐鬼消蠱鬼胎能落 북나모진黑黃色燒香鬼懼神散

檀香味辛升胃進食霍亂腹痛中惡鬼氣

膃肭臍熱補益元陽驅邪辟鬼痃癖勞傷 酒浸微火炙令香

鹿角膠溫吐衄虛羸跌撲傷損崩帶安胎 사슴의ᄲᅳᆯ고은것

唐 仙茅味辛腰足攣痺虛損勞傷陽道興起 㕮咀糯米泔十斤乳石不及一斤仙茅忌鐵

夜明砂糞能下死胎小兒無辜瘰癧堪裁 빌쥐ᄯᅩᆼ

蓽撥味辛溫中下氣痃癖陰疝霍亂瀉痢

鯉魚味甘消水腫滿下氣安胎其功不緩 리어

鯽魚味甘和中補虛理胃進食腸澼瀉痢 부어

犬肉性溫益氣壯陽炙食作渴陰虛禁嘗 기고기 不可與蒜同食頓損人

芡實味甘能益精氣腰膝酸疼皆主溫痺 거싀련밥 去殼取仁

藕味甘寒解酒清熱消煩逐瘀止吐衄血 련슌

茅根味甘通關逐瘀止吐衄血客熱可去 ᄯᅦᆺ불휘

龍眼味甘歸脾益智健忘怔忡聰明廣記

柿子氣寒能潤心肺止渴化痰澀腸禁痢 감

石榴皮酸能禁精漏止痢澀腸染鬚尤妙석류불휘겁질忌鐵

陳倉穀米調和脾胃解渴除煩能止瀉痢창의드러무근쌀愈陳愈
佳

萊菔子辛喘欬下氣倒壁衝墻脹滿消去댄무우씨卽蘿蔔子也

芥菜味辛除邪通鼻能利九竅多食通氣계ᄌᆞ

砂糖味甘潤肺和中多食損齒濕熱生蟲

飴糖味甘和脾潤肺止渴消痰中滿休食엿

麻油性冷善解諸毒百病能除功難悉述참기름

白菓甘苦喘嗽白濁點茶壓酒不可多嚼은힝

胡桃肉甘補腎黑髮多食生痰動氣之物호도

梨味甘酸解酒除渴止嗽消痰善敺煩熱ᄇᆡ勿多食令人寒中作泄
產婦金瘡屬血虛切忌

榧實味甘主療五痔蠱毒三蟲不可多食비ᄌᆞ

菉豆氣寒能解百毒止渴除煩諸熱可服록두

大棗味甘調和百藥益氣養脾中滿休嚼대죠

鰻鱺魚甘勞瘵殺蟲痔漏瘡疹崩疾有功ᄇᆡ얌장어

鱔魚味甘益智補中能祛狐臭善散濕風드렁허리血塗口眼喎斜
左患塗右右患塗左

蟾蜍氣涼殺疳蝕癖瘟疫能碎瘡毒可祛두텁비

蛤蜊肉冷能止消渴酒毒堪除開胃頓豁ᄎᆞᆷ죠개

田螺性冷利大小便消腫除熱醒酒立見 우렁이

桑椹子甘解金石燥淸除熱渴染鬚髮皓 오듸

胡麻仁甘疔腫惡瘡熟補虛損筋壯力强 거문참깨 一名巨勝黑者佳

兎肉味辛補中益氣止渴健脾孕婦勿食 토끼고기 春夏忌食

白鵝肉甘大補臟腑最發瘡毒痼疾勿與 거유고기

鴨肉散寒補虛勞怯消水腫脹退驚癎熱 오리고기

雀卵氣溫善扶陽痿可致堅强常能固閉 참새알

新增

烏賊魚平益氣通經益精有子骨主漏崩 오증어

魴魚味甘調和脾胃和芥食之能助肺氣방어痢人不可食

蠡魚甘寒浮腫五痔瘡者當忌膽主喉痺가믈치

鮫魚性平補益五臟皮主吐血魚毒最良사어

鱖魚甘平下血腸風補勞益脾去腹內蟲소가리卽錦鱗魚也膽主

魚鯁在喉不下

石魚甘平益胃消食腹脹暴痢淋用頭石조긔

鯔魚甘平開胃健脾通利五臟百藥無忌슈어

鱸魚甘平補益五臟益筋補骨和胃調腸로어

鮎魚甘溫浮腫利水稍益胃氣無腮殺人머여기赤目赤鬚殺人不

可與牛肝野雞野猪同食

比目魚甘補虛開胃食之甚益多反動氣가ㅈ미

䱋魚益人大毒在尾要治其毒煑飲獺皮가오리

河豘甘溫補虛去濕脚氣痔疾肝卵尤毒복與水芹同煑則無毒

大口魚肉味鹹性平食之補氣腸脂尤良대구

八梢甘平善治肉滯卵主補陽養血成胎문어能治眩氣

小八梢魚性平味甘養血益氣只供食品락뎨

鰱魚性平味亦甘美卵如真珠色紅尤佳련어

白魚性平開胃下食去水助脾補肝明目빙어我國漢江生者尤好冬月鑿氷取之

銀條魚平同薑作羹食之甚美健胃寬中疑今銀口魚也

凡諸魚鮓性平味甘雖云無毒不益脾胃

凡諸魚膾溫而甘味喉中氣結心下酸水和薑芥醋食之

石決明肉味醎性凉啖之明目殼消翳障싱복

蟹則醎寒胷熱消食亦治胃氣霜前有毒게獨螯獨目四目六足皆有毒不可食

蟶則甘溫心胷煩悶産後虛損亦能補虛가리맛

淡菜甘溫補虛益陽消食久痢大益婦人홍합治崩漏帶下癥瘕産後血結冷痛

海參醎平淸潤津液能補脾腎婦人尤益믜性滑患泄痢者勿食

尾壟肉溫補中益陽心腹冷氣消食健胃강요쥬殼燒紅醋淬醋丸

服治痰積癥癖又燒存性小兒走馬疳付之有效

鰕則甘平主治五痔久食動風小兒尤忌 새오 無鬚及煮色白者不可食

海菜鹹寒能下熱煩癭瘤結氣通利水道 머육

海帶味鹹疝氣下水癭瘤結氣能軟堅硬 다ᄉᆞ마

昆布鹹寒十二水腫面腫瘻瘡癭瘤結氣 곤포

甘苔鹹寒主痔殺蟲霍亂吐瀉除心煩熱

鹿角菜寒大下熱氣小兒骨蒸能解麪毒 청각 疑今青角

大豆甘平補臟益中調中煖胃久服身重 흰콩

赤豆酸平水腫脹滿消渴利洩排癰膿血 불근ᄑᆞᆺ

粟米醎寒益氣養腎去胃中熱能利小便조ᄡᆞᆯ

糯米甘寒補中益氣能止霍亂令人多熱찹ᄡᆞᆯ壅諸經絡四肢不收發風動氣不必多食久食

青粱微寒胃痺熱中消渴利洩能止泄痢싱동찰

黃粱甘平益氣和中霍亂吐利能除煩渴누른조ᄡᆞᆯ功勝於青白粱也

黍米甘温益氣補中不可久食令人多煩기장ᄡᆞᆯ

稷米甘冷益氣補虛壓丹石毒多食發冷피ᄡᆞᆯ

小麥微寒主除煩熱止渴利溲能養肝氣밀

大麥醎温益氣調中止泄補虛久食肥健보리ᄡᆞᆯ

蕎麥甘寒實腸益氣雖動諸病能鍊五臟 모밀 久食動風

秫薥甘溫溫中澀腸能止霍亂粘者同黍 슈슈 功效同黍也

荏子辛溫下氣止嗽止渴潤肺補精塡髓 들ᄭᅵ

醬性冷利除熱止煩殺魚菜毒又殺火毒 장

豆腐甘平益氣和脾淸熱散血多食膨脹 두부 漿水治毒

雀肉性煖壯陽益氣益精興陽能煖腰膝 참새고기

雉肉微寒補中益氣止泄除瘻三冬空食 싱치고기 自正月至八月不空食之發五痔瘡疥

鵓肉甘平補臟益氣能消熱結小兒疳痢 뫼ᄎᆞ라기

猯肉甘平水脹垂死食之肥健久痢大效 오ᄉᆞ리고기

唐

柑子大寒腸胃熱毒止渴利溲能解酒毒 감ᄌᆞ

柚子味甘去胃惡氣能解酒毒橘之大者 유ᄌᆞ

蒲萄甘平濕痺治淋益氣强志乾則發痘 포도

蘡薁味酸止渴益氣亦堪作酒藤通小便 뫼ᄉ머루

栗子鹹溫益氣厚腸補腎耐飢略煨尤良 밤

櫻桃甘熱調中益脾能悅顏色止水穀痢 잉도

茘枝甘平通神益智止渴好顏核治疝氣 례지

李實味甘骨節勞熱亦能益氣不可多食 외얏

獼猴桃寒止渴解煩熱壅反胃能下石淋 다래

海松子溫主骨節風風痺頭眩潤膚補虛 잣

榛子甘平益氣寬腸開胃健行令人不飢 ᄀᆡ암

芋子辛平寬腸充肌補益破血葉主止瀉 토란

蔓菁甘溫通利五臟消食下氣益氣治疸 쉰무우

萊菔甘溫消食止渴痰癖利關肺痿勞嗽 댄무우

菘菜甘涼胃熱利腸消食下氣解酒止渴 비치 多食發冷病惟生薑可解

竹筍甘寒利水消渴除煩益氣多食發冷 쥭슌

西瓜甘寒煩渴暑毒寬中下氣血痢利溲 슈박

甜瓜甘寒止渴除煩通利三焦能利小便 ᄎᆞᆷ외

冬瓜甘寒消渴積熱利大小腸壓丹石毒 동화

胡瓜甘寒不可多食能動寒熱又發瘧疾 외

南瓜甘温補中益氣羊肉同食令人氣壅 호박多食發脚氣黃疸同猪肉煮食甚良

絲瓜性冷一切惡瘡小兒痘疹乳疽丁瘡 수세외

萵苣苦冷通利五臟胷膈壅氣多食患冷 부룻동

茄子甘寒傳尸勞氣五臟虛勞多食動氣 가지

水芹甘平養神益精肥健止煩利大小腸 미나리

蕨菜甘寒利水暴熱不可久食消陽脚弱 고사리

苜蓿性凉脾胃邪氣熱毒黃疸利大小腸 거여목

忍冬甘寒外感寒熱身腫熱痢癰疽熱渴 겨ᄋᆞᄉᆞ리너출卽金銀花

薢無毒 忌鐵

甘藷甘平強腎健脾補虛益氣代食不飢海中之人不食五穀食此多壽

海桐皮苦腰脚麻痺瀉痢疳癬善除風氣엄나모 껍질

黃梅微温産後寒熱消痰下氣腹痛痃血싱강나모

煙草辛熱逐瘴治痰寒毒風濕殺蟲尤堪담비純陽善行善散用於陰滯神效若陽盛氣越而多燥多火及氣虛多汗者不宜或多吸醉倒冷水一口解之即醒若煩悶者用白糖解之